食と健康の一億年史

100 Million Years of Food

スティーブン・レ　大沢章子＝訳

亜紀書房

食と健康の一億年史

100 MILLION YEARS OF FOOD

by Stephen Le

Japanese translation published by arrangement with Stephen Le
c/o Trident Media Group, LLC
through The English Agency (Japan) Ltd.

本書を父と亡き母に捧げる

目次

はじめに　わたしたちは何を食べ、どう生きるべきか

肥満や2型糖尿病、痛風、高血圧、乳がん、食物アレルギー、ニキビ、近視などの辛い症状に悩まされる人々が世界中で増えている。「文明病」と呼ばれるこれらの症状がここ数十年から数百年間に大きく広まったのは、年々増加する世界のより豊かな国へと移り住む人々が、新たな土地の習慣や食生活に適応しようとすると、しばしば病気を発症しやすくなる傾向があるせいだ。たしかに、医療技術の向上が寿命を伸ばし、人々を新たな種類の病にさらす結果となっていることは否めない。しかし、こうした病気の急増は、他にも何かがうまくいっていないことを示唆している――でも何が？

本書『食と健康の一億年史』のおもな主張は、現代に数多くの健康の問題が浮上してきたのは、祖先が守ってきた食習慣やライフスタイルを変えたことや環境の変化が原因ではないか、ということだ。本書では、我々人類の祖先がどのように食べ、どのように暮らしてきたかを明らかにし、重大な慢性病の発症を抑え、あるいは遅らせるために、どのように祖先の習慣のいいとこ取りをし、日々の暮らしに取り入れるべきかについて、具体的な助言を行う。

祖先に倣《なら》って食べたり暮らしたりすることはすでに一般化してきていて、そのためにどうすればいいかを書こうとした書物も数多い。しかし残念ながら、祖先の食生活や暮らしのどの部分を取り入れるべきかについては、意見が大きく分かれている。例えば、祖先の食事を推奨する一部の書物は、パンや米、豆、牛乳などの農産物を避け、肉と野菜を摂るよう勧めているが、別の書物はアメリカの農村で伝統的に食べられてきたもの、例えばパンや豆、牛乳が何より健康に良いとしている。

わたしの両親は一九六〇年代にベトナムからカナダに移り住んだ。二人はモントリオールの大学で出会い、カエデの街路樹が立ち並ぶオタワ郊外で三人の息子を育てた。昆虫などの生き物が大好きだったわたしは、家族から虫博士と呼ばれていた。小学校四年生のクリスマス・プレゼントに顕微鏡をもらい、スライドグラスに潰した蚊を載せて観察した。その翌年、クリスマスツリーの下に届いていたのはチャールズ・ダーウィンの『種の起源』のペーパーバックだった。本の文字はものすごく小さく、書かれている言葉も小学生には理解不能だったが、開いたページの中に何か革命的な事柄が書かれていることはわかった。

八歳のとき、ベトナムから祖母がカナダに移り住んできた。初めて会った祖母はショールにくるまり、背中は丸くなり、しわだらけで、まるで魔法使いだった。祖母は荷物を開け、ワニスを塗った木の輪っかをつないだベルトと、とても美味しい干しバナナのスライスをくれた。その蜂蜜のような甘さは今も忘れられない。学校が休みになると、弟と二人で祖母が叔母と暮らすアパートを訪ねたが、そこにはナッツやドライフルーツ入りの高カロリーのスナック菓子やフルーツバー、ヨーグルトは一切なく、騒々しく鳴り響くテレビもなく、あるのはロッキングチェアと、何が書かれているかわからない本が並ぶ本棚がいくつか、魚醤の瓶、炊飯器、よれよれの古びたリネンのタオルが何枚か、そして窓からたっぷり差し込む柔らかい日の光だけだった。栄養に関する国の所見など気にもとめず——なにしろ祖母は英語が話せなかった——祖母はこれまでずっとやってきたように暮らし、ずっと食べてきたものを食べていた。茶碗一杯の米と刻んだ豚の干し肉を何かけか、魚醤を少々、さっと炒めたほうれん草をひと盛り。その夜、ビデオゲームと高カロリーのスナック菓子がある我が家に帰れるのが嬉しかった。

祖母の食事内容の重要さにようやく気づいたのは、二十五歳で初めてベトナムを訪れたときのことだ。ベトナムでは、地元の人より抜きん出て背が高いせいでどこへ行っても人目を引いた。百七十三センチ、六十八キロの体格は、カナダの同世代の中では平均以下だが、北ベトナムの同世代に比べると十センチ背が高く、体重は十二キロ多かった。その北ベトナムの彼らも一世代前の若者に比べると身長は二・五センチ、体重は八キロ多かった。この急激な変化の理由は？

ベトナムで食事に招待されると、たいてい豚肉や鶏肉、または魚をたっぷり使ったご馳走でもてなされた。けれども、一般的な暮らしをしている友人と一緒に、その実家を食事時に突然訪ねていくと、彼らが普段実際に食べている田舎料理を目にすることになった。米と水田や密林で採れる野菜、魚または豆を発酵させて作る香りづけのソース、豆腐、それに少しばかりのカニや魚だ。肉や牛乳たっぷりのカナダの食事がわたしの背を伸ばしたのは間違いない。しかしわたしがのちに知ったように、北米のそのような食事は、食べた人を幾つかの慢性病に罹りやすくする。

故郷のカナダでは、母親が乳がんを発症し、がんは肺に転移していた。ロサンジェルスで博士課程を終えたわたしは実家に戻り、三ヶ月間母の看病をして過ごした。母は六十六歳で亡くなったが、それは彼女の実の母親が九十二歳で亡くなってから二年後のことだった。母の死後、遺された家族はそれぞれのやり方で悲しみを紛らわした。父は地域の活動に力をつぎ込んだ。兄と弟は、妻や子どものことで忙しく暮らした。わたしは祖先の食生活や暮らし方を調査し、西洋文明と関わりがあるとされる乳がんやその他の疾病のリスクファクターを見つけ出すことに専念することにした。

カリフォルニア大学ロサンジェルス校で自然人類学（ヒトの進化の研究）を学び、その後二年間、世界各地を食物と食物に関連する疾病を調査して回り、人々が何を食べているかを自分の目で見て実際に食べ、食物生産者や健康の専門家をはじめとする、食や栄養と関わりのある人々の話を聞いてきた。すると、どの食品が健康に良いかについての健康の専門家たちの意見が大きく食い違っている理由がわかってきた。まず第一に、短期的な健康と長期的な健康の違いがうやむやにされていることが多い。人の身長を伸ばし、重量挙げ選手を強くし、女性の生殖力を高める食事はある意味健康的だが、概して人の寿命を延ばす食事ではない。これは進化の観点から見るとうなずけることで、のちに詳しく説明するが、健康についての研究の多くにおいて、短期的な意味での健康と長期的な意味での健康の違いがしばしば見過ごされ、あるいは誤解されている。そしてここから、栄養学者やフードライターらが直面する二つ目の重大な考え方の問題点が見えてくる。つまり、ヒトの栄養や健康の問題を、進化を理解せずに読み解こうとすることは、事情を知らずに他人の話を盗み聞きしようとするようなものだ――ほとんど意味がわからないか、大きな誤解につながる。

本書『食と健康の一億年史』では、果物、肉、でんぷん、酒類、乳製品から、水産養殖や遺伝子組み換え食物に至るまでの主要な食物の歴史を探り、わたしたちが何故さまざまな食物を口にするのか、そしてそれらの食物が健康にどう影響するのかを説明する。

しかしまずは一億年前に遡《さかのぼ》り、わたしたちの遠い祖先が間違いなく好んで食べていた食物について考える。その食物とは、昆虫とそのおぞましい親戚たちのことだ。それらは、祖先にとっては十分食べられる食物だった――ということは、わたしたちにも食べられるのだろうか？

昆虫を食べないなんて

最大の皮肉は、農作物を守るために世界中で
何十億ルピーものお金が無駄に費やされていることだ……
高品質の動物性たんぱく質を75パーセントも含む
食糧源（昆虫）を殺すことによって。

——M・プレマラーサ他
『地球温暖化と環境破壊を食い止めるためのエネルギー効率の良い食物の生産：食べられる昆虫の利用』

そのアリを食べたら、二度とキスしないから。

——昔の彼女がキャンプ旅行中に言った言葉

祖先の食事を推奨する本で、昆虫食にページを割いているものはほとんどない。でもそれは奇妙なことだ。昆虫はかつて人間社会の主要なカロリー源だったのだから。産業化された現代社会を生きる人々の多くが、昆虫食に嫌悪を感じているのは残念なことだ。昆虫は優れた栄養源となりうるし、環境にとても優しい食物でもある。しかし昆虫食には、昆虫ファンが見過ごしがちな欠点もある。昆虫を食べることがわたしたち人類にとってどんな意味をもつかを理解するためには、歴史を遡《さかのぼ》り、祖先が昆虫のご馳走への期待に胸を膨らませ、舌なめずりしていた時代に戻るのが一番だ。

もしも一億年前に生まれていたなら、あなたもわたしも蒸し暑い熱帯多雨林で枝から枝へと飛び移りながら、葉陰に潜む好物を漁っていたことだろう。好物とは、食用にするとたっぷりの脂肪とピーナッツに含まれるようなたんぱく質が摂れるすばしっこい昆虫のことだ。昆虫食を楽しんでいた人類の祖先の居住地については、東南アジアともアフリカとも言われているが、つい最近のベトナム旅行中に、わたしの中のかつての霊長類が昆虫の幼虫を所望し、そこで……。

わたしは、旅行者のためのSNSサイトに次のような掲示を出した。「こんにちは。サイゴンのレストランで昆虫を食べてみたいと思っています。昆虫の料理を出す店をご存知の人、または一緒に食べてくれる人はいませんか?」。数時間後には、昆虫を食べさせるレストランに関するいくつかの情報と、一緒に食べてくれる数人の勇気ある人たちが集まった。茶色の小さな手帳に連絡先を殴り書きして、わたしはホテルを飛び出した。

フォン・ヴァンという名の、落ち着いた雰囲気のすらりとした女子学生がモーターバイクに乗ったまま待っていて、こちらにニコリと笑いかける。わたしが運転席に座り、ハンドルを握る。フォンの道案内に従って、大きなイチジクの木が立ち並ぶ暗い通りをどんどん進み、低く長い橋を渡る。まるで異界への橋のようだ。そしてたちまち道に迷ってしまう。ビールとバーベキューを売る露天のレストランが立ち並ぶ大通りをバイクで行ったり来たりしながら、昆虫食レストランらしき店を探す——しかし何を頼りに探せばいいのか? 独特の匂い? 客たちの口からぶら下がるイナゴの足? ようやく、グリーンと白で大きく描かれた愉快なコオロギの絵を見つける。蛍光灯のほの白い光で背後から照らし出されている。看板には「レクレク」の文字。ベトナム語でコオロギの鳴き声を表す言葉だ。すでにわたしは腹ペコで、食べる気満々だ。たとえそれが、大量の棘《とげ》だらけの足やほっそりした触角、広げた羽を口に押し込むことを意味していても。

一緒に食事してくれる相手もモーターバイクで到着する。彼らもまた迷ったらしい。一緒に昆虫を食べてくれという飛び入り自由の募集に応じる人がどんな人なのか興味がある。参加してくれたのはナットという旅行会社に勤める穏やかな口調の女性と、アンディと名乗る、甲虫のように真っ黒い豊かな髪を持つインドネシア人のバックパッカーだ。ナットとわたしは、メニューから「生のゾウムシの幼虫の魚醤ソース」を選ぶ――一皿七十五セントだ。

アンディは昆虫を食べるかと尋ねられて激しく首を振る。「僕には普通のチキンを！」アンディは数時間前にインターネットでナットと知り合い、見聞を広めるためについてきた――ずっしり重いデジタル一眼レフカメラをバッグから取り出す――料理を体験したいわけじゃない。二匹のゾウムシの幼虫が別々の器に入れられて運ばれてくる。まだ生きていて、唐辛子の千切りが数片浮かぶテレビン油色の魚醤の中で激しくのたくっている。ヤシの木に寄生するゾウムシの幼虫であるその地虫のツヤツヤした茶色の頭が、ポップコーンの種のように光っている。くねくね動く腹部には薄いゴムのような隆起がある。丸ぽちゃで愛嬌のあるレストランの店主が、ナットとわたしに食べ方を教えるために出てくる。頭部をつかみ、むっちりした白い胴体を噛みちぎり、頭は捨てる。その間、幼虫の恐ろしいはさみに舌を挟まれないよう気をつけるように、と店主は言う。生きて動く幼虫を噛み下すのは野蛮に思えるが、空腹のせいで頭がクラクラし始めているし、魚醤はジャコウのように香り高い。丸々太ったツヤのある身体がまずいはずはないだろう？それにわたしは食虫生物直系の子孫じゃないか。およそ一億年前の祖先ではあるが。

わたしは箸で地虫をつまみ上げ、最後の見納めにくねくね動くその身体を観察し、歯を軋らせる大あごを自分の舌に近づけないようにしながら、注意深く前歯の間で捉えた。素早く噛みちぎると、クリーム状の滲出物で口の中がチクチクするが、それはマヨネーズのように美味で、空腹だからなおさらうまい。切り落とした頭は、魚醤の器の中に捨てる。

「うーん！　うまかった！」とわたしはテーブルを囲む人々に言い放つ。

アンディは、戦慄と新たに生まれた尊敬の眼差しでわたしを見る。

次はナットの番だ。のたくる幼虫をつかむ箸を握る彼女の手が震えている。いったん幼虫を魚醤の中に戻し、またつまみ上げる。深く息を吸い、吐き、また吸って、目を閉じ、また目を開く。箸はギターの弦のように細かく震えているが、辛そうにゆっくりと持ち上がり、強い臭いを放つ魚醤まみれ身をくねらせる地虫をついに彼女の口に運ぶと、その上下の歯が、ふくれた頭の真後ろの絹のように真っ白い肉の部分を慎重に噛みしめる。今度はわたしがナットを讃える番だ。

次の料理は見るも恐ろしいムカデの唐揚げ。すべてわたしが食べる。この料理に食欲をそそられる者は他には誰もおらず、勇敢なナットでさえそうなのだ。でもどうして？　もしも前の客がこれを食べて病気になったり死んだりしていれば、レストランはムカデをメニューから外しているはずだ。そうだろう？　わたしはムカデの尻尾をつかんで持ち上げる。しっかり揚げてあるにもかかわらず、ムカデはまるで木製の蛇のように前後に揺れ動く。ぱっと見には、痩せた大きなタイガーエビでも通りそうだ。しかしわたしの食欲と決意は急速に失われていく。

ムカデにかぶりつく。頭部は悪くない。エビの殻を食べているようなものだ。でも身体の真ん中は、苦くてひどくまずい。全部吐き出さずにいられない。きっとこの味のおかげで難を逃れ、ムカデの仲間は森の地面を滑るように進んでいけるのだ。

かつて昆虫は、東南アジアの重要な食料源の一つだったが、フランスやアメリカの影響でベトナム料理から急速に排除されていった。七百万人が暮らす巨大都市サイゴンで、サソリやムカデなど、昆虫やその類の料理をメニューに載せているレストランはたったの二軒しか見つからない。これは昆虫料理について何を物語っているのだろう？　昆虫とは、貧しい人々やおバカな人類学者、そして命知らずの者だけが口にする下等な食べ物なのか？

タイは、ヨーロッパの帝国による全面的な支配を一度も受けなかったが、それは一つには、統治者らが、ビルマやマレー半島を侵略したイギリスと、インドネシアを侵略したフランスの対立をうまく利用して、ヨーロッパによる侵略を免れたからだ。その結果、タイは伝統をよりよく保持しており、昆虫食もその一つだ。昆虫が飲み屋の珍味としてではなく、食事として提供されているのを知って、わたしはタイ行きのチケットを予約した。

昆虫食を探すサイゴンへの小旅行の数週間後、深夜便でバンコクに到着。列車でナサ・ヴェガス・ホテルに向かう。バンコク郊外にある倉庫のように大きな建物で、メトロ沿線の便利な場所にあり、宿泊料もわたしの少ない予算内に収まる。到着したのが金曜の夜だったため、安い部屋はすべてふさがっていたが、運よく一晩をエグゼクティブ・デラックスルームに散財するだけの手持ちの金があった。予算内の部屋と広さは同じだが、洒落たベッドカバーとより頑丈なドアがついている。幽霊を信じていなくてよかった。なにしろナサ・ヴェガスは幽霊に優しい建物だから。トンネルのような薄暗い廊下、降り積もる埃、わたし以外は誰も上り下りしようとしない長い回り階段。朝の四時に、廊下に響く女性たちのけたたましい笑い声に起こされる。

次の日の夜は、横殴りの雨が激しく道路に打ちつけていた。わたしは土曜の夜のバンコクの大通りの縁石に立っている。知っているタイ語は両手の指にも満たないが、常に前を向き、笑顔で、物事の良い面に目を向けていれば、すべてうまくいくと知っている。バンコクを訪れる旅行者はおっぱいや酒、掘り出し物を求めてフラフラ出歩くが、わたしはさっさとコンビニに入る。「カオ・サン行きのバスはどこから出ますか?」

店員も通りすがりの人々もてんでバラバラのことを教える——ここで待っていて、あっちに行きなさい、このバス、いや、あのバスに乗って。痩せて色の白いおしゃれな若い女性が、困っているわたしに気づく。「ついてきて!」と言うと、彼女はミルクと名乗った。わたしは、母犬のすぐ後をついて歩く子犬みたいに従順に彼女の後ろに付き従う。ちょうどカオ・サンに行くところだ。ついでだから目的地まで案内してあげる、と彼女は言う。二人でバスに乗り、ショッピングセンターで下車して、人混みの中からミルクの友人の一人を見つけ——彼女もまた痩せていて、はっきりした顔立ちに濃い化粧をしている——また別のバスに乗って旅行者がたむろするカオ・サンにたどり着く。バーの少女がアデルの「Someone like you」を情感たっぷりに力強く歌うのを聞きながら、酔っ払った旅行者たちや、おかまバーの店内の、性転換した身長百八十センチの女たちの間を三人ですり抜けていく。通路の反対側では、若い女の子たちが金属のポールの上で放心したような表情で体をくねらせている。ミルクは人ごみをかき分け、ギトギト光る昆虫の揚げ物が並ぶ屋台へとわたしを案内する。屋台の女店主は色黒で肉づきがよく、田舎風の質素な服を着ている。ミルクのおすすめはタケフシゴカイの幼虫だ。「これホントに大好き！　子どもの頃にもよく食べたわ」とはしゃぐ。

繊維質の白い幼虫は、味といい舌触りといい、鶏の干し肉のようだ。ブルージーンズに光沢のあるブラウス、そして華やかな化粧はまさに今時の若者そのものなのに、カップ一杯のイモムシの唐揚げをペロリと平らげてしまうミルクの姿には、どこかちぐはぐな感じがある。歴史家たちが、タイは西洋の圧力と誇るべき自国の伝統の間をうまく舵取りして進んできた、とよく言うのはこういうことなのか？

わたしは大ミズムシと黒いゲンゴロウに数バーツ支払うが、どちらも体長三センチはある。大ミズムシもゲンゴロウも、子どもの頃に好きで飼っていた昆虫だ。水たまりや池で採ってきては、ガラス瓶や水槽で飼育していた。でもたとえよく噛んでからであっても、それを食べ、飲み込むのはまた別の話だ。まるで安全剃刀の刃を食べている気分になる。

ミルクの案内で、彼女の男友だち二人を紹介される。二人は屋台でグリーンカレーとポークとチキンの焼きそばを注文する。彼らが食欲旺盛に食事をかき込むのを眺める。結局のところ、カオ・サンの屋台の昆虫は、サイゴンで食べたゾウムシの幼虫やムカデと同じように珍味に過ぎないのだろう。ミルクと友人たちはどうやらダブルデートを楽しんでいるようだ。夜はパーティで飲みまくるのだ、と彼らは言う。場違いな気がして疲れたわたしは、彼らに別れを告げる。ミルクはわたしをタクシー乗り場まで案内してくれ、運転手にナサ・ヴェガスまでと告げる。タクシーが動き出し、わたしは彼女に手を振る。しかし彼女はすでにこちらに背を向け、友人たちの輪に戻っている。昆虫を食べたがる旅行者のことは、彼女の記憶からもう消えかけているのだろう。

翌日はメトロに乗って、夕方の五時ごろ出発した。隣の席の若い女の子が席を移る。でも彼女のことは責められない。わたしのシャツは恐ろしく嫌な臭いを放っているから。なにしろホテルの部屋で洗濯と乾燥を試みたのだ――ホテルのランドリーサービスは途方もなく高価で、大量の洗濯物を出せば一泊分の宿泊料と同じくらいかかってしまう。だだっ広いチャトチャック・マーケットに到着して屋台を見て回るが、夜が更けて雨がぱらつきはじめると皆店じまいしてしまう。目しなびたコオロギとイナゴが並べられた小さな移動式屋台を二つ見つけるが、客はまばらだ。目玉焼きがのった山盛りの焼きそばを食べる。暗闇の中、一人縁石に座って食べていると気が滅入ってくる。

東北タイでは昆虫食が普通に行われていると何かで読んだので、数日後タイとラオスの国境の町まで飛行機で移動する。ホテルの部屋は風通しが良く清潔で、安く、静かで――スモッグで汚れたバンコクの街に比べるとまるで別世界だ。町を横切るようにいくつもの狭い道路が並んでいて、トラックや乗用車、バイク、そして大勢の小学生や大学生たちがそこを通り抜けていく。土地の料理は酸味と苦味が強く、目がくらむほど辛い。市場で食べ物についての質問が通じず苦労していると、運よくアメリカ育ちのタイ人が通りかかって外国語地獄からわたしを救い出してくれた。エイミーはカリフォルニア育ちで、ウドンタニには教育コンサルタント事業を始めるために来ていた。昆虫食について調べている、とわたしは彼女に告げる。ではラチャパット大学に案内する。昆虫食を出す地元の店を探す手助けをしてくれる人をそこで探そう、とエイミーは言う。エイミーと大学のスタッフや教授たちのおかげで、その大学の修士過程に在籍する、タイ語に堪能なベトナム人学生の携帯番号を教えてもらう。その夜、大学の正門前で二人で会うことになる。「スティーブン兄さん！」。七時きっかりに、一人の若い男が大学の正門のところにくたびれたバイクで現れた。細面の颯爽とした顔立ちで、猪突猛進型に見える。爪先から指の先までエネルギーがみなぎっている。男はわたしにヘルメットを手渡す。「このバイクは友だちからの借り物で」と言う。

貧しいベトナム北中部出身のホアンというこの学生は、国の魚介類輸出会社の奨学金でタイに留学している。テニスを楽しみ、ベトナム語を教えている。タイ人の学生からの電話に顔をほころばせ優しい笑顔になるのを見ながら、きっと地元の女子学生たちからモテモテに違いないと思う。

ホアンのバイクでダウンタウンのきらびやかなナイトバザールに到着する。黒光りするゲンゴロウや危険なハサミを持つ大ミズムシ、さまざまな種類のイナゴやコオロギ、アリや幼虫をたっぷり並べたいくつもの屋台を見つける。昆虫はサラダ油で素揚げにされ醤油で味付けされている。イナゴはカリッと硬い歯ごたえがある。足の毛爪には慣れる必要がある。太くて短い足を持つケラは、独特の風味があり噛みごたえがある。わたしのお気に入りはアリで、ほどよく柔らかく酸味がある。昆虫を何十匹腹に流し込んでも、空腹はほとんど満たされない。しょうゆ味のカリカリした足や紙のように噛み切りにくい胴体を二人とも堪能すると――アリとコオロギとイナゴの盛り合わせが一皿五十バーツ（一ドル六十セント）だ――ホアンは残った昆虫をナフキンで包み、友だちのために持ち帰る。

朝、ホテルの周囲を散策中に、内気な少女が赤みがかった鮮やかなオレンジ色のパパイヤを売る屋台を偶然見つける。少女の叔父のアムナート氏が出てきて英語の腕を上げようと話しかけてくる。彼は屋台の真後ろにあるクリーニング店の店主だ。

「コオロギの養殖場を探してるんです。どこに行けば見つかるかご存知ですか？」と聞いてみた。通じていない様子なので、手持ちのノートにコオロギの絵を描いてみせる。すると驚いたことにアムナート氏はそこなら知ってると言う。

二日後、再びパパイヤの屋台を訪ねる。アムナート氏は馬力の強そうな黒のピックアップトラックで現れた。トラックは、小さな市場や車の多い交差点を次々と勢いよく走り抜けていく。アムナート氏は、以前はサトウキビ農場を経営していたが、その後養豚を始め、今はクリーニング業に落ち着いたと説明する。やたらとガソリンを食うトラックで環境に優しい昆虫の養殖場探しに行くのはちょっと皮肉な話だと考えていると、自分のトラックは二十パーセントのエタノールで走るんだと彼は言う。立ち寄った市場では、女店主が二種類のコオロギを売る屋台を見つける。一つは薄茶色のパリパリした食感のもの——そっちがアムナート氏の好みだ——もう一つは濃いワイン色の少し柔らかめの歯触りのものだ。コオロギ売りの女が、町から数マイル離れた場所にあるコオロギの納入業者までの道順を教えてくれる。

幹線通りに出ると、トラックの窓ガラスに雨が激しく打ちつけはじめる。アムナート氏は一軒の田舎家の前の私道に車を乗り入れた。隣家では数人の若者が大音響で音楽を流し、酒やつまみを囲んで愉快に騒いでいる。上半身裸で太鼓腹の、眼鏡の男が出迎えてくれる。かつては町の役人で、引退後コオロギの養殖業をしている彼が裏庭へ案内してくれた。ブリキの雨よけの下に十五個ほどのコンクリート製の大箱が並べられ、上部はブルーの網で覆われている。コオロギの甲高い賑やかな鳴き声が辺りに響き渡っている。網の間からのぞいてみると、数え切れないほどの茶色がかった黒色のコオロギが、卵パックや何列も並んだ草の上を這いまわっているのが見える。コオロギの産卵用に砂を入れた平たい容器が箱の中に設置されている。養殖業者は、目をギョロつかせ、足に吸盤のあるピンクの斑入りの二匹のトカゲも見せてくれる。肉を食用にする目的で、暗くした木箱の中で飼っているのだ。

コオロギは、体重一単位量を増やす際の二酸化炭素排出量が畜牛の五十パーセントで、飼料を効率的に食料に変換する割合は、鶏の二倍、豚の四倍、畜牛の十二倍。そう考えると、昆虫はレストランのメニューにもっと頻繁に登場していいはずだ。また昆虫は温血動物ではないため、体重を増やすのに温血動物ほど多くのカロリーを消費しない。さらに昆虫は、一単位量の肉を増やすために、家畜ほど多くの水を消費しない。この養殖場のような、気候の温暖な地域における（昆虫は小さな生物なので、哺乳類に比べて寒さに弱い）裏庭での養殖は、急増する腹を空かせた人々に驚くほど大量のたんぱく質を提供することができ、しかも養殖場の経営は退職者にも容易に管理できる。食用昆虫は、同じ大きさの肉片に比べて環境への影響がずっと少ないのは否定しようのないことだ。大きな家畜を育てるスペースのない、人口密度の高い地域では特にそうだ。

昆虫食についての理解を深めようと、バンコクに戻りバスで郊外へ向かい、マヒドン大学のキャンパスの手入れの行き届いた芝の上を歩く。世界の多くの大学同様、土曜の午後のキャンパスは人もまばらだ。栄養研究所で待ち受けていたのは、メガネをかけた親切そうな女性だ。ジンタナ・ヨンナリーという名のこの教授は、昆虫の栄養に関する文献の束を差し出すと、彼女の小綺麗な小型車へとわたしを案内してくれた。車を少し走らせると、東北タイ料理の有名店だ、と彼女が言うレストランに到着する。教授は、カエルの足の唐揚げとキャベツのニガウリ添え、鳥の唐揚げ、揚げ魚のスパイシーソースたけのこ添え、砂糖入りの冷たいココナッツシェイク、そしてレモングラスとマッシュルーム、ガーリックとチリで味つけした、ツムギアリと蛹《さなぎ》の酸味のある辛いスープを注文する。わたしの意気地のない舌はアリのスープをほとんど受けつけなかったが、全体としては素晴らしい、満足な食事だ。ついにこのレストランで、さまざまな料理の一品として出された昆虫を味わった。カリカリに揚げた屋台の料理ではなく、美味しくバランスのとれた料理のつけ合わせとして。

人類はもはや純然たる食虫動物ではなく、人の身体もそのように適応を遂げている。昆虫の外骨格の主成分であるキチン質は構造的にはセルロースと似ており、おそらく食物繊維の有用な供給源となりうる。昆虫を主要な栄養源とする霊長類はキチン質を消化するための消化酵素をもっているが、人の胃液にはこのキチン質を分解する消化酵素はわずかしか含まれず、つまり我々人類は、昆虫食から得られるカロリーのうちの限られた量しか摂取できない。昆虫食には、他にも考えられる幾つかの欠点がある。昆虫は人間よりも哺乳類や鳥類に近く、家畜を感染源とする致命的な病に比べると、昆虫を感染源とする致命的な病の数はずっと少ないと思われる。それでも昆虫の生食によってバクテリアや寄生虫に感染する可能性はあるため、十分加熱する必要がある。また昆虫はしばしば、身を守るために、食べた植物の力を借りて毒素を生成することがあるし、工場が廃棄した重金属や農薬に汚染されているかもしれず、昆虫に含まれる毒素が昆虫食を有害なものにする可能性がある。また昆虫は、エビやロブスター、チリダニなど、アレルギーを引き起こすことで知られる生物と同様のたんぱく質をもっているため、アレルゲンともなりうる。

とはいえ、副菜としてなら、教授がわたしのために注文してくれたツムギアリのスープのように、昆虫食は何の問題もなく受け入れられる。なにしろ、世界中で千六百種以上の昆虫が食用にされているのだ。昆虫が健康に悪いならそうはならなかったはずだ。昆虫食の歴史的な発祥の地はアメリカだったのではないかと思われる。古代のアメリカ大陸には大型の草食動物は生息していなかったことがわかっており、つまり当時はたんぱく質が不足していたと考えられるからだ。食べられる昆虫は、肉が不足していたり高価だったりする発展途上国では有用だ。というのも昆虫には必須アミノ酸やオメガ3、オメガ6脂肪酸、ビタミンB、βカロチン、ビタミンE、カルシウム、鉄、マグネシウムなどが含まれ、ときにはその含有濃度が牛肉や豚肉、鶏肉などおなじみの肉を上回る場合もあるからだ。イナゴの足のケヅメは少し喉に引っかかるかもしれないし、蚕の幼虫のローストがキャビアに匹敵することはまずなさそうだが、セミの唐揚げは驚くほどサクサクしてバター風味があり、卵に包まれたシロアリの女王アリは素晴らしく美味だ。それに、昆虫食に興味をもったからといって、必ずしも世間からつま弾きにされるわけじゃない——昆虫食を求めて熱帯地方に滞在中、昆虫を食べてみたいという多くの人たちに出会った。あなたも自分の好みの昆虫を見つけて食べていいのだ。

古代の霊長類の祖先たちは、嬉々として昆虫を狩っていた。人類の小柄な祖先らにとって、昆虫は栄養満点のトリプルバーガーのようなものだった。しかし気候が寒冷化しはじめ、湿度が高くなると、森林の優占種が劇的に変化した。新種の食物を提供する新種の樹木が出現した。霊長類の間で肉食が流行るよりずっと昔に、果物がエネルギーと栄養の魅惑的な供給源としてこの世に現れ、それらは、昆虫をバリバリ食べていた先祖たちを、より頭も体格もいい、新種の霊長類へと進化させるのに十分なエネルギーを内包していた。

ドリアンが落ちる季節

この地にかつて勇者あり、全き偉大なる男どんぐりを食し、
——かくして彼らは栄え、
樫の木ほどの長きを生きながらえる。

——フレデリック・エドワード・ヒューム
『Bards and Blossoms : or, The Poetry, History and Associations of Flowers』

ドリアンが落ちる季節、腰布が乱れる。

——インドネシア、マレーシアのことわざ

よく言われるように食べる喜びがセックスの悦びに匹敵するなら、果物――楽しく、爽やかで魅惑的、しかしなければないでいい――は定めし一夏の情事だ（一方、炭水化物や野菜は正式な配偶者で、必要不可欠だが取り扱いに注意を要し、腹部膨満感や消化不良というもやの向うからこちらを狙撃してくる）。思わせぶりな果物の誘惑から逃れたいと思う人がこの世にいるだろうか？

とはいえ、果物の誘惑は謎めいた矛盾に包まれている。人類の歴史のどの時代をみても、果物は食事のデザートとして提供されるのが普通で、メインディッシュとなることはなかった。果物が手に入り、誘惑してくる季節は限られているにもかかわらず、クマや鳥などの雑食性の動物は、昆虫や他の獲物などのたんぱく源と果物の両方を好んで食べる。クマや鳥類に果物中心の餌を与えると急激に体重が減少する。わたしたち人間も、果物ばかり大量に摂る食事を続けると体重が減る。でもそれはあまり良い減量法ではない。果物に含まれる主要な糖であるフルクトースの血中濃度の高さは、過剰な脂質の生成やインスリン抵抗性、すい臓ガン、尿酸値の上昇、痛風、心臓血管系の疾病、その他の代謝異常との関わりが指摘されている。アップル社の創業者、スティーブ・ジョブズのすい臓がんは、彼が実験的に行っていた極端な果食主義と関わりがあると推測するブロガーたちもいる。最近の映画でスティーブ・ジョブズ役を演じることになった俳優のアシュトン・カッチャーが、役作りのために一ヶ月間ジョブズをまねて果食主義を続けたところ、インスリンとすい臓の異常で入院する羽目になった。

一九八〇年代の初め、五十五歳のある農夫が胸の痛みを訴えてフランスのツールーズの病院に入院した。予備検査では診断がつかずレントゲンを撮ってみたところ、胸のあちこちに小瘤があることがわかった。その後農夫は心臓麻痺で死亡し、決まり通り検屍解剖が行われた。すると検屍を担当した医師たちは、亡骸の肺に大量の結晶化した脂肪酸があるのを発見した。脂肪酸の細粒を分析した結果、通常はリンゴの皮に含まれる化合物（炭化水素）が見つかった。事情を聞いてみると、農夫の家族は、農夫が十八年間毎日欠かさず一キロのリンゴを食べていたことを打ち明けた。おそらく死ぬまでに五トンから六トンのリンゴを食べたことになる。検屍に当たった監察医たちは、心臓麻痺はリンゴを食べたせいではなく動脈硬化が原因だと考えてはいたが、検屍報告書には被害者の肺のいたるところに驚くほどたくさんの脂肪の結晶が存在していたと記録した。

果物を食べるという何の罪もない行動が人の身体に恐ろしい影響を与えうる、という事実は、「一日一個のリンゴで医者いらず」と教えられて大きくなった西洋人にとっては晴天の霹靂《へきれき》だ。とはいえ伝統社会でも果物だけ食べて暮らそうと考えた人はほとんどいないだろう。これはなぜなのか？　果物はずば抜けて健康的な食べものではなかったのか？

　この矛盾を解き明かすために、まず最初におよそ六千万年前に、我々の霊長類の祖先がビタミンCを合成する能力を失ったことを言っておきたい。ビタミンCがわたしたちの身体にとってどれほど重要かを考えると――細胞を酸化から守り、壊血病（ビタミンC欠乏症）を防ぎ、必須アミノ酸と神経的（神経伝達物質の）機能を提供する――ビタミンCを捨て去ることは、ロックバンドがドラマーをクビにするようなものだ。それでもロックショーは続けられるが、なぜそこまで思い切った行動を取る必要があるだろう？

　ビタミンCの合成能力が失われた例は他にもいくつかある。現生の魚類の九十五パーセントを含む条鰭類《じょうきるい》は二億一千万年前から二億年前の間にビタミンC合成能力を失ったが、その近い親戚のヤツメウナギやサメ、エイ、チョウザメ、肺魚はその能力を保持している。テンジクネズミはおよそ六千万年前のことだ。ツバメやイワツバメなど、スズメ目に属する多くの鳥もビタミンC合成能力を失ったが、同じスズメ目のカラスや熱帯アジアのムクドリなどは、その能力を今も保持または再獲得している。我々霊長類の仲間では、小型のサルや大型のサルはビタミンCを合成できないが、より遠縁のキツネザルやノロマザルはできる。

　注目すべき点は、これらのどの例についても、不具合が起きていたのはたった一つの遺伝子だけだったということだ。それはGLO（Lグロノラクトン酸化酵素）遺伝子で、これはビタミンC合成の最終段階に関わる酵素を生成する遺伝子だ。この遺伝子が働かなくなると、ビタミンCの合成だけが停止する。もしもビタミンCの合成に影響を与える別の酵素を作り出す遺伝子に問題が生じていたなら、より広範囲に悪影響が出ていたはずで、生物は存続できなかったか、うまく繁殖できなかったことだろう。じつは、ビタミンCに関わる遺伝子だけを働かなくするように進化の力が働きえたのは、ビタミンCは食事から摂ることができたからだ。先に挙げたビタミンC合成能力を失った種はどれも、食用としていた植物や昆虫などから豊富なビタミンCを得ていた。そうであれば、ビタミンCの合成能力は生存に必要のないものとなる。その生物の必要量を十分に満たすビタミンCがすでにあるのだから。

　およそ六千万年前にビタミンCの合成能力が失われた事実は、熱帯多雨林で暮らしていた我々の祖先は間違いなく十分な果物や昆虫を手に入れられる環境にあった、ということを意味する。その後今から三千万年前までの期間に、人類の祖先は果食動物、つまり果物を主食とする動物に進化した。その時、人類の祖先の大臼歯は、食虫動物が昆虫のキチン質を食べやすく細かくすり潰すために使っていた細く尖った隆起を失い、代わりにフルーツが大好物の動物に特徴的な鈍《なまく》らの大臼歯へと進化を遂げた。果物だけの食事に不足するたんぱく質を補うために、昆虫や木の葉を食べる必要はあったものの、今からおよそ六千万年前から三千万年前は、果樹と我々の一族が最もラブラブだった時期だ。高校時代の燃える想いがときおり鮮明によみがえるように、その頃の情熱の名残りが今も人類の心の中でくすぶっている。

世界一悪名高い果物の一つ、ドリアンについて考えてみよう。媚薬効果があることでも有名だが、ドリアンは地球上で最も嫌な臭いを放つ果物の一つでもある。臭いのせいで、東南アジアの幾つかの国では、国民に人気の果物であるにもかかわらず、公共の場に置くことや、公共の輸送機関による輸送が禁じられている。わたしのドリアンの初体験については、今もはっきりと覚えている——まだ二十五歳で——サイゴンのハードロック・カフェのウェートレスとして夜勤で働く女性の世話になっていた。痩せて落ち着きのないそのタムという女性は、わたしのことをからかってばかりいた。彼女のバイクに二人乗りして、通り沿いの露天商のところにトゲトゲのある巨大な果物を買いに行き、そのまま彼女の友人の家にもって行った。女二人はドリアンを囲むようにタイル張りの床に座り込んだ。刃渡三十センチくらいの包丁が取り出された。息詰まるような空気が部屋中に流れる。女たちは興奮していた——でも何に？　床の上には、緑のトゲトゲの外皮にカムフラージュされた機雷のような果物が転がっている。わたしも女たちの隣に座ったが、二人はわたしなど眼中になく、この熱帯フルーツのわんぱく小僧のことで頭が一杯だった。タムの友人女性が包丁を手に取り、刃をドリアンに押し込んで大きな塊をえぐり出した。内側の厚みのある空洞から脂っこい金色の果肉が取り出されると、傷んだタマネギや腐った肉、あるいは危険な石炭ガスを思わせる悪臭が一緒に漂ってきた。女たちは果肉を口に放り込んだ。まるでアンテロープの内臓を貪るハイエナのように。わたしも指の先ほどの量を何とか口に入れたが、そこでやめるしかなかった。臭いと同じくらい味もひどいもので、でも吐き気を催させるクリーミーなペースト状の果肉のせいで、ゾクゾクするような感覚が身体中を巡りはじめた。電気コードで突かれているカエルのような気分だった。ドリアンを口から吐き出したかったが、それは礼儀にかなわないことだったろう。

自然界のドリアンの生息地では、ヨアケオオコウモリが、地上よりはるかに高い場所に咲くドリアンの花を受粉させる。実が大きいということは、小さな動物にはその種を広めることができない、ということを意味する。そのため、独特の臭いで大型の哺乳類をおびき寄せ、実を食べた哺乳類が種をまき散らす。ドリアンはまた快感を誘発するセロトニンの先駆物質であるトリプトファンを含む。この果物が媚薬効果で知られているのはそのせいだ。

果物が昔から動物と協力関係を結んできたことはよく知られている。果物は動物に糖や油脂、アミノ酸を提供し、動物はそのお返しに糞《ふん》に混じった果物の種を親木からはるかに離れた場所へと運び、未来の苗木に新たな領土を征服するチャンスを与える。あまりよく知られていないのは、多くの果物の木が淫らな三角関係を結んでいることだ。果樹はその実が食べられ、種が運ばれることを望んでいるが、細菌や真菌、昆虫も、そのパーティに押しかけてみずみずしい果肉を味わいたいと思っている。そのため無防備な果物はフェノール（石炭酸）やタンニンなどの第二級化合物によって実を守らなければならない。それらは果実の風味を損ね、人間などの大型の捕食者の代謝や消化を妨げて、食べる気を失わせてしまうが、同時に、色情的な細菌や真菌、昆虫などの捕食者が果肉の質を低下させるのを防いでもいる。

フェノールやタンニンにはもう一つ重要な意味がある。植物は、種が親木から遠く離れた場所に散布されることを望んでいるのだから、一日中木の周りでぶらぶらしてその実を独り占めし、親木のすぐそばに種をまき散らす果食動物にはおそらく関心がない。幼児を乳ばなれさせようとしたり、十代の娘や息子に就職し家を出るよう勧める母親のように、果樹も最終的には愛ある厳しさを発揮しなくてはならない。植物はその果実を、捕食者がむさぼり食うほど魅惑的だが、一方でいつかはその場を離れて立ち去る程度に害のあるものにすることによって、それを成し遂げる。つまり、フェノールやタンニンなどの第二級化合物は、植物にとって子孫を親木から遠く離れた場所にばらまくためのさらなる戦略でもあるのだ。簡単に言えば、果物は美味しいがそれほど美味しすぎないようにできている。

しかし人類は、果物が防御のためにもつ化合物を無害化する手段を講じて、この「食べて運んで」ゲームを一歩リードしている。たとえば、脂質を多量に含むオリーブは動物に非常に好まれるが、身を守るための化合物であるフェノールのせいでそのままだと苦みがある。地中海沿岸で暮らす人々は、塩漬けなどの保存処理を施したり発酵させることによって、フェノールの苦味を抑える工夫をするようになった。オリーブは非常に頑丈な木であるため、もともとは照明や、特に儀式の際に肌に塗る潤滑油に用いる油を採る目的で栽培されていた（聖別された者を指す『メシア＝油塗られし者』という言葉はそこから生まれた）。現在では、オリーブの実から苦味のあるフェノールは取り除かれ、一価不飽和脂肪酸、特にオレイン酸をたっぷり含むさまざまな等級の食用油に加工されている（フェノールについては抗酸化作用の潜在的可能性が大きな注目を集めているが、今のところ、その健康への効果は証明されていない）。オリーブオイルのこくが、不人気だが健康にいいと評判の穀類や野菜、果物、魚などをより食べやすくする。こうして地中海式の食事の人気に火がついた。ついに欧米人たちは、カロリーや脂肪のことで罪の意識を感じたり、神経をすり減らしたりすることなく極上の食事を再びゆっくり楽しめるようになった。しかしフェノール同様、オリーブオイル自体が健康によい食品であるという証拠はほとんどない。オリーブオイルの素晴らしい点は、その地域の食材をまとめ、肉や乳製品などの動物性食物が少なめでもほどよく満足感のある食事を作り上げて人々の生活を支えられることで、質の高い新鮮なオリーブオイルが手に入り、しかし人々が貧しくて肉を買えない場合は特にそうだ。あとの章で述べるように、肉は繁殖の可能性を高めるため、人は肉を欲するように出来ている。第二次世界大戦後、裕福になったギリシャ国民が、栄養学者が褒めそやすオリーブオイルを捨てて、肉や動物性脂肪の肉感的な喜びを選んだのもそのせいだ。

植物がもつもう一つの主要な防御的化合物はタンニンだ。あるとき、観察力の鋭い研究者らが、リスはどんぐりを食べる際に、「帽子」が上になるように回転させていることに気づいた。リスたちはまず帽子をムシャムシャやり、次に実に取りかかる。これは、ドングリの底の部分にはタンニンが蓄積されていて、種の胚を守っているからだ。（ツタウルシへのかぶれの原因であるウルシオールやアナカルジン酸も、同様にピスタチオやカシューナッツの種を守っている。これらのナッツ類が炒ってからしか食べられないのはそのせいだ）。高濃度のタンニンはたんぱく質を消化しにくくし、さまざまな種類の酵素の働きを阻害し、エネルギーを奪い、成長を妨げる。タンニンはまたマメ科植物やイチゴ類、ぶどうの仲間にも含まれていて、赤ワインの特徴である渋みもタンニンの働きによる（ちなみに、ハイイロリスはキタリスに比べてタンニンの消化力が高く、カシの木の森はよい餌場となる。一方キタリスはドングリよりタンニンの少ないヘーゼルナッツの方が好みで、ドングリしか食べるものがなければおそらく死んでしまう。ハイイロリスのほうが好き嫌いが少なかったことが、彼らがイギリスで赤色の親戚を追い出してしまった理由だろう）。カラスやムクドリのような鳥類や昆虫もまた、同じようにドングリの上半分を食べている。ドングリの下半分は、種の胚を広くまき散らす、という必要不可欠な行為の担い手となる動物たちをおびき寄せる餌とおやつを兼ねたものへと進化してきたのだろう。

カシの木は、一年間におよそ五百から千ポンド（二百二十五キロから四百五十キロ）のドングリを粗製乱造できる。それも数週間という短期間に。今から数世紀前には、カリフォルニアに住むネイティブアメリカンの家族は、二、三週間で二、三年分のドングリを拾い集められた。彼らは少なくとも七種類のカシの木のドングリを集めることができ、甘い種類より脂っこい種類を好み、有害なタンニンを取り除く二つの方法を知っていた。よく使われたのは、ドングリの皮をむき、実をすりつぶしてペースト状にし、調理用の地面の穴の焼けた石の上に入れて水を注ぎ、完全に苦味が消えるまで加熱し続ける方法だ。もう一つは小川や沼のそばの泥の中に何ヶ月もドングリを埋めておく方法で、そうしておくとやがて食べられるようになる。ドングリの料理に不足するたんぱく質を補うために、カリフォルニアのネイティブアメリカンはシャケやシカ、レイヨウ、オオツノヒツジ、アメリカグマを狩り、ミミズやイモムシ（燻してから茹でる）、イナゴ（塩水に浸して地面の穴の焼いた石の上で蒸し焼きにする）、ミツバチやスズメバチの幼虫などを採集した。

古代ギリシャ人もドングリを食料にしていた。古代ローマ人も中世のイギリス、フランス、ドイツの人々も食べていた。一八〇〇年代のスペイン、ポルトガル、アラビア、アルジェリア、イタリア、ギリシャ、そしてパレスチナでもドングリは手に入れやすい食材で、一九八五年当時は北朝鮮やモロッコ、そしてイラクでも人々の空腹を満たしていた。ドングリは簡単に集められ、長期保存に耐える食材で、脂肪と炭水化物という二重の不利益をもたらしはするが、ビタミンCとAも豊富だ。現代の、森の生活に回帰したがっている利口な人々は、ドングリを布袋に入れ、トイレのきれいな水のタンクの中にこっそりしまって、水を流すたびにいい具合にタンニンが洗い流されることを期待している。この行いは、利口な森の生活者たちを環境のヴァルハラ（オーディンの神の殿堂）に一歩近づけるものだ。森のカシの木々が英雄にふさわしい食物をふんだんに与えてくれるだけでなく、自然の本能が呼び覚まされるたびに、一石二鳥の効果が期待できるのだから。

では、ドングリの問題点とは？　わたしが初めて恐るおそる口にしたドングリ料理は、韓国の、ドングリのデンプンを煮てゼラチン状に固めたトトリムクと呼ばれる料理だった。美味しそうな色合いやプルプルした形状を見ると、トトリムクはチョコレート味かアーモンド味のジェローのような味わいだろうと思える。しかし実際に食べると、暑い夏の真っ盛りにちびっこプールに飛び込んだような気分になる。つまり一瞬期待するが、期待はすぐに打ち砕かれる。トトリムクのタンニンの後味は、ピーナッツを何粒か放り込んで煮しめた新聞紙を思わせるが、韓国の料理人たちは、食欲をそそらないその風味を青ネギ、ニンニク、赤唐辛子、ゴマ、醤油という素晴らしい調味料で隠してしまう。韓国が貧しかった時代にはトトリムクは重宝されてきたのだろうが、あまり食欲をそそられない風味と、何度も水を替えながらすりつぶしたドングリを茹でる手間を考えると、この頼りになる庶民の必需食品がより洗練された料理に取って代わられたのも容易にうなずける。カリフォルニア大学ロサンジェルス校の教授、ジャレド・ダイアモンド博士も、樫の木は成長が遅く、リスによって種を拡散させており、苦味に関わる複数の遺伝子をもっているため、栽培は難しいと指摘している。それでも、世界中の人々のための十分な食糧を賄うためには、遺伝子組み換え食品や大量の化学肥料の使用が必要だという議論が高まっている現在、人類の祖先らが昆虫やドングリなどのどこにでもある食物を今よりずっとうまく利用していたこと、そして今のわたしたちは日々それらを文字通り踏み潰して歩いていることを思うと深く考えさせられる。

ドングリは北半球の貧しい人々の万能薬と言えそうだが、では熱帯地方の万能薬とは？　熱帯地方にも、環境に優しいやり方で人々の空腹を満たせる木があるのだろうか？　おそらく、熱帯のマナ（訳注：聖書に記載されている、イスラエル人がアラビアの荒野で天から恵まれた食物）の称号を狙えるのはパンノキだろう。この驚くべき果物を初めて食べたのは、その木の原産地であるパプアニューギニアを旅していたときだ。大きさはアメリカンフットボールのボールよりやや小さめ、外皮は緑色で鱗のような手触りだが、内側の実を焼くと黄金色になり、まさに焼きたてのパンを思わせるでんぷんのいい香りを漂わせる。パンノキの実（パンの実）は焼いた石を入れた陶製の釜で焼くのが一般的だが、茹でて芋のように使ってもいい。穀類に負けないぐらい炭水化物をたっぷり含んでいるため、パンノキは非常に生産的な南国の食料製造機になる可能性をもつ。一本の木が一年間につける実の数は最大七百個、一個の実の重さはおよそ一キロから四キロ近い。

パンノキへのこの絶賛を聞いた読者は、焼きたてのパンや芋を思わせるうっとりするような風味の果物にかじりつきたくて仕方なくなるだろうが、パンノキの栽培には独特の難しさがある。パンノキの木は高さ二十メートルにも成長するため、実の多くは落下して傷つき、数時間で腐ってしまう（パンの実を土中の穴で発酵させたものは一年後でも食べられる。でもこの腐敗したパンの実は癖のある味だ）。パンノキの成長に最適なのは、雨が多く気温が摂氏二十一度から三十二度の間の熱帯地方で、つまりほとんどの西側諸国は栽培に適さない。アメリカも例外ではなく、フロリダでパンノキの栽培が試みられたがたち消えになった。食用とされている一般的なパンノキには種がないため、根を移植して株を増やさねばならず、それがパンノキの分布の拡大を妨げる大きな障壁となっている。遠い昔の船乗りたちは、南太平洋に浮かぶ島々へと移住する際のとてつもなく大変な船旅に、挿し木にするためのパンノキの枝を大切に養生しながら運んだ。

パンノキの木は、ゆっくりと甘い時間を過ごしてから実を生み出す――最初の収穫までおよそ五年かかる――商業目的で栽培する場合、たとえばそう、一年か二年で何房もの実をつけるバナナに比べて、パンの実は採算が悪いということになるだろう。郊外で育った気分屋のティーンエイジャーのように、パンノキは見上げるほど背が高くなるがなかなか大人にならず、天気を選り好みし、すぐに傷つくが、将来のために投資しても一円の利益ももたらさない。しかし幸運にもハワイ在住のｅＢａｙの創業者ピエール・オミディアと妻のパムがパンノキ人気に目をつけ、地元で採れたパンの実をレストランや若者の間に普及させる試みへの投資を行っている。ハワイの輸入食品への大幅な依存を減らす手助けとなるだろう。パンノキの木は、かつて家やカヌーの材料となった（パンノキの樹脂は建築の際のコーキングに使われた）。樹皮は二枚重ねにして寝具や衣類として使われ、葉は調理や食事に使う皿代わりに利用された。樹皮と樹脂は昔から薬としても使用され、肌荒れや下痢、腹痛、耳の炎症、そして頭痛を和らげる効果がある。頭状花は、燃やして蚊よけに使われてきた。このように、ドングリと同様、パンノキは栄養的にも経済的にも、環境に優しいという意味でも（医療品としても）優れた可能性をもつ作物だが、それを生かすには、過去を振り返り、この不思議な果物をかつて人々がどのように使い、どう食べていたかを思い出すことと、将来を見据え、パンノキを育て、保管し、運搬する際の問題点を解決する技術的な仕組みを作ることの両方が必要だろう。

インドは、果物や香味料、香辛料を愛する人々の天国だ。わたしはインド南西部のケララ州に飛んだ。友人のバジシと市の郊外の街トリチュールにある彼の両親の家で会う約束だ。彼の母親の手料理を右手でうまくすくい上げられずに奮闘するわたしを彼が見つめる。母親は一週間かけて、パンノキの実、鶏のカレーと魚のカレー、人参とヒヨコ豆のチリソース、トマトダール（訳注：ダールはインドのカレーの一種）など、どれも濃いココナッツクリームと舌が剥けるほど辛い唐辛子を使った料理と、他にも揚げ魚やナス、白飯、ココナッツと米粉のクランブルブレッド、レンズ豆入りのパリパリのチャパティ、香りのいいチャパティ、キャッサバクリーム、酸味の強いヨーグルト、そしてバターミルクを用意してくれていた。バジシの表情は面白がっているようでもあり、うんざりしているようでもある。「こんな風にすくうんだ」と彼は言う。手本を見せようと、指をそろえてシャベルのような形を作り、肘《ひじ》は外に張り出したままその手を口元までもっていく。「こうしないと食べ物が落ちてしまう」

もう一度やってみるが、なぜか指をしっかり閉じられず、バジシのように優雅に米粒や料理を口に運ぶことができない。食べ物をこぼさないようにするためには肘の位置を下げねばならないが、そうすると丁度いい角度で指を口にもっていくことができない。これは難しい技だが身につける必要がある。それもすぐに。彼の母親が作ってくれたケララ料理から驚くほど良い香りがしているからだ。

郷愁をさそうインドの音楽が、彼の両親の寝室に置かれた小型ラジオから鳴り響いている。バジシの母親が埃ひとつないタイルの床を足早に歩いて息子に近づき、その成功を祈る。日本の大学を卒業してから数ヶ月間、友人は海洋学者として大学での働き口を探してきた。彼とはその日本の大学で出会ったのだ。バジシの職業人生において、次は重要なステップとなる。地位や収入、親からの自立をもたらすからだけではない。両親に言わせると、三十になったばかりの今こそ彼が結婚を考える潮時で、しかるべき仕事についていなければ、良い結果など期待できるはずもないからだ。そういうわけで、ラップトップパソコンを携えてコーヒーテーブルの前に座り、世界のあちこちの大学にさらに多くの履歴書とカバーレターを送ろうとしている息子に、母親は揚げたバナナチップやパパイヤの薄切り、ジンジャーカルダモンティーを盛んに勧め、結婚相手の候補について大きな声であれこれしゃべりはじめた。彼女が特に興味をもっているのは、トリチュールに住む、大学を出て企業で働く女性だ。

バジシは抜群の運動神経のもち主で、日本で水泳を習ったときも難なく新しい泳法をマスターしたが、ここ数年増えすぎた体重を落とすのに苦労している。一見しただけで、ケララの住人のほとんどが腹周りに一巻きか二巻きの贅肉をもっているのがわかる。栄養学者らは、ケララのココナッツをベースとする飽和脂肪たっぷりの郷土料理が、肥満や心臓疾患の元凶だと指摘してきた。しかしバジシとわたしが麻酔専門医で栄養と伝統料理に深い関心をもつK・ジーセンドラナス博士にそのことを話してみると、博士はココナッツを悪者にする意見に猛烈な勢いで反論する。「栄養学者らはココナッツオイルは身体に悪いと言う。心筋梗塞になる、と。それが本当なら、わたしの祖父母をはじめ、誰もかれもが死んでいるはずだ！　悪いのはココナッツオイルじゃない。ココナッツオイルの使い方だ。たっぷりの油を使う揚げ物がいけない。こんがり揚げた料理が」

　ココナッツを使った料理の歴史と飽和脂肪に関する研究の分析結果は、ジーセンドラナス博士の苛立ちの正しさを示唆している。ココナッツは、その飽和脂肪の含有量の多さを理由に多くの栄養学者らから好ましくないとされている。そして飽和脂肪の不人気が始まったのは、主として栄養学者のアンセル・キーとその妻が一九五〇年代にナポリを訪れてからだ。キー博士が地中海料理を絶賛した結果、それは後の世代まで伝わる価値基準となった。キー博士とその後継者たちは、オリーブオイルや全粒パン、果物、野菜、パスタ、魚、豆類、ナッツ、そして赤ワインとチーズ、肉を適量組み合わせた食事は、恐るべき「西洋風の食事」に比べて心臓疾患の発生率を下げる効果が高いと主張した。その後、西洋科学を学んだ栄養学者らも、その他の昔からある「こだわりの」食事法、たとえばアトキンスダイエットやパレオダイエットなどの肉や飽和脂肪の多い食事法に比べて、地中海式ダイエットの利点を褒《ほ》めそやすことが多かった。しかし批評家たちは、キー博士の原著論文の統計的論拠に大きな問題があることに気づいていた。飽和脂肪の摂取量の低さが心臓血管疾病への罹患率の低さと関連していると印象づけるために、博士は七つの国で入念に選んだ被験者を用いていた。被験者をより広範囲の国に広げてみると、明らかな相関関係は見つからなかった。この後も、飽和脂肪と心臓疾患を結びつける証拠は乏しいままで、飽和脂肪への耳障りな中傷を証拠立てる根拠も見つかっていない。それどころか、ココナッツに含まれていることがわかったラウリン酸と呼ばれる飽和脂肪は、じっさい「善玉コレステロール」(HDL)を増加させる働きがありそうだ。

しかも、伝統食にココナッツが欠かせない国々で慢性病が目立って増加したのは、西洋の食べ物やライフスタイルが紹介され(そしてココナッツが徐々に使われなくなって)からだ。たとえば南太平洋にあるトケラウ諸島の住民たちは、主にココナッツや魚、パンノキ中心の食生活を送ってきた。つまり高脂肪食で、カロリーの半分を脂肪、それも主として飽和脂肪から摂っていた(ココナッツの果肉のおよそ三分の一は飽和脂肪だ)。この小島の人口が増えてくると、ニュージーランド政府はトケラウの住民を再移住させる提案をした。住民のおよそ半数がその提案を受け、本土へ移り住んだ。こうして元島民たちは砂糖、小麦粉、パン、イモ、牛肉、鶏肉、そして乳製品を含む食事をするようになった。その結果はというと、ニュージーランドに移住して以降、脂肪の摂取量は実際には減っていたにもかかわらず、移住した住民たちに、肥満、2型糖尿病、心臓疾患、痛風、変形性関節症の増加が認められた。その一方で、一日当たりの糖の摂取量や、炭水化物やアルコールの摂取量は増えていた。トケラウ島に残った住民たちの食卓にも、ヨーロッパの新たな食品が上るようになり、慢性病の発生率も増加したが、本土への移住者たちほどは増えなかった。地中海沿岸で暮らす人々にとってのオリーブオイルと同様、ココナッツが南太平洋や東南アジアの料理に欠かせないのにもちゃんとした理由がある。ココナッツの高脂肪の成分が、脂肪のほとんどない魚や野菜中心の食事を補っているのだ。ココナッツが身体に悪いという思い込みは、揚げ物などの脂肪や油脂を多く含む新たな代用食品の濫用を招くことになり、それらは糖尿病や炎症性疾患のリスクファクターであることがよく知られている。のちに詳しく述べるように、揚げ物はトランス脂肪とAGE（終末糖化産物）を含み、グリセミック指数（訳注：食品ごとの血糖値の上げやすさを示す指数）が高く、人の食物のなかでも新種の危険性をもっている。一方ココナッツは飽和脂肪酸を含むが、こちらは我々の祖先が何百万年も前から、主として動物性脂肪の形で適量を摂り続けてきたものだ。

バジシとふたりで、医療用車両に便乗してケララの丘陵地帯へと入った。話を聞いた山岳民族は料理にココナッツをよく使うが、肥満や心臓疾患、2型糖尿病が医学的な問題となることはない。彼らの精力的な暮らしぶりは特筆に値する。鍬《くわ》と素手で土地を耕し、かなりの距離を徒歩で歩き回る。ケララの住民の大多数がオートバイを利用しているのとは大違いだ。ケララはインドでも有数の立派な道路と最も高い給与水準を誇るが、2型糖尿病の患者数も最高レベルだ。ガソリン使用には政府の助成金がたっぷり支給されているから、皆ますます歩かずにバイクに乗るようになる。肥満のリスクは、料理に含まれるココナッツよりも、身体的運動の減少と深く関わっている。

現代のケララの料理に欠かせないもう一つの野菜、唐辛子もまた、西欧の教育を受けた栄養学者たちから疑いの眼差しを向けられている。唐辛子のピリッとした辛さの源は果実に含まれるカプサイシンで、これは激痛を与える唐辛子スプレーに使われている化合物だ（クモ毒の中にも同じ痛みの伝達経路を介して効くものがある）。つまり唐辛子の苗木は捕食者から見事に守られているように見え、それは植物の進化の過程で起きた当然の出来事に思えるかもしれないが、唐辛子の歴史は謎だらけだ。まず第一に、唐辛子の苗木は、実が熟したあとも痛みを引き起こすカプサイシンによる防御の手を緩めない。ほとんどの植物は、実が熟したら有害物質の放出を弱めて、あとは美味しくなるのを待って、動物をおびき寄せて実を食べさせ、その種を広くまき散らしてもらおうとするというのに。さらに、人類は唐辛子を喜んで食べるようになっただけでなく、多くの人々が最悪の辛さの唐辛子を探し求めている（ＸＸＸ！　とチリソースの瓶はこれみよがしに謳い上げて人々を大人の楽しみへと誘う）。なぜ人は、唐辛子が身を守るためにもつカプサイシンの辛味を楽しむのだろう？　哺乳類のなかで人だけがその楽しみ方を知っているのはなぜなのか？

人が唐辛子を好む理由で最もよく知られているのは、化合物カプサイシンには菌の感染力やその他の細菌の感染力を弱める働きがあり、つまり人類が唐辛子料理を好むようになったのは、それを食べれば病気にならないからだ、という説だ。もしもこの説明が正しければ、唐辛子は、単調な味の料理を引き立てるだけでなく、肉やソースが傷むのを防ぐために人が使う（吐き気を催してトイレに駆け込むのも防ぐ）数多くのスパイスの一つだということになる。コーネル大学の生物学者、ポール・シャーマンと彼の教え子だったジェニファー・ビリングスが世界中の料理のレシピを元にスパイスの使い方を調べたところ、暑い国ほどより多くの香辛料を使っていることがわかった。これは当然だろう。気温が上昇するとバクテリアの増殖を促し、食物の腐敗が進むため、香辛料の必要性は高まる。温暖な地域の料理には、さまざまな種類の細菌の繁殖を抑える三つの強力な香辛料が特に頻繁に使われている。その驚くべき香辛料とは？　おそらく読者もよく知っていて、今も台所の戸棚のどこかにしまってあるもの。にんにく、玉ねぎ、そしてもちろん我らがSMの女王、唐辛子だ。

けれども、この説明には幾つか問題点がある。細菌退治の仮説では、食品の安全基準が高く、食べ物が腐敗することの少ない国々でも唐辛子が人気であることや、地理的に近い位置にある、たとえば日本と韓国で香辛料を使う頻度が異なることを説明できない（日本食は比較的刺激が少なく、一方韓国料理ではほとんどすべての料理に唐辛子が使われる）。もしも細菌退治が辛い食べ物を食べる唯一の理由なら、人は放射線を照射された食品や缶詰を好んで食べるようになるだろう。この仮説はまた、人々が唐辛子にどんどんのめり込んでいき、量を増やさないと満足できなくなる理由も説明しない。実際、人々の唐辛子の食べ方は、見れば見るほどスリルや快楽を目的とするドラッグの使用に似ている。

ペンシルヴェニア大学の心理学者、ポール・ロージンは、人は元来スリルを求めるようにできており、だから人類は（少なくともそのうちの幾人か）は、胃がひっくり返りそうになるジェットコースターに乗ることや、その他の自ら求めた恐怖を好むのと同じように、自分の舌に火脹《ぶく》れを作ることも楽しむのだ、と述べた。ジェットコースターと唐辛子を（おそらくはにんにくや玉ねぎなど他の香辛料も）同等だと考えるのは一見奇妙なようだが、一九七〇年代から八〇年代のアメリカの心理学者、リチャード・エル・ソロモンは、肯定的な感情と否定的な感情は対になって生じると考えた。稲妻に打たれて助かった人々は、まず恐怖を感じ、それから多幸感を感じる。同様のことが落下傘兵にも起こる。落下傘が開くまでの落下中は戦慄を感じるが、着地すると高揚感と幸福感に満たされる。サウナに入っている人も、不快感から安堵感へと同様の変化をたどる。逆の場合もある。ソロモンらが赤ん坊にプラスチック製の乳首を吸わせてから乳首を取り上げると、全員が泣き出した。ソロモンはこの理論についての論文に「モチベーション獲得の対抗過程理論」という様にならないタイトルをつけたが、幸いなことにサブタイトルには気の利いたものを思いついた。「喜びの代償と苦痛の便益」。つまり、楽しい体験の後には必ず気分の落ち込みがあり、つらい体験の後には安堵がある、ということだ。ソロモンは、苦しみとそれに付随する安堵の気持ちはいずれどちらも消え去り、だから人は同じ経験を、さらに強度を上げて繰り返さざるをえないのであり、それが程よく辛い体験への耽溺につながる、と述べた。

現代の心理学者らは、ソロモンの仮説は薬物依存行動の仕組みを解説するには単純すぎると述べているが、香辛料の喜びと苦痛の矛盾を解き明かすには役立ちそうだ。唐辛子の摂取は最初は嫌な体験だが、少量であればやがて辛さが消え、その後に喜びに満ちた状態がやってくる。おそらく唐辛子以外の多くの香辛料も、最初は嫌な味だが後から美味しくなる特徴をもっているだろう。しかしすべての嫌な食べ物がそうした傾向をもつわけではない。たとえば食中毒になると、誰もが二度と体験したくないと思うような吐き気が延々と続く。

ここまでは、香辛料に対してわたしたちが昔から感じている疑問の一つに言及しただけだ。疑問はまだある。なぜ人間だけが、唐辛子（や落下傘降下）などのそこそこ嫌な体験を楽しむようになったのか？　考えられる一つの答えは、人は欲求の充足を先延ばしにすることや、脳の回路の再構築が得意だということだ。訓練によって、飛行機から飛び降りることや、大勢の観客が見ているステージに上がること、あるいは唐辛子をムシャムシャ食べることの不快感を和らげられるようになる。しかしその後の恍惚感も減ってしまうため、より多くの罰や苦しみを求めるようになっていくのだ。

つまり、辛い食物に抗菌性があるとしても、人がそれを食べるのは病気予防のためでも、一口食べて美味しく感じるからでさえなく、その主な理由は不快感のあとに呼び覚まされる、それとは正反対の恍惚とする快感のせいだ。それこそが苦痛の便益。ソロモン教授が注目していただろうものだ。教授の理論の意義の一つは、熱帯地方の料理に辛いものが多い理由を説明できることだ。熱帯地方の料理には肉類、特に脂肪が不足しており、そのため調理人は大量の香辛料を投入して、脂肪や肉があれば引き起こせただろう満足感を高める必要がある。韓国で暮らしていたときのこと、わたしが赤唐辛子ペーストを取らずに米と野菜を自分の皿に取り分けたのを見たコックが戦慄の叫び声を上げ、そばにあった唐辛子ペーストの瓶をつかんでその中身をわたしの料理の上に押し出そうとしたことがあった。でもその当時はまだ唐辛子に対する脱感作が進んでおらず、だからわたしにとって辛さは嫌なもので、良いものとは思えなかった。ソロモンの理論を使えば、日本と韓国の料理の辛さに大きな違いがある理由もまたうまく説明できる。水産物が豊富な海に囲まれ、周囲とは孤立した豊かな島国である日本は、半島の国である韓国に比べて、昔からより多くの動物性の肉を手に入れることができた。だから韓国料理にこれでもかというほど唐辛子が使われているのに比べ、日本料理はずっと少量の辛子（わさび）しか必要としない。同様の説明が、肉が多く香辛料少なめのイギリス料理や、香辛料は多いが肉の少ないフランス料理にも当てはまる。香辛料に抗菌性があるという事実には、確かにその使用を促進する効果はあっただろうが、それは香辛料が広く使われていることの唯一の理由ではなく、むしろあとづけの理由だろう。

理屈で考えれば、より辛く、より香味豊かな料理は人をより太らせるはずだ。ところが唐辛子は代謝を上げ、体温を上昇させ、脂肪を燃焼させることにより人の体重を減少させる可能性がある。この体重を落とす効果は、唐辛子を大量に食べない限りほどよく効き目をあらわすが、アメリカやカナダ、ヨーロッパなどの唐辛子を食べ慣れていない国の人々にとってはその効果にも限りがある。一方、メキシコで行われたある調査によると、平均的なメキシコ人は一日に、ハラペーニョ（訳注：メキシコ産の濃緑色の極辛の唐辛子）十七個分のカプサイシンを摂取していた。残念ながら、唐辛子を大量に食べすぎると胃、肝臓、膀胱、すい臓がんのリスクが高まることを裏づける研究結果もいくつかある。京都大学の研究者たちは、（辛さの）苦痛なしにカプサイシンと同等の健康的効果をもたらすとされている新種の唐辛子、CH-19 Sweetの開発に成功している。

今から四千万年前から千六百万年前までの間に、我々の祖先の身に奇妙なことが起きた。ウリカーゼという、尿酸の分解を助ける酵素の生成に関わる遺伝子が祖先の身体から徐々に失われていき、そのため尿酸値が上昇しはじめたのだ。プリン（シーフードやビールに含まれる有機化合物）が豊富な食事の副産物である尿酸やフルクトース（果糖）は、とてもたちの悪い迷惑な物質となりうる。これは痛風の原因物質でもあり、痛風とは患者の関節に尿酸塩が沈着するつらい病気だ。ウリカーゼを生成する能力を失った結果、人類の尿酸値は他の哺乳類の三倍から十倍に跳ね上がり、残念ながら痛風の、そして恐らくは高血圧についても、より高い疾病素因をもつようになった。何百万年もの進化の過程で人類が徐々にウリカーゼを失っていったことは、人類の進化の歴史において解明されていない最大の謎の一つだ。高尿酸値は健康を脅かすものであり、我々の祖先が尿酸を処理する能力を徐々に捨てていったという事実は大きな謎だ。腎臓や肺を失うのと同じで、おそらく致命的な結果にはならないが、相当不便なことになる。なぜ人類は、そのような危険な進化の道をたどってきたのか？　しかし、人の尿酸のおよそ七十パーセントは腎臓で再吸収され、排出はされていないという事実は、かつて研究者らが考えていたように、尿酸は単なるプリンの迷惑な副産物ではなく、人体で果たすべき肯定的な役割をもっていたに違いない、ということを示してもいる。

尿酸の機能についてはさまざまな仮説がある。一説には、尿酸は我々霊長類の祖先が脂肪を蓄積するのを、それも特に果物を食べたあとに蓄積するのを助けたとされている。フルクトースの摂取が尿酸の生成を誘発し、尿酸がフルクトースの脂肪蓄積効果を高めるのは事実だ。人類の祖先は、果物の木を偶然見つけると、ほどよくたっぷりの脂肪を体内に蓄積できるまで果物を貪り、次の果物に恵まれるまでの数週間、蓄えた脂肪で生き延びたのかもしれない。この仮説の問題点は、なぜ霊長類だけが脂肪の蓄積に尿酸という特別な誘発物質を必要としたのかが説明できないことだ。何しろ、クマやリス、その他の哺乳類は尿酸を誘発物質としなくても脂肪を蓄えられているのだから。

痛風に伴う尿酸値の上昇は、乾燥し、食料が乏しかった祖先の時代の環境においては、生き延びるのに有利なことだったのではないか、と考える研究者もいる。なぜなら、尿酸値の上昇は血圧の上昇（塩分が不足していると血圧は危険なほど低下する）や脂肪をより蓄積しやすくなることと関係しているから。ナトリウムが不足する果食においては、あるいは地球の気候が乾燥の一途をたどり、汗による塩分の減少が問題になったかもしれない時代には、尿酸が適度な血圧を維持する働きをしていた可能性がある。しかしラクダや砂漠ネズミなど、乾燥した環境で生きる哺乳類は尿酸値を上げなくても元気に暮らしているように見える。また他にも果物を食べて生きている哺乳類はいるが、ウリカーゼを失ったことがわかっている動物は霊長類だけだ。それ以外には、霊長類はとても頭のいい生き物で、そのほとんどがウリカーゼをなくしているということは、尿酸は知能の高さに関係しているに違いないという説もある。実際、高い尿酸値には、アルツハイマー病やパーキンソン病、多発性硬化症による脳の障害を防ぐ効果があるとわかっているが、残念なことに尿酸値の高さは脳卒中や脳の機能の低下の危険性を高めもする。

この謎を人類の歴史の観点から解き明かそうとする人々は、高い尿酸値が過去に人類に有利に働いていたという方向になんとか話をもっていこうとする。進化理論でしばしば行われることだ。彼らは実際には進化の副産物である事実の中に、進化論的な理由を見出そうとする。認知科学者のゲアリー・マーカスは、このような進化の副産物を「クルージ」と呼んでいる。わたしたちの身体に生じる腰痛などは、他の何らかの進化——腰痛の場合は直立歩行——が引き起こしたことで、我々人類は歴史の偶然から逃れられないのだ。

尿酸の進化についてのより現実的な仮説は、まさにこのクルージだ。果物が豊富な熱帯多雨林で何百万年もビタミンCを生成せずに暮らしてきた霊長類の祖先たちは、長年使わずにいるうちに本来もっていたビタミンC合成に関わる遺伝子にさまざまな変質が生じた結果、その能力を再進化させることができなくなった。あまりにも長期間使わなかった車のように、ビタミンC生成遺伝子もエンジンがかからなくなった。そしてたまたま、尿酸には抗酸化剤として作用する科学的性質がある。つまり、祖先らは果食や昆虫食の副産物である尿酸を酸化を防ぐための次善の策として用いたというわけだ。実際、ビタミンCの値が高いと尿酸値が下がり、痛風の症状が改善する。これは、ビタミンCと尿酸が部分的に相補的な働きをしていることを示す証拠となりうる。

どんな進化的適応にもあることだが、新たに発見された尿酸の抗酸化剤としての役割には欠点もあった。フルクトースやプリンの長期にわたる過剰摂取によって高い尿酸値にさらされ続けることが、インスリン抵抗性や高血圧、そして肥満関連の疾患の数々を引き起こす。祖先が暮らしていた環境では、フルクトースにしろプリンにしろ、過剰に摂取することなどほとんどなかっただろう。ところが今の時代、フルクトースはソフトドリンクや菓子類、りんごやオレンジなどの有り余るほど栽培されている果物にたっぷり含まれている。プリンもまた、シーフードや肉、レンズ豆、その他の食品などに含まれて偏在している。さらに最近の研究からは、尿酸値の高さは刺激を求めすぎる傾向や衝動性とも関わりがあることが明らかになり、研究者らはおそらくそれが注意欠陥多動性障害（ADHD）に関係していると考えている。

少なくとも、尿酸によってあまり大きなダメージを受けていない若者については、アロプリトールなどの薬で尿酸の生成を抑えることにより、過度の精神的緊張を軽減することができる。けれども、尿酸を排出する薬が重大な副作用を及ぼすこともある。発熱や発疹などの免疫反応、腎臓の機能不全、肝障害、白血球数の増加などだ。

今この時点で、もしもこの原稿を想像力豊かなSF作家に託したなら、その作家は尿酸値の高い患者に、霊長類以外の動物から採取したウリカーゼを注射すること、あるいはコンピューターを使って人類の祖先のウリカーゼを実験室で再合成し、患者に注射することを提案するかもしれない。

事実は小説より奇なり、だ。近年、研究者らが尿酸値を下げる効果が非常に高い豚のウリカーゼとヒヒのウリカーゼを合成したものを患者に投与し、免疫反応を抑えようと考えた。この豚とヒヒのキメラウリカーゼは、尿酸値を下げる効果はあったが、動物組織の中ではすぐに分解してしまったため、安定させるために化学修飾を必要とした。しかし残念ながら、この化学修飾によってキメラウリカーゼは人の免疫システムからより拒絶されやすくなった。そこで研究者らは、コンピューター・プログラムを用いて、人類が九千二百万年前にもっていたウリカーゼを再現した。この祖先のウリカーゼは、容易に手に入る大腸菌をこの人工酵素の代理母として実験室で合成された。このウリカーゼを健康なラットに注射したところ、祖先のウリカーゼはキメラウリカーゼの百倍安定的であることがわかり、治療薬開発の有望な候補となった。

大局的に見ると、果物は昆虫同様、人類の進化の一時期には欠かせないものであり、今も伝統食の重要な要素であり続けている。肉はたしかに生命維持に必要なすべての栄養をもたらす食物ではあるが、果物がヒトの健康にとても重要だった時期もあるはずだ。新鮮な肉とそれに含まれるビタミンCが手に入りづらかった時はとくに。たとえばアラスカやカナダ北部、グリーンランドに住むイヌイットは、幅広い種類の動物性食物を食べていた――アザラシ、クジラ、セイウチ、カリブー、ホッキョクグマ、キツネ、オオカミ、ホッキョクノウサギ、カモ、魚、イガイ、ウニなど――が、彼らは驚くほどたくさんの種類のイチゴ類も収穫していた。そしてこのイチゴが重要な役割を果たしていた。実際、一九〇四年からから一九〇五年には、グリーンランドのイヌイットたちは新鮮なアザラシの肉を手に入れられなくなり、悪いことにイチゴの収穫も減ってしまうと、膿疱に悩まされるようになった。

伝統食においては季節的な間食だった果物が、産業化された国では甘くて安い、聖なる食べ物となった。果物は、都会的な感覚、肉が連想させる疾病や残虐さへの幻滅、そして神聖で清浄な食物を用いたデトックスの機会と、メガサイズのフルーツスムージーに渋々四ドルか五ドル支払うたびにほんの少し前進するカルマの道をもたらす。残念ながら、わたしたちの祖先は千六百万年前にフルーツ天国への道を踏み外し、遺伝子や肝臓を、大量のフルクトースの日常的な摂取に不適合なものにしてしまった。しかしそれを問題だと感じるのは、伝統食を忘れて栄養学に夢中になった場合だけだ。流行り廃りのある驚きの科学的ダイエット法とは違って、伝統食は洗練された文化の産物であり、それを食べてきた何世代もの人々の失敗と洞察から生まれた、味わいと栄養の補充を兼ね備えたものだ。伝統社会で暮らしていた人々は、自分たちの身体が消化できるだけの量の果物を食べていた。

伝統食はまた、環境、つまりその土地に適合し、本来的に生息する動物や植物と密接に関わっている。動物や植物を、大量の化学物質やオートメーション化された大量生産によって育てたり栽培したりすることも可能だが、世界の多くの人々が実験的なパーマカルチャーを行っている。これは環境を保護しながらの自足生活を目指すものだ。パーマカルチャーでは果物やナッツは重要な食物となる。同じ一区画で生産できる食物の量が、肉に比べて多いからだ。ケララに友人のバジシを訪ねた直後に、最も先見の明があり、最も勇敢なパーマカルチャーの先駆者の一人が、ケララからそう遠くないインド西海岸のゴア州にいることを偶然知った。

カーブに身体を預けながらチョーラオの通りを走る。チョーラオはゆったり流れるマンドービ川が二股に分かれるあたりに位置にする島だ。狭い道の両脇に茂るシダをかすめて走るわたしのバイクは、時折他のバイクや小型トラックに追い越される。わたしは急いではいない。

昨夜、新しく知り合ったジャチントが彼女の家の夕食のテーブルで、バナナ酒にかぼちゃの炒め物、ニガウリなど有り合わせのもので食事をしながら、建築技師らしい几帳面な筆跡で地図を書いてくれた。一匹の子猫がテーブルや台所の調理台の上で狂ったように跳ね回り、食べ物をくすねようとしていた。目的地はジャチントの元顧客で今は友人の若い女性が経営する農場だ。翌朝、温かく香りのいい自家製のナンの朝食が済むと、ジャチントと彼女の友だちのジーンが、油で黒ずんだ横丁にあるバイクのレンタルショップに連れて行ってくれた。女性ふたりは頭をきれいになでつけた店主と値段交渉をしている。高級官僚であるジーンが、その肩書を利用してわたしの保証人となってくれたおかげで、パスポートを預けずに済んだ。ジーンが不快そうに小声でささやく。「スティーブン、ここの人たちを信用してはだめよ。パスポートはいつも身につけておいて」。その土地の誰かと知り合いになるといつもいいことがある。保険に入るより安心だ。

わたしは女性ふたりにさよならを言い、バイクのエンジンをかけ、パタパタ音を立てながら海岸沿いの狭い街道に出ていった。市街を出る前に酒店に立ち寄り、品質は保証できない（女亭主の勧めに従った）インド産のロゼワインを買い、二マイルほどの土手道をすっ飛ばし、緩やかに流れる茶色い川をカバのように進むフェリーの出航時刻にぎりぎり間に合った。

チョーラオ島を、生い茂るシダや静かな通り、まばらな家々の景色を楽しみながらバイクで横断していると、やがて再び本道に合流する。ジャチントが書いてくれた地図は太い矢印や確信に満ちた丸印、肉太の文字でできている。彼女が教えた道順は、グーグルマップが推奨する最善の道順に比べると遠回りだが、今になって、わたしにチョーラオ島の森を楽しんでほしかったのだとわかる。そしてそれは、埃っぽい大通りや、本土のバイクやトラックの狂ったような流れから逃れられる嬉しい休息だ。二時間で小さな村に着く。携帯電話は圏外で、食料品店のカウンターの向こうにいた男性に電話を貸してほしいと頼む。パーマカルチャー農場のオーナーと連絡をとるため、ジャチントに教えてもらった電話番号にかけてみる。誰も出ない。ジャチントにかけると、建築科の学生の試験監督中で忙しいなか、同じ番号にかけてみてくれるがやはり返事はない。

レストランで昼食。スプーンをもってこようかと尋ねられて丁寧に辞退する。バジシの辛抱づよい指導のおかげで、指を使ってカレーと米をすくうコツがつかめてきたのだ。カレーは火を吐くような辛さだったが、一週間インド料理ばかり食べ続けたわたしは唐辛子の辛さへの敏感さをすでに失っている。レストランのオーナーが電話をかけてみる。つながらない。オーナーの兄も電話をかけてくれるがつながらない。わたしはジャチントに電話し、彼女はまだ試験の真っ最中だったが、もう一度かけてみてくれ、でもうまくいかない。オーナーの兄が道路沿いにある彼の店に連れて行ってくれる。袋菓子や飲み物を売る店だ。彼から指ぐらいの長さのバナナをもらう。店番をしている彼の妻が電話してみる。誰も出ない。

ジャチントが、農場の名前を知らせるために、レストランのオーナーの電話にかけ直してくる。同僚に番号を教えてもらったのだ。オーナーはわたしが借りてきたバイクにまたがり、わたしはその後ろに飛び乗る。数分後、ふたりを乗せたバイクは横道に入り、まばらに木の生えた森やでこぼこの荒野をうねりながら抜けていき、その先に「フォイト農場」と書かれた手書きの看板が見えてきた。こぶだらけの道をバイクで進み、今にも壊れそうな門と格闘し、ついに赤い瓦葺きの低層のバンガローにたどり着く。家の裏側にまわってみると一組の男女がベンチに座り、熱心に話し合っている。わたしが来たのを見ると男の方が立ち去り、残った女性が立ち上がってわたしを出迎えた。

「やっと来ましたね。いついらっしゃるのかと思っていました」と女性。

「スティーブンです。あなたに電話したのですが……」

「あら、きっと電源を切ってたんだわ」

彼女の瞳は輝き、毅然として見える。でもどこか落ち着かない様子でもある。クレアは、十二エーカーの土地に実験農場と研修センターをもつフォイト農場のオーナーで、四六時中動いているように見える。わたしが着いた日も、害虫のついた木を保護するために、根元に自然由来の殺虫剤を塗布しようとしていたときに、自分のヒヨコたちすべてに何が起きたかを知り（「おそらく鷹かマングースにやられたのよ」）、さらにはゲストハウスのバスルームに洗面台を設置している作業員たちに指図していた（「それじゃ曲がってる！」）。クレアはずっとパーマカルチャーの指導をしてきてもっと生徒を増やそうと計画しているが、そのためにはバスルームの施設をよくする必要があるのだ。農場の主人がせかせか動き回って仕事をしている間、魅惑的な戸外のベッドで昼寝することにする。すぐ隣には病気の治療のために母牛から離されひもでつながれている子牛がいる。子牛はときおりモーと大きな声で鳴き、すると家の反対側にいる母牛がモーと返事をする。

作業員たちの作業が午後五時に終わると、クレアがわたしと話をしにやってくる。さっきよりずっとリラックスした様子だ。ケンブリッジ大学で植物生理学を学んだ彼女は、博士号を取得するのはやめて母国でパーマカルチャー農場を開くことにした（イギリスの天気や食事になじめなかった）。父親の資金援助を受け、ひと目で気に入った使われていなかった農場を購入した。ゴアの片田舎の広さ十二エーカーの農場だ。「インドの農業のやり方に変革を起こしたい」と彼女は使命感をもってそう公言している。

彼女とふたりで農場を見学に出かける。最初に見たのは鶏舎。十二羽のメンドリが（悲しいことにヒヨコはいない）、ヒョウなどの夜行性の捕食動物から守るために夜間はここで飼われている。クレアがヒヨコを育てるのは肉を食用にするためではない。彼らの仕事はシロアリをついばむことだ。

「ここの木造建築はすべて安心です。ゴアの建築家の誰に聞いても、木造は無理だと言うでしょうけど。『シロアリときたら！』。この農場にもシロアリは山のようにいますが、家のまわりにはいません。ニワトリを飼っているおかげでしょう」

ニワトリはまた土壌に糞をし、くちばしで掘ったりつついたりして土に空気をふくませる。時折、クレアはメンドリの卵を収穫する。牛舎に近づいてみると、数頭の牛とその子牛たちが飼われている。ニワトリ同様、牛たちも恵まれた環境にある。乳を搾られることも食用にされることもない。

「この子たちを飼うのはただおしっことウンチが欲しいからです」と独特の淡々とした口調で言う。

家畜の尿や糞はすぐれた肥料になる。徹底したパーマカルチャーの精神をもつ彼女は、自分のトイレの排泄物まで野菜の肥料にしている。実験を重ね、通常の水洗トイレに流した尿や便を肥料にする処理法を見つけたのだ。実際、トイレの産出物で野菜を育てることができ、その健康への有害な影響は指摘されていない。

ふたりで果樹園へと下る。まるで現代のエデンの園だ。甘く、たっぷり水気をふくんだ黄緑色のスターフルーツ、健康そうな淡紅色に染まったハート型のトマト。そして数え切れないほどのカシューアップル。内部にカシューナッツを隠すかぎ状の部分をつけた、オレンジ色をした三角形の奇妙な果物だ。スターフルーツやトマトをむさぼるように食べながら歩いているうちに、古びたコンクリート製のダムとそこから流れ落ちる滝にたどり着いた。クレアは、ゲストルームのバスルームの床にひんやりと滑らかな感触の灰色の石板を敷いて、滝の中でシャワーを浴びている雰囲気を作りたいと考えている。ふたりで短い尾根を上ると、暖かいゴアの夜の空から、最後の陽の光がちょうど消えていくところだった。クレアが、その谷間でひときわ目立つ、はるかかなたの鬱蒼《うっそう》と茂る森を指差す。彼女が所有する農場の真ん中には曲がりくねった古い木があって空に向かってひょろ長い枝々を恐ろしげに突き上げ、まるで怒りに燃えるガーゴイルのようだ。「あれが悪魔の木」と彼女は嘲るように言う。

前の農場主の話や昔からの言い伝えによると、農場はこの悪魔の木に呪われていて、だから収穫も少なかった。農場は売りに出され、おかげでクレアはこの土地を買うことができ、夢に一歩近づいた。クレアは、自分が受けた長年の大学教育の一番の価値は、物事を疑ってかかる癖が身につき、実験好きになったことだと言う。そして彼女の考えでは、前の農場主の最大の失敗は考えなしに米の単作を行い、土壌から自然植物を奪って栄養分を滲出させ、腐敗させてしまったことだ。収穫が失敗に終わったのは彼のやり方のせいで、悪魔の木のせいではなかった。クレアはわたしを、農場のなかの、固く乾燥した荒れた一画に案内する。そして、ここを買ったときはどこもかしこもこんな風だったと言う。それから四年、学生たちや彼女が雇っている労働者たちの手を借りて、クレアはゆっくりとこの土地に息吹を吹き込んできた。土壌の化学的性質や川の氾濫のパターンを調べ、よく絡む根をもつ植物や地面にしっかりはびこる雑草を利用し、その他の独創的な技術の数々を使って。フォイト農場は自給的な生態系の一つの例で、その普遍的な方策は、他の場所でもより地元に利する農業の方法に戻るために使うことができる。

暮れ残る不気味な薄闇の中、地面に落ちたカシューアップルをふたりで両手にもてるだけ拾い集める。割れた、柔らかな果実から熟した甘ったるい香りが漂ってくる。クレアはこの農場に香りの強い果物の木を植えていた。害虫を惑わせ、香りを頼りに好みの寄生植物にたどり着けないようにするためだ。そうすれば少しでも化学的な殺虫剤を使わずに済むし、自然な香りを楽しむこともできる。

遠くから、太鼓を精力的に叩く音が聞こえてくる。

「これがインドよ。いつもどこかでお祭りをやってる」と彼女は言う。

クレアが懐中電灯で照らし出す細い草刈り跡をたどって彼女の住居へ戻る。クレアが戸外のキッチンに隣接する温室（ネズミに似たオニネズミが侵入して大きな被害を出したこともある）からルッコラとレタスを収穫してくる。冷凍庫から農場で採れたカシューナッツの入った袋を取り出し、調理台に置かれたミキサーでクリーム状に粉砕する。使用人のひとりが家のそばの木に絡みつく蔦から、黒や緑のコショウの房を取ってくる。カシューナッツのクリームに自家製レモンを一絞りし、採りたての胡椒の実を振りかける。ふたりで一心不乱に食べる。胡椒とルッコラの辛味とレモンの酸味がカシュークリームを完璧に引き立たせる。わたしはおかわりを頼む。そしてさらにもう一杯。

「もっとドレッシングを使って」とクレアが言う。「毎日これを食べてるけど、そのたびに感動するわ！」

「ここは天国ですね」とこのごちそうに感激してわたしも言い返す。

「わたしもそう思う。でも他の誰もそうは思わない。みんなわたしのことをどうかしてると思ってるわ」

ふたりで幸せな気分で食べ、舌鼓をうち、ゲップする。クレアが自分の豊かな腰回りを指してため息をつく。「でも食べ過ぎが問題。適量を越してしまう。健康にいい食べ物をたくさん作ってるけど、バナナが熟れたら日に六本も七本も食べることになる。それからカシューナッツも。全部太る元よ！」。クレアはわたしのボールが空なのに気づいて勧める。「スターフルーツのおかわりはいかが？　これぞ本物の食事よ！」

クレアが、その決断力と工夫の才と持続可能な農業への熱意で成し遂げたことは注目に値する。一方、クレアの姉の人生はインド人が理想とし尊敬するものだ。カリフォルニア大学バークリー校で経済学を学び、その後ハーバード・ビジネススクールを経て現在は世界最大のコンサルタント会社の一つで働いている。結婚してふたりの子どもをもち、ベルギーの大邸宅でメイドを使っている。しかしクレアは姉の人生を羨ましがる素振りを全く見せない。自分はお人形で遊んだことがなかったとクレアは思い出を語る。昔、両親にゾウ一頭と馬を数頭欲しいと頼んだことがあるが、もらったのは犬一匹とアヒル、ウサギ、それにカメが数匹——どれも両親が彼女の手に負えると考えたものばかりだった。

わたしはあのロゼワインを取り出す。ひどい代物——あの手の道端の酒屋の主人の言葉を真に受けるものじゃない——でも完全な暗闇の中にふたりでいるうちに、クレアも打ち解けてくる。両親は彼女が結婚することを望んでいるが、恋人との関係は破綻しているのだと言う。

「ジャングルで頭のおかしい女と暮らしたいと思う人がいると思う？」と彼女は言う。

ふたりで、ニワトリを狙って農場の周囲を徘徊するヒョウの足音がしないかと耳を澄ます。クレアは落ち着き払っているように見える。「気配でわかるの。踏まれた小枝が折れる音で……野生のイノシシがヤブの中でまごついている音とは違うから」

この家から微かに漏れる光の輪の届かないところを、大型の捕食動物がうろついていると思うと恐ろしくなる。そのうちおしっこをしに行かなければならないだろう、とわたしは考える。以前から近くの村でトラが目撃されていたし、この農場でも昔体長四メートル近いコブラが捕獲されたことがある。でもクレアは今が一番幸せを感じる時間だと言う。ずっと放置されてきたが少しずつ活力を取り戻し、人が求めうるもっとも甘く、もっとも満足できる果物を実らせるようになった農場で暮らし、樹木が放つうっとりするような香りに癒されながら、夜ひとりきりで、野生の動物たちとジャングルを共有している今が。

肉は性欲を高める

わたしが大きな糟毛のレイヨウを仕留めると、
肉は、しばらくまともに肉を食べていなかったその集落の
二十二人の大人と四十七人の子どもたちに分配された……
（一人の）老女が腹を叩きながら声を弾ませた。
「若い娘に戻ったみたいだ。とってもいい気分だよ」

——オードリー・イザベル・リチャーズ
『北ローデシアの土壌と労働、そして食：ベンバ族についての経済的調査』より

ドミニクがわたしをジロジロ眺める。元ラグビー選手で胴回りがわたしの二倍はあり、爪楊枝のような体格のわたしなどひと睨みでぺしゃんこにできそうだ。待合室の天井に取り付けられた大型扇風機の動きはゆっくりで、わたしたち搭乗者をとりまくムッとするような熱気をかき混ぜて追い出すには不十分だ。「学生か?」と彼が尋ねる。「うちの村に来たいなら来ていいぞ。俺の家はジャングルの中だ。あんたのこれまでの暮らしとは違うだろうが」。そう言うとドミニクは日差しの中へ出て自動販売機でわたしのためにコーラを買い、氷のように冷たい泡立つ茶色の液体で二人の約束に祝杯をあげる。

わたしは、学位論文のための調査地を探しにパプアニューギニアに来ている。人類学の大学院生は、学位論文を書く前にフィールドワークをすることが必須となっている。昔から、パプアニューギニアは多くの人類学者らを惹きつけてきた。険しい山岳地帯や鬱蒼としたジャングルは、豊かな文化の数々や八百種以上の独特な言語を発達させてきたからだ。わたしがフィールドワークの現場に選んだのは西ニューブリテン州。グーグルマップや地図帳で調べたところ、島の奥地につながっているのはたった一本のひょろ長い道だけで、つまり外部の影響を受けない伝統文化に出会える可能性が高いと思われるからだ。しかし、西ニューブリテン州のインフラが整備されていないということは、事前に約束を取り付けられないということでもある。ところが幸運にも、ピックアップトラックの荷台に乗せてもらって西ニューブリテン州北部の空港に到着すると、運転手が空港の待合所でたまたま出会った友人のドミニクを紹介してくれた。奥地で暮らす貴重な仲介者を得られたのだ。

それから一時間ほどが過ぎ、わたしたちを乗せた軽飛行機は木が生い茂る山岳地域の上を激しく揺れながら飛んでいる。パイロットは入江の上をぐるりと一回りしてから、草原の滑走路に飛行機を軽々と着陸させた。ドミニクに連れられてカンドリアンの町の埃っぽい道路を歩いてサバ缶や米、電池、灯油、そして防水シートを買い集める。買ったものを詰めた幾つもの箱をモーターボートまで引いていく。乗客が一杯になるのを待って、船はトビウオのように水を切って入江を飛び出す。波しぶきのしびれるような冷たさは堪えるが、日が暮れると発光性のプランクトンが波間をキラキラ光らせる。やがて、ちらちら光る松明の炎と土台柱で支えられた家々が見えてくる。夜のしじまに、皆が声を揃えてドミニクを呼ぶ声が響き渡る。村人たちが海の中をボートまで歩いてきて、荷物を岸まで運んでくれる。

翌朝早く、わたしたちを乗せたモーターボートはマングローブが密生する水路の入り口へと巧みに入っていく。竿で船を推し進めて浅瀬をわたり、その後はぬかるんだ小道を二時間歩いて、ブーゲンビレアに囲まれたドミニクの村の入口にたどりつく。ドミニクが彼の二人の甥、アロイスとフランクを紹介してくれる。どちらも二十代の穏やかなニューギニア人だ。ドミニクはその場の人々にてきぱきと指示を出し、彼の家の隣にわたしのための簡単な小屋を建てさせた。三枚のアルミの板で壁をつくり、もう一枚のアルミを屋根にする。木の枝を結び合わせてできたのはわたしのベッドで、さらに二つのベッドがアロイスとフランクのために作られた。わたしは自分のベッドの周りにかやを吊る。アロイスとフランクは小屋の中央で焚き火をする。わたしは、保温のための薄い毛布と虫よけのかやを持っている。寒さに震える二人の若者とは大違いだ。

パプアニューギニアのギミ語を話す民族は、キャッサバやヤムイモ、すりつぶしたココナッツ、野菜、そしてときおりありつける豚肉を食べて暮らしている。ある晩のこと、持参した食料が尽きて、ヤムイモのかけらだけを分け合って食べることになった。するとアロイスとフランクがパプアニューギニアの通貨をいくらか欲しい、懐中電灯の電池を買いたいから、と言ってきた。翌朝、目が覚めてかやを上げてみると、にわか作りのわたしのベッドの足元にブリキの容器がぶら下がっているのを見つけた。煮たオオコウモリ。まぶたにシワを寄せ、諦念の表情のオオコウモリがドロドロしたココナッツのスープに浸かり、苦味のある野菜の切れ端が数本浮かんでいる。原始的な食欲に突き動かされ、わたしはオオコウモリを貪り食べた。脂ぎった灰色の皮も何もかも。骨と脳みそだけを残して。

今も昔も世界中の料理人たちは、美味しい料理には脂っこい肉、または何らかの脂肪という花形が必要だ、と考えてきた。太平洋沿岸のカナダ先住民は膨大な量のシャケやギンダラから採った油を料理用に蓄えていた。ココナッツやごま油は東南アジアや韓国の料理に深い味わいを添えている。ユーラシア大陸全土でラードが使われたのは肉不足の農民の食事を適切なものにするためで、クジラの膀胱やビーバーの尾の脂、羊の脂、カンガルーの脂、全乳、オリーブオイルはあらゆる場所で重宝されている。脂肪への欲求は立派な大人に恥ずかしい真似をさせることさえある。オーストラリアのメルボルンのバスで出会った女性は、太り気味でラードを禁じられている祖母が、隠してあるラードをこっそり盗み食いし、自分の自堕落な行いを娘には黙っているようにと、孫たちに口止めしているのだと言った。

しかし、肉や脂肪、油そのものに特別な栄養があるわけではない。なにしろ草食動物であるゴリラやキリン、ゾウが大型の猛獣をやっつけてしまうのだから。世界一長生きの人々のなかにも、さつまいもや小麦、とうもろこし、あるいは米と少量の肉だけでそのすぐれた健康を維持していた人たちがいる。わたしたちはなぜ、肉や脂肪、油をこれほど欲するのだろう？　そしてそれらを食べることは健康にいいのだろうか？

その問いに答えるためには、人類の進化の系統樹を振り返る必要がある。過去五千万年間に、地球の気温が下がり続け、熱帯多雨林が減少するなかで、人類の祖先はさまざまな食の嗜好を発達させてきた。我々の類人猿の親戚であるオランウータンやギボンは、鬱蒼と茂る東南アジアの熱帯多雨林で主に果物を食料として生きている。別の類人猿の親戚にあたるパラントロプスは、三百万年前のアフリカに生息し、巨大な顎とすりつぶすのに最適な臼歯を使って硬い植物をむしゃむしゃ食べていた。このパラントロプスの頭蓋骨はゴリラの頭蓋骨とよく似ている。もしも人類がパラントロプスから進化したのなら、今頃は誰もが木の葉や草、種、木の根を食べて満足し、北米の大学のグラウンドは、ゴリラ頭の人間たちが集う、たっぷりの芝生や木の葉、花、それに万一の備えのどんぐりのおやつまでそろったバイキング会場となっていたことだろう。でも学生たちは、どんなに懐が寂しくても寮の庭の低木をつまみ食いして歩いたりはしない。人類はパラントロプスのような草食動物から進化したのではないからだ。パラントロプスの自然界での生息域は、現代のゴリラの生息域が限られているのと同じようにおそらく限られていただろう。一方雑食動物が生息できる地域はかなり広い。

人類に最も近い祖先たちは新鮮な肉を大いに好む。ボノボは、果物中心の食事を補うためにレイヨウなどの無用心な小型の哺乳類を獲物にしているし、チンパンジーは頭を使って狩猟グループを形成し、小型ザルのコロブスを追い詰め、奇襲する。ボノボやチンパンジーのようにすばしっこくはないオランウータンやゴリラも、狩りのチャンスがあれば逃さない。どうやら人類の祖先たちの肉食嗜好はどんどん高まっていったようだ。研究者らも、二百六十万年前の化石から、狩猟の道具や刃物で傷つけられた跡のある骨を発掘している。汚染された肉を食べることによって感染するサナダムシの遺伝子分析からは、人類のサナダムシへの感染と肉食の習慣は、どちらも今から百七十一万年前から七十八万年前までの間の出来事であることを示唆している。

けれども、人類のヒト族の祖先たちは具体的にはどのように肉を手に入れたのだろう？　そしてどれだけの量を手に入れることができたのか？　これは、おそらく最も喧しく議論されてきた人類の歴史の中心的な問題だ。なぜなら、その答えは、人間の「本来の」行動様式は、狩猟民《ハンター》なのか清掃動物《スカベンジャー》なのかについての、その人の見解を明らかにするものだから。この問題の探求が、肉中心の食事と野菜中心の食事のどちらが身体によいかについての現代の論争にどのように結びついてきたかは、容易に想像がつく。

最初に考えられたのは、人類の古代の祖先たちは兎にも角にも狩猟民だった、というものだった。しかし、アフリカの捕食動物たちが獲物をつけ狙い、素早く一気に攻撃し、狩猟はしばしば夜間に行われたのに対して、ヒト属は昼行性の生物で、ライオンやチーターのようなスピードで全力疾走することもできなかったし、肉食動物のような鉤爪や強力な顎、恐ろしい牙も持たなかった。棒や石を使えるサルが、サバンナを時速六十二マイルで疾走でき、その気になれば十二フィートも跳躍できるガゼルに飛びついて爪を立てようなどと、ましてや殺そうなどと、一体どうして考えるだろう？

過去数十年間に出されたよく知られている反論は、人類の祖先は、満腹になり眠気をもよおしたライオンやハイエナの目を盗んで、食べ残された獲物の骨や頭蓋をくすねていたというものだ。「マッチョなハンター」を一転「残飯泥棒」に変えるこの意見には政治的正しさもあった。人類の祖先が冷酷な殺戮者ではなくむしろ特売品ハンターだったのだとすれば、現代人は生まれつきの平和主義者だと考えられるからだ。おまけに、スカベンジャー説のほうがより性差別的でもない。なぜなら、その場合父親の役割は家族を食べさせることではなく、むしろ母親のつくる主食である野菜ベースのシチューに、骨髄や脳、肉の切れ端を補充することだから。しかし残念ながら、スカベンジャー説では十分な肉を摂取できそうにない。古代のヒト属は、百万年間に二倍の大きさになった脳の劇的な変化に必要なエネルギーをどのように補充したのだろう？　それに現代の哺乳動物に、屍肉の略奪だけで、あるいは主にそれに頼って生活しているものはいない。食べ残しを食べられるチャンスはそもそも予想不可能で、それほど多くはなく、おぞましいことでもあるから。ハイエナでさえ、世間の常識に反してそのたんぱく源のほとんどを獲物を狩って得ている。

「我々はどのように肉を手に入れたのか」についてのもっともイカした説は耐久マラソン説だ。陸上哺乳類の大半はあえぐことで熱負荷を下げている。つまり汗と並行してつばを分泌することによっても、身体の熱を放出する。動物が活発に活動していないときは毛の中に溜め込まれた空気が、体温が上がりすぎたり下がりすぎたりするのを防いでいる（アフリカの大型の哺乳類、ゾウやカバに毛がないのは、表面に出ている体容積が非常に大きいため、毛があると体内温度が上がりすぎる危険があるからだ）。あえぐことや空気を溜め込む毛の効果は、ふだんはじっとしていて時折瞬発的に激しく動く動物には非常に有効だが、チーターのような王者級のスプリンターになると、猛ダッシュしたらすぐに体温の上昇を止める必要がある。急激な体温上昇が命取りになりかねないからだ。

一方、古代のヒト属は直立歩行していておそらく毛がなかった。走ると裸の身体のまわりに気流ができ、熱を下げる効果があった。しかし哺乳動物の毛は空気を含むため、この空気の対流の効果がうまく働かない。毛が湿気を含んで固まっている場合は特にそうだ。その上、霊長類にはエクリン汗腺という特別な汗腺があり、それは肌のあちこちに点在していて適度な汗を分泌することによって熱を放出する働きをする。足が長いほど効率よく走ることができ、そのためヒトはより長い足をもつように進化を遂げ、跳躍のエネルギーを吸収したり放出したりするアキレス腱や、走力を高めるより発達した尻の筋肉をもつようになった。こうした進化的適応の結果、人類は気温が高く長距離を追いかけるという条件の中でなら小さなレイヨウやカンガルー、野ウサギなど、四足の毛で覆われた動物たちに追いつき、捕まえられるようになった。この耐久マラソン仮説は、古代のヒト属は、大型の捕食動物の餌食となった新鮮な屍肉のもとにも、暑さや清掃動物たちによってディナーが永遠に取り上げられてしまう前に、駆けつけられるようなったはずだと思わせる。しかし、耐久マラソン説にもいくつかの問題がある。耐久マラソンは砂漠地域で動物を追いかけるには最適だ。ハンターは砂の上の何マイルも続く足跡を追いかけていけるから。でもブッシュや森ではこの方法は役に立ちそうもない。今から三百万年から二百万年前、人類の祖先はおそらく草原や森の中、あるいは湖や川の辺りに住んでいたと思われ、だから耐久マラソンの効果を実感できたものはほとんどいなかっただろう。

人類の祖先がどのように肉を手に入れたかについての議論は、古人類学者の間で今も続いているが、人類の祖先も、その親戚であるオランウータンやゴリラ、ボノボ、チンパンジーと同様、その小さな手で肉をつかみたいと貪欲に願っていたと結論づけるのが妥当だろう。ただし我々の祖先は、親戚たちよりも獲物を追い詰めるのが上手く、清掃動物を石で追い払い、道具をつくり、仲間や年長者から巧みな狩りの技を盗むのが得意だった。その結果、人類の祖先は年々より多くの肉を口にできるようになったのだ。

肉をたくさん食べるようになったから、人類の祖先の脳は大きくなったのだろうか？　我々の祖先がおよそ二百万年前から肉を多く摂るようになったのは本当だ。そのとき彼らの脳は劇的に大きくなったが、肉を多量に摂ることは必ずしも脳の急成長の理由ではない。サメやワニなどの捕食動物は大量の動物性たんぱく質を食べるが、とくに頭がいいとは言われていない。逆に、ゴリラやオランウータン、ゾウは動物性たんぱく質をほんの少ししか食べないが知的な動物として知られている。つまり動物性たんぱく質が知的発達を促すわけではない。

肉と脳を関連づけるものは他にもある。仲間内でチームをつくり協力して闘う動物は、他の種を狩るのもうまい。チンパンジーのオスは、たまたまそばに仲間がいないチンパンジーを、共同して殺すこともある。またサルを集団で襲撃することもあって、摂取カロリーの十パーセントをコロブスなどの小型の獲物から得ている。チンパンジーのオスの狩猟部隊は動きの敏捷なサルの群れを大量に殺傷しうる。共同して大型の動物を狩るのがうまい動物、たとえばオオカミやハイエナは、牙とチームワークを駆使して敵を排除する。オオカミは冬場は特に獲物を仕留める確率が高いが、共同して狩りをしているときに群れからはぐれた動物と出会いやすいからだ。一方、仲間同士で闘うときに共同しない動物たちは、共同での狩りが上手くない傾向がある。ボノボはチンパンジーの近縁だが、群れの中で共謀し、互いに致命傷を与え合うようなことはしない。チームを組んで狩りをすることもなく、たまたま出会った小さな獲物を独力で捕まえる。

人類の祖先がチームを組んで協力し、腕力や牙ではなく狡猾さを使っていた可能性はある。ヒト属の祖先たちが、棍棒や槍、石などを武器とし、他の殺戮者と共謀して、チンパンジーよりもずっと上手くお互いを殺し合ったり動物を狩ったりしていたと信じる根拠は十分にある。およそ二百万年前のヒト属の骨格は、地上での生活様式への適応を示す兆候を示していた――足の指が短くなり、骨盤が狭まり、直立の状態で頭蓋骨を支えられるように首の角度が変化し、太腿の骨（大腿骨）は歩きやすいように内傾している。頭蓋の容量も、アウストラロピテクス属が四百三十グラムだったのに対して、ホモ・エレクトゥスの祖先は九百グラムと二倍以上に増えている。つまり、脳の容量の増加は直立歩行への変化と密接に関係していたということだ。四六時中陸地を歩き回ることは――夜に地面で眠ることは特に――ライオンや他の捕食動物が生息する地で暮らす祖先たちにとっては危険な習慣だったはずだ。祖先たち自身が手強い生物となっていない限り。

霊長類学者であるリチャード・ランガムは、火の使用や料理に熟達したことにより、ヒト属の祖先たちは生肉やでんぷんからより多くのカロリーを摂取できるようになった可能性があり、火は夜中に捕食者を追い払う働きもしていたと考えられる、と述べている。興味をそそられる説ではあるが、今のところ、人類の祖先が料理をしていたという仮説は証明されておらず、二百万年前に火が使われていたという証拠の出現が待たれる状況だ。ヨーロッパで火が使われていたことを示す信頼できる証拠があるのは、目下のところ、今から三十万年から四十万年前についてだけだ。もう一つ考えられるのは、我々ヒト属の祖先は、獲物を追い詰めるのではなく、発明の才とその器用さを武器としていたのかもしれない、ということだ。石器の歴史をより詳しく知るために、わたしはアフリカへ向かった。人類の祖先たちがはじめて道具作りを習得した土地だ。

ケニアのナイロビでベッドと朝食の世話をしてくれた従業員に頼んでオローゲサイリエまで連れて行ってくれる運転手を手配する。運転手を含めて誰に聞いてもその場所を知る者はなく、グーグルマップでその場所を示した。ようやくそこへ向けて出発したのは午後になってからで、うだるような暑さもましになっている。道路は山の尾根に向かって上り坂となり、ナイロビの町の荒れ果てた建物群は、やがて辺り一面のピカピカ光る赤い砂とアカシアの木に取って代わられる。運転手は路面の穴ぼこを避けようと、乱暴に前進と後退を繰り返す。運転手はあまりしゃべらず、口を開くのはどちらに曲がるか尋ねるときだけだ。マントや学校の制服を着て、優雅な足取りで軽やかに歩いてくマサイの一団を追い越す。一人の老人と少年が車に乗り込んでくる。道案内をするためであり、便乗の意味もある。ようやく戸外の博物館の看板を見つける。ケニア国立博物館が運営するオローゲサイリエ先史遺跡だ。

案内係に連れられて最初の展示へ。木製の細い通路の下の砂地に何十個もの石が散乱している。たちまちその形に目を奪われる。どの石もだいたい手のひら一つから二つ分の長さだ。形もいい感じで、アーモンドかさしずめ嘆き悲しむ火山が流した涙というところだ。

大地溝帯《グレート・リフト・ヴァレー》に抱かれたオローゲサイリエは進化の歴史におけるもっとも謎めいた場所の一つだ。ストーン・ヘンジと同じくらい不可解だが、地理的範囲も人類の進化との関わりの深さもずっと広大だ。この遺跡には、およそ八十万年前に精巧な細工を施され、どういうわけか遺された何百個もの石が集められている。石にこのような彫刻がなされるようになったのはほぼ二百万年前のことで、その後百万年以上の間、デザインはほとんど変わっていない。同じデザインがアフリカやヨーロッパ、アジアでも発見されたことから、この石は何かをするための必需品だったに違いないと考えられる——しかし何をするための？　人類学者の多くが、これらの石はいわば「旧石器時代のスイスアーミーナイフ」で、肉を切る、獲物の皮をはぐなど、さまざまな機能をもっていたのではないかと推測している。これらアシュール文化期の握斧は、涙型のでっぱりを上向けにした逆さまの持ち方でならたしかに握れるが、展示されている石は両端がとがっているため、しっかり握りづらい。両端が尖った、握りがついていない肉切り包丁を使っているところを想像してみればわかる。涙型の石と同時期に発見された、別の念入りに作られた石器のほうが、切ったり皮を剥いだりするのにずっと適しているように見える。

スイスアーミーナイフ説のもう一つの問題点は、この石器が幾つかの場所で大量に作られ、その後明らかに捨てられていることだ。これについては、単に作り手たちが、完成品をしまった場所を忘れただけのことではないか、という意見もある。あるいは、これらの大きな石は、より小さくてより使いやすい石刃を削り取ったあとの石核だとも考えられる。しかしこの仮説は、残された石核が特徴的な涙型をしているのはなぜか、という疑問を生む。また重心が片側に寄っていることへの疑問も。石刃を切り出すためのただの原材料なら重心はちょうど真ん中にあるはずだからだ。

近年の説としては、握斧は女性を誘うために男性が作ったもので、見物人たちは、他のどれよりも相称的で見事な出来栄えとされる涙型の石を見て顔を赤らめた、というものがある。人類学者のスティーヴン・ミズンはこう述べた。「見事に左右対称に作られた握斧を手にしたときのゾクゾクする感覚は、はるか昔の石器時代……その握斧が求愛に重要な役割を果たしていた頃のなごりである」

アシュール文化期の握斧の多くが、古代ギリシャ人などが建築物を建てる際に非常に重視していた黄金比（縦と横の比率が、縦と横の合計と横の比率と一致する割合）、を形成しているとも言われている。しかしそのような道具に曽祖父と曾祖母を茂みへと向かわせる効果が果たしてあったのだろうか？　長さ三十センチ、重さ二キロ程度の大型の握斧は実用性がなさそうで、誇示行動の道具として使われた可能性もゼロとは言えないが、握斧は女性を口説くために作られたという説は、何人かの人類学者たちの嘲笑を誘っている。

　他には、小さめの握斧は振り回すのではなく投げるものだった、という説もある。この説は両端が尖っている問題を解決する――刃物は刃の部分をもって投げるのが普通だからだ。チンパンジーやゴリラが枝を投げられたのだから、二百万年前に我々のホモ・エレクタスの親戚が手強いナイフ投げの名手だったかもしれないと考える余地はある。人類史を見ても、投げて使われた武器の例は他にもたくさんある。なかでもよく知られているのがオーストラリアやタスマニアの祖先らが作ったブーメランだ。熟練の投げ手の手にかかれば、ブーメランは上手投げなら獲物に相当な傷を与え、足元を狙って水平に投げれば大型の動物を倒すこともできた。ペルーやアフリカでも同様の投げて使う棒が発見されている。

　握斧は円盤投げのようなスタイルで投げられたのだろうと考える研究者らがいる一方で、多くの研究者が握斧は投げて使うものだったという説を鼻で笑っていることを知ったわたしは、カリフォルニア大学ロサンジェルス校のゲイル・ケネディ教授に、試しに投げてみたいので握斧を貸してもらえないだろうか、と打診してみた。すると驚いたことに、教授は彼女個人のコレクションの中から本物のアシュール文化期の握斧を貸してくれた。土手の草地に並べた枝をめがけて上手投げで投げてみたが、握斧はとても重かった。ほんの二、三投で力尽き、手の平には切り傷ができた。それでもその石器には、殺傷力を感じさせるうっとりするような重みがあった。

　握斧一投げで哺乳動物を倒せたとは考えにくい。けれども、弓矢などの発射型の武器が発明される以前に、もしもホモ・エレクタスが石を使って投げる武器を作ったとすれば、素早く遠くまで投げられ、大型の哺乳類の頭や身体に当たって跳ね返りそうな野球ボール型か、先の尖ったものだったかもしれず、そうであればアシュール文化期の握斧のようなデザインが理にかなったものであり、玄武岩やチャート（訳注：ほとんどが無水珪酸からなる硬い堆積岩）を加工してまずまずの投げナイフを作ろうとした作り手が生み出せた石器にもっとも近いものだったかもしれない。まず間違いなく殺傷力はなさそうだが、技術と運があれば獲物に傷を与えることはでき、あとを追跡することはできる。オローゲサイリエの周辺がそうであるように、投げる武器を使う場所のそばに水域が多ければ、無くした武器を補充するために武器を貯蔵しておく必要があっただろう。矢筒のような袋に入れて補充用の武器を持ち歩いていた狩人、ホモ・エレクタスは、少なくとも何度かは獲物を仕留めたり、敵に重篤な傷を負わせたことはあっただろう。今の我々には、直立歩行する大型の類人猿が尖った石を投げてどんなふうに動物を仕留めていたかは想像しがたいが、しかし今から千年後の子孫たちにとっては、キャッチャーミット目がけて時速百六十キロで野球のボールを投げ込むことも同じように想像を超えることとなっているだろう。握斧についてのどの仮説を支持するにしても、人類学者らは全員、そうした石器を作る技術と創造性は驚くべきものなので、創造性や緻密な思考力に欠け、自然の中をのろのろ歩き回っていた野卑な狩猟採集民族、というステレオタイプな見方を覆す一つの理由となる、との点で一致している。

ロサンジェルスで人類学を学んでいたときに、数日間の休みができたことがある。まだこの地にそれほど友人もいなかったので、テントとコンロ、タコやイワシの缶詰、大量のプラスチック容器入りの水を荷造りし、すべてを自分の92年式のフォード・エスコートの後部荷台に押し込んだ。その学期の授業で、考古学専攻の学生が石を砕き、石器――それがアシュール文化期の握斧だった――を作る方法を実演して見せてくれた。作業は危険だが面白そうに見え、そこで砂漠に出かけ、自分も簡単な握斧を作ってみようと考えた。こうしてわたしは人っ子ひとりいない谷でキャンプを張った。キャンプを見下ろす丘の高みに、長いこと無人になっている家があった。わたしは岩だらけの急坂を登り、建物の跡を探検しながら、どんな種類の男がこんな場所で家族と暮らそうと決め、妻が荷物をまとめ出ていき、この荒涼たる土地に一人取り残された不適格者である夫が、人生について思いを巡らすようになるまでにどれだけの時間が流れたのだろうと考えた。あたりは一面砂岩で黄土色に染まり、ところどころにヨシュアの木やユッカ、背の低いイバラの茂みがぽつんとあるだけで、太陽の光が長くくっきりとした影を落としていた。さまざまな種類の岩を拾い、少しずつ削ってみた。そして両手に切り傷を負いながら、ようやく粗雑な握斧が完成した。アシュール文化期の握斧のような滑らかな曲線はどこにも見当たらないが、縦横の比率はほぼ正確に再現できた。

そばで痩せた灰色の野ウサギが跳ね回っていた。わたしは握斧を手に取り、そのあとをつけ、そのうちの一頭に武器を投げつけようとした。しかしかすりさえもしなかった。野ウサギはあまりにも用心深く敏捷で、わたしの狙撃力はひどいものだったから。さんざん駆け回ってホコリまみれになり、がっかりし、お腹もすいてきたので狩りをあきらめ、キャンプに戻ることにした。おそらく今夜は、マイワシのトマトソースの缶詰を開け、星を眺めることになるだろう。たぶん、太陽がすっかり沈んでしまう前に、握斧に自分のイニシャルを——あるいは他の誰かのイニシャルを?——掘り入れる時間はあるだろう。光り輝く星空の下で、自分のこの下手くそな作品の左右対象ぶりを一番喜んでくれそうなのはどのガールフレンドだろう、と考えるのもよさそうだ。ひょっとすると、あの丘の上の男も、もっと岩を砕くのが上手ければ、この寂しい砂漠で一緒に暮らす新しい妻を見つけられたかもしれない。

主流の栄養学者らから現代の最悪のダイエット法としばしば酷評されるパレオダイエットは、考古学史上初めて石器が現れた、今から二百万年以上前の時代からその名を取っている。アトキンスダイエット（低炭水化物ダイエット）同様に、肉と脂肪を食べる食事法だ。その基本的な主張は、人類は肉や魚、野菜、そしてときどき果物や塊茎類を食べるように進化を遂げており、それ以降に出てきた新たな食物、たとえば牛乳や小麦、じゃがいも、とうもろこし、豆については歴史が浅すぎて、ヒトの遺伝子や消化器官の進化的適応が追いついていない、というものだ（進化論を信じる人たちと、聖書の記述を文字通り解釈するのに賛成する人たちは、これまでずっと対立を続けてきたが、今や、肉食を良しとする点に関しては奇妙な仲間意識をもつ人々が出てきた）。パレオダイエットはその名も中身も進化的だが、古人類学者のなかには、事実を誇張し、単純化しすぎた食事法で——世の中の人々を善人と悪人に二分するようなものだ、と一蹴する人たちもいる。

パレオダイエットの支持者たちは、肉中心の食事で暮らせるのはイヌイットだけではないと言う。彼らが例に挙げるのは、二〇世紀初頭の人類学者で作家、北極探検家でもある、アイスランドからアメリカへの移民二世のヴィルヒャルマー・ステファンソンだ。ステファンソンと彼の探検隊のデンマーク人隊員の一人、カルステン・アンデルセンは、茹でた羊肉と羊肉のスープだけで一年間を生き延び、果たして人は肉だけで生きられるものなのか、という長年にわたる論争を巻き起こした。肉しか食べない北極探検中の食生活がステファンソンの健康に悪影響を与えた形跡は認められなかった。彼はアメリカ人作家のファニー・ハーストと恋愛関係になり、イヌイットの女性との間に一子を儲け、最終的に六十二歳のときに二十八歳の女性と身を固めた。その後八十二歳のときに脳卒中で亡くなった。

最近の遺伝子研究は、パレオダイエットや低炭水化物ダイエットに肥満防止効果があることを示唆している。この研究から、人の口内ででんぷんを分解するために使われる酵素、唾液アミラーゼを生成するのに必要な遺伝子の数が人によって違うことが明らかになった。たいていの人は、この遺伝子の複製を五つ程度もっているが、全体的に見ると、二個から十三個のばらつきがある。そして、この遺伝子の複製の数が少ない人ほど肥満になりやすい。つまり理論的には、でんぷんを食べる量が少ない人ほど体重が減らしやすいはず。しかしそれは、その人がでんぷんの代わりに何を食べるかに大きく左右される。でんぷんの代わりに脂肪を摂れば食べ物はより美味しくなり、すると人はより多く食べるようになりかねない。でんぷんの代わりに動物性たんぱく質を食べることによっても、同様の問題が引き起こされるだろう。でんぷんの代わりに植物性たんぱく質を摂る、というのはいい考えに思えるが、多すぎるたんぱく質はたんぱく質中毒につながりかねず、するとダイエット中にもかかわらず、でんぷんや脂肪、肉などの美味しいものを好きなだけ食べたくなって振り出しに戻ってしまう。将来的には唾液アミラーゼと類似の働きをする錠剤を飲むという方法も可能になるかもしれない。しかし今のところは、本書で後に取り上げるように、体重を減らすのに有効な唯一の方法は、歩くことを主としたほどよい身体的運動を増やし、座業を減らすことだ。

炭水化物をひたすら避けるということは、でんぷん以外のものやたんぱく質からカロリーを取る必要があるということだ。しかし人間は、最大でも総カロリー摂取量の四十パーセント程度のたんぱく質しか消化できないようにできている。たんぱく質の消化に伴って生成される毒性のある窒素化合物のせいだ（ステファンソンは、一年間に及ぶ肉だけを食べる体験の際に、食べるのを許されたのは脂肪分の多い肉だけで、それは大量のたんぱく質を食べることの悪影響を中和させるためだった、と述べた）。となると、パレオダイエットの主要なエネルギー源は飽和脂肪ということになる。不飽和脂肪酸を含む人気のオリーブオイルやアボカドオイル、フィッシュオイルは限られた量しかないからだ。熱心なパレオダイエット信奉者のなかには、餓死するよりましだ、と脂っこい肉を食べる人たちがいる。問題は、この旧石器時代式の食事法がスーパーマーケット版になっていることだ。かつての、野生動物を一日つけまわしてようやく仕留めた獲物とおやつの昆虫から成る食事が、大方の狩猟採集民にとっては夢のまた夢であるビーフステーキやソーセージ、ポークチョップ、目玉焼き、そしてこってりした脂っこい料理に取って代わられている。昔ながらの狩猟採集民族の食事にならば、それが鹿肉中心であれナッツと植物中心であれ、反対する栄養学者はいたとしてもほんの少しだろうけれど。

しかし、パレオダイエットや低炭水化物ダイエットの信奉者らは、この種の批判をあら探しだと決めつけ、説得力のある理由をあげて反論する。なにしろ気分がいいし、うまくやれるようになったんだ――会社でもベッドでもジムでも――肉や脂肪、それにコレステロールをたっぷり摂るようになってから。だからやってみろよ、生真面目で哀れな、ずんぐりむっくりの炭水化物好きさん、と。実際、気分やセックスと肉食の関わりを証明するいくつかの科学的根拠があることがわかっている。この関連の一つの鍵となるのがコレステロールだ。コレステロールの大半は、人の肝臓や腸で合成されるが、欧米人の食生活においては血清コレステロールの十二から十五パーセントが、卵、牡蠣、全乳などの食物由来だ。コレステロールは人間の身体のさまざまな組織で使われており、またコルチゾールやエストロゲン、テストステロンなどのホルモンの生成にも用いられる。女性のテストステロンの値は男性よりもずっと低いが、しかしテストステロンは女性の性衝動に不可欠なものだ。性欲減退をテストステロンの貼付剤やクリーム、あるいは注射で治療することもできるが、歴史上のあらゆる賢者が性生活を活気づけるためにコレステロールたっぷりの食事をすることを勧めている。古代ギリシャやローマ帝国、そして中世ヨーロッパで脳髄や甲殻類、貝、イカ、タコ、牡蠣が媚薬として使われていた。十七世紀の寓意的なフランドル絵画にも、牡蠣がエロティシズムの密かな象徴として描かれている。T・S・エリオットはそのリアリズムに徹した詩、『J・アルフレッド・プルーフロックの恋歌』で牡蠣と性欲の関連について言及している。

安宿での落ち着かぬ夜たちが何かを呟きながらひそんでいたり、
おが屑まいたレストランには牡蠣殻が散らばっていたり。（『荒地』岩波文庫より）

十一世紀の医師、コンスタンティヌス・アフリカヌスの著書には、次のようなコレステロールたっぷりの媚薬の記述がある。

性交の前に服用するもう一つの丸薬も驚くほど効果的である。オスのスズメ三十羽分の脳髄をガラス瓶に入れ、水を加えて長期間保存する。絞めたばかりのオスヤギの腎臓の周りの獣脂を同量取って火にかけて溶かし、脳髄と好みの量のはちみつを加えたものを皿に入れ、固まるまで火にかける。ハシバミの実くらいの大きさの丸薬にし、性交の前に一粒与える。

ロブスターの精の強さについては、一七一三年に書かれた詩にも次のように謳われた。

その強壮な食物はこの界隈の女たちの味方
亭主に精をつけ、女房は産気づく
おかげで仕事は大繁盛
その賢い産婆は大忙し
ロブスターとキャビアがあれば
不妊のなやみもどこへやら
冷え切った心を温め
恋心をやさしく刺激する
これは惚れ薬、栄養満点
一人寝の夜を過ごす女性はいなくなる

あらゆる種類のコレステロールや脂肪の摂取（加工食品や赤肉に含まれるトランス脂肪は除く）にはまた、高密度リポたんぱく質（ＨＤＬ）の血中濃度の高さを維持する効果もある。ＨＤＬコレステロール値が下がると、男性のインポテンツや勃起不全のリスクが高まる。古代ギリシャで媚薬として使われたナッツ類も、ＨＤＬコレステロール値を上昇させる。広く使われているコレステロール降下剤、スタチンには、テストステロンを減少させ、勃起不全や性欲減退のリスクを高める思いがけない副作用がある。コレステロール値の低い人は、イライラしやすかったり落ち込みやすいことが多く、停学や放校になったり、事故や殺人、自殺などの非業の死を遂げやすい傾向もある。

このように、動物性の食品を豊富に摂ることに気分を上げる効果があることを証明する科学的根拠は少なからずある。一方で、肉をたっぷり食べることによって、少女たちはより低年齢で性的に成熟しやすくなり、つまりはより早く寿命を迎えることにもなる。自然淘汰という冷酷で高度に計算されたシステムにおいては、これは許容可能な取引だ。より多くの赤ん坊が、より早い時期にこの世に生を享《う》けられるということを意味しているのだから。進化は必ずしも長生きする動物を好まない。他のすべての条件が同じなら、進化はより濃密な一生を生き、より早く子孫を残し、より早く死ぬ動物を好む。見栄えはいいが安い機器や衣類を製造する対応力の高い／小回りのきく／会社が、適応に時間のかかる老舗ブランドに競り勝って市場参入を果たすようなものだ。

これは、食事と健康の関係を「生活史」の観点からとらえたものだ。つまり、若い時の強健さは長寿を犠牲にすることの上に成り立っている。前立腺がんも生活史的疾病だと言える。男性の前立腺がんのリスクを高めやすい栄養素――カルシウム、亜鉛、脂肪――は人類の祖先の食事にはわずかしか含まれていなかったが、それらを多く含む食事は、一般に高カロリーでもあって、男性を長身でよりたくましくし、精子の数も増やして、婚活市場での有力な優勝候補にしている。

言い換えれば、肉食者の強壮ぶりと、肉を節制する人々の寿命の長さは、同じ一枚の生物学的コインの表裏なのだ。すべては「健康」をどう定義するかで決まる。健康とは上機嫌で繁殖力の高い、強健な若い時代を過ごすことなのか？　あるいはがんの発症を数年先延ばしにして、ひ孫と遊ぶことなのか？　これはわたしたち一人ひとりが——特に親たちが——パレオダイエットやその他の肉中心の食事法を検討する際にじっくり考えるべきことだ。

おっと、誰かがドアをノックする音がする……みなさんどうぞ場所を空けて、それも広く開けてください。というのもこの肉食の歴史のテーブルに最後のゲストをご紹介したいからです。みなさんの親戚、共食いの方々です。

動物界には、共食いが行われている証拠はいたるところにある。昆虫、クモ、ヒル、タコ、魚、サンショウウオ、カエル、鳥もやっている。ネズミ、ホッキョクグマ、ゴリラ、チンパンジーなどの哺乳類もやっている。そして我らがホミニンの祖先もスペインやイラン、中国で行っていた。骨に残された傷や、糞便の中の明らかな痕跡、料理の残余物がそれを示している。そしてまた、現生人類も世界中で行っていた。動物の共食いの多くと同様、ヒト族もたいてい、抵抗されにくいという理由で幼児や子どもを食べていた。もちろん倒した敵はすばらしい晩餐となる（あるいはゴミ同然に扱われる）一方で、亡くなった親族には敬意が払われていたけれど。共食いでは、苦いと言われる胆嚢以外の筋肉や骨髄、脳髄にいたるまで、すべてが貪られた。共食いの習慣は広く行われており、そのためDNAに遺伝子サインが残されたのかもしれない。プリオンに侵された脳を食べることで発症する疾病への抵抗力を授ける遺伝子変異体のことだ。広い視野に立って見ると、食人習慣についてもっとも注目すべき点は、わたしたちがなぜそれを恐れるようになったか、ということだ。次章で考えるように、それは一つには人類が肉をただの食べ物以上のものと見なしているせいだ――肉はタブーやスキャンダルにまみれてのたくる文化的ヒュドラ（訳注：ギリシャ神話に登場する蛇の怪物）なのだ。

魚は健康にいいけれど

魚醤が臭いと顔をそむけないで。
魚醤と酢漬けのエビがあってこそ本物の食事なのだから。
——ベトナムのことわざ

母はカナダに移住してから一度もベトナムに帰らなかったが、わたしの遺伝子の半分は彼女から受け継いだもので、だからわたしを乗せた飛行機がサイゴンに着陸したとき、母ゆずりの容貌——湿疹をおこしやすい乾燥肌、薄い髪——と、騒音や人混みが嫌いでせっかちな性格に表れた母のDNAの亡霊が、故郷に里帰りしたようなものだった。その日は、欧米人で賑わう雑然としたファングラーオ通りにある、窓のない三階建のホテルを予約していた。空港まで迎えに来てくれたホテルのドライバーは、最初は口数が少なかったが、わたしが伝統食についての本を書いていると言うと、とたんに饒舌になり、メコンデルタ沿いの自分の故郷の名物、「バインセオ」について語りだした。バインセオとは、豆もやしや各種の青菜、そしてエビをパリッと焼いたライスペーパで巻いて食べるパンケーキ風の食べ物だ。

「ベトナム人なのにバインセオを知らないって？」と運転手は驚きの声を上げた。

前回旅の途中にサイゴンに立ち寄ったのは五年も前のことで、運転手が話す南ベトナム特有の、子音を強く発音しない早口の言葉を聞き取るのに苦労する。サイゴンの通りは、五年前よりも躍動的できらびやかになり、過密で、慌ただしく、しかし前よりきれいになったように見える。街はわたしの知らない面や場所で急成長している。

ベトナムで有名な魚を発酵させた醤油について知りたくて、ホテルのインターネットであれこれ検索し、魚醤の会社を立ち上げた企業家、ハン・ティ・ダオの記事を見つけた。カナダ育ちの生意気な少年だったわたしたち兄弟は、コンロの上の煮立った鍋から漂ってくる魚醤の臭いに気づくと、サルのように叫びながら地下室に逃げ込んだものだ（発酵大豆のペーストも、茹でた豚やエビに添えるために度々食卓に登場したが、こちらはもっと苦手だった）。しかしもう三十年以上前の話だ。

フェイスブックでハンを探してみると共通の友人がいるとわかり、ハンに自己紹介文を送った。

それから数日後、わたしはベトナム南部の海沿いの街、ダナンに向かう飛行機に乗っている。ダナンからは、ハンの真面目で礼儀正しい弟の案内でバスに乗り込む。自分と彼のためにバインミー（ベトナムのサブマリンサンドイッチ）を買う。歯が立たないほど噛みごたえのあるバケットに、脂っこい肉料理とコリアンダー、バター、ラディッシュと人参の酢漬けをはさんだものだ。バスの座席は窮屈で、七月の蒸し暑い朝だというのにエアコンもないけれど、ハンの弟が社会や経済について次々と質問を浴びせかけてくるので、時間は飛ぶように過ぎていく。

ハンが家族で暮らす家に着く。低層のその家は、トラックや長距離バスが猛スピードで行き交う国道一号線の目の前に建っている。ハンは屈託のない満面の笑みで、まるで何十年来の友人であるかのようにわたしを歓迎してくれる。さらに裏庭に案内し、ちょうど実をつけはじめたパパイヤの木を誇らしげに見せる。わたしが水道で旅の汚れを落としていると、敷地内の豚舎から雌豚の鳴き声が聞こえてくる。家の裏手には、昔使われていた崩れかけた長い家畜用通路が残っているが、ところどころに頑丈な雑草が生い茂っている。非武装地域に隣接していたここクアンチ省は、ベトナム戦争中に使用された武器の大半による攻撃を受け、その多くがいまも不発弾として残り、地元住民にとって脅威となっているのだ。

ハンと弟に案内されて、兄弟の父親が漁師として働いていた川へ。しかし魚はもうほとんどいない。川底の砂の浚渫が魚の生息地を破壊したんです、とハンは説明する。建設工事のために、川に重機が入って砂をさらった。その結果地すべりが起き、家が傾き、住人たちはよそへ移り住むほかなくなった。それにこのあたりの川床は、昔はエビやムラサキガイ、魚の宝庫だった。それなのに、今川に残っているのは水と砂だけ、とハンは言う。さらに悪いことに、中央ベトナムは地理的な悪条件のせいで最も貧しい地域として知られている。夏は日照りで作物が枯れ、モンスーンの季節になると大量の雨が洪水を引き起こし、大きな被害をもたらす。八人兄弟の長女であるハンは、歩いて学校に登校していたのは自分だけで、他の生徒は自転車で通っていたのを覚えている。皆貧しい家の娘である彼女とかかわり合いになりたがらなかった。「わたしのうちに時計はありませんでした。いつも夜が明ける前に起きるようにしていました。ときどき、学校についても誰も来ていないこともありました」とハンは回想する。十二歳になると、ハンは父親の漁を手伝ったり、水揚げを山間部の農民たちに売りに行くようになった。農民たちが金をもっていないときは、魚やテナガエビをキャッサバや米、サツマイモ、その他の農産物と交換した。勉強熱心だった彼女は、フエで奨学生として農業を学び、さらに別の奨学金を得てオーストラリアで持続可能な開発を学ぶ修士課程に進んだ。ハンは、師と仰ぐある人物にベトナムの伝統料理の重要性を指摘されて感動し、魚醤の新しい銘柄を立ち上げるためにクアンチ省に帰ってきた。故郷の農民や漁師によって、人工の化学薬品は一切使わずに製造されたこの魚醤は、「バンブー・ボート」（Thuyen Nan）というブランド名で瓶詰めされている。質素だった彼女の昔の生活を思ってつけた名だ。

古びた家畜用通路の向こうに日が沈むと、空は青色から燃えるような赤色へと変化する。スモッグに覆われた東南アジアでは滅多に見られない、一切の濁りのない色だ。川から戻ると、ハンと母親、ハンの三人の兄弟たちとともに、車が猛スピードで行き交う国道ぞい家の前に置かれた夕食のテーブルを囲んで座る。テーブルの上に並んでいるのは、中央ベトナムの田舎料理の数々だ。揚げ魚、豚肉の甘煮、ミノウ入りのカボチャスープ、テナガエビのスパイシーな酢漬け、魚の酢漬け二種、辛みのあるグリーンサラダ、きゅうり、ビーフン、そして使うのが最高に嬉しかった極上の魚醤。まるでクリームのように濃厚で、柔らかく深みのある香りを漂わせている。

食事が終わると、子どもたちは国道の脇をうろうろしながら、通り過ぎるトラックやバスをながめたり、友だちや隣家の人々と大声で話したりしている。夜は木製のベッドの半分を使わせてもらう。ベッドの残り半分で眠るのはハンの一番上の兄で、ちゃんと蚊帳も吊られている。

魚やその他の海に棲む小さな生物たちは、ベトナムの海沿いの町で暮らす人々の生きる糧となっている。しかしここ数十年に漁獲量は減少し、ベトナム人はより小さな魚に頼るようになってきた。つまり、今後は食べていくために魚を発酵させた醤油（魚醤）づくりに転向する漁師が増えるだろうということだ。短期的に見れば、漁師の家族は新たな収入源を得ることになり——ハンの会社のような魚醤ビジネスを活気づける——しかし長期的に見ると、小さな魚の個体数を著しく減少させるこの方法は持続不可能であるとわかる日が来るかもしれない。これは、ベトナムのようにそもそも貧しい国においては特に心配な筋書きだ。一方、二〇一三年の東京の魚市場では、二百二十キロのクロマグロが百七十万ドルで競り落とされた。この巨大な魚肉から取れる寿司一貫の値段はざっと二百五十ドルという計算になる。マグロはかつて、アメリカ北東部沿岸の漁師たちにとってクズ同然だった。ところが今では、魚肉は栄養学の世界の最新気鋭のスターとなった。彼らが体内に貯蔵している奇跡をもたらすオメガ3脂肪酸やビタミンDが絶賛されているのだ。

人は、オメガ3脂肪酸もオメガ6脂肪酸もゼロから合成することはできない。子どもの食事からこのどちらかを完全に取り除けば、成長が阻害されてしまう。このように、どちらも重要な脂肪酸であることは事実だが、オメガ3脂肪酸とオメガ6脂肪酸は人の体内でしばしば正反対の働きをする。一般にオメガ3脂肪酸が炎症反応を抑える働きをする（痛み、腫れ、発熱に続いて傷や炎症が治まる）のに対して、オメガ6脂肪酸は炎症反応を促進する。

自然界の食物や昔から栽培されている食物が含むオメガ3とオメガ6脂肪酸の比率はおよそ一

対一だ。しかしこのバランスは徐々にオメガ6脂肪酸過多へと傾いてきている。オメガ6脂肪酸を含むサラダ油や加工食品があふれる先進国ではとくにそうだ。南アジアのインドの田舎で暮らすインド人の食事に含まれるオメガ3脂肪酸とオメガ6脂肪酸の割合は一対二程度だと考えられてきた。一般的な日本人の場合は一対四、都会に住むインド人（南アジアの）は一対六。オーストラリア人やベルギー人は一対八。二十代の日本人は一対九。そしてアメリカ人は一対十と言われている。一九〇九年当時は、オメガ6脂肪酸を豊富に含む植物油全体の、アメリカ全体のカロリー摂取量に占める割合は〇・五パーセントにも満たなかったが、一九九九年には、カロリー摂取量全体の十パーセントを占めるようになり、大豆油だけで七パーセントに達している。アメリカ人の食生活に新たに生じた植物油へのこの信仰の主たる原動力となったのは、一九六〇年代の終わりに政治家や健康の専門家たちが飽和脂肪を心臓病の要因の一つであるとして、除去する方針へと舵を切ったことだった。家畜に草や昆虫を与える代わりにオメガ6脂肪酸の豊富な種を与えるようになり、またオメガ6脂肪酸がより長い貯蔵寿命をもっていたことも、欧米でそれを含む食物が好まれる傾向に拍車をかけた。ところがこの粗野でマッチョなオメガ6脂肪酸をたっぷり含む食事が、手術や外傷からの治癒を遅らせ、自己免疫疾患や心臓病、肥満、うつ病、双極性障害などを悪化させている可能性がある、ということが研究により明らかになってきた。そこで、オメガ3脂肪酸をたっぷり含む魚が食の健康の新たな救世主として歓迎されているのだ。

その一方で、じつは魚を食べる機会を喜んで他人に譲ろうとする人がかなり大勢いる。さまざまな研究書に記されているように、魚を食べることをタブー視する傾向は、かつてアフガニスタンやパキスタン、インド、中央アジア、チベット、モンゴル、タイ北部、アフリカの多くの地域、鉄器時代のイギリスとベルギー、タスマニア、フィジー、そしてグリーンランドの古代スカンジナビア人、ズニ、ホピ、ナバホ、アパッチ、クロウ、カイオワ、コマンチ、ブラックフットなどの北米のインデアンの種族にも見られた。これらの伝統社会の魚嫌いの人々の他に、現代にも少数の子どもと大人の魚嫌いがいる。我が家でも、魚をたくさん食べると母親が「魚を食べすぎた。魚になっちゃいそう！」とよく言っていた。

なぜ魚を食べないのかと尋ねると、さまざまな答えが返ってきた。見た目がヘビみたいだから。魚は人の死骸を食べていて、だから魚を食べることは食人と同じことだ。水は神聖なもので、そこに棲む魚も神聖な生き物だ。魚は不潔だ。魚は助けを求めたり命乞いしたりできないから、そんな魚を殺すことはとても残酷だ。魚を食べたら歯が抜けてしまう。そして一番多かったのが、単に食べるのが気持ち悪いから、という答えだ。どの答えも魚を食べない人々の本音ではあったのだろうが、それでも世界中の異なる大勢の人々が、足の代わりにたまたまヒレをもっているに過ぎない動物性たんぱく質や脂肪の供給源を食べることに強烈な嫌悪感を感じていた（そして今も感じている）理由の説明にはならない。問題をさらに複雑にしているのは、肉を食べない人の多くが魚は違和感なく食べていることだ。

魚を食べることの難点として最初に思い浮かぶのは骨だろう。魚の骨を飲み込んで食道や腸を傷つける危険があるし、魚の頭付近にある三角形の骨が食道に引っかかれば、取り出す際にかなりの注意を要する。二番目の問題点は魚肉は一般に脂肪が少ないことで、脂肪たっぷりの現代人の食事を考えるとそれはよいことのように思えるが、たんぱく質が多すぎる点が問題になりうる。もう一つの心配は、食物連鎖の頂点に位置する熱帯産の魚には海洋プランクトン（双鞭毛藻）の毒素を体内に蓄積している可能性があることで、シガテラ毒の中毒を引き起こしかねない。中毒症状——吐き気、激しい嘔吐と下痢、麻痺は数年間続くことがあり、昏睡や死に至ることもある。世界では年間一万人から五万人の人々がシガテラ中毒を起こしている。肉食性の魚も植物や蠕虫、軟体動物、サンゴ虫、その他の有毒な魚を食べて毒素を蓄積している可能性がある。またここ数十年は、大型の魚が、水銀やPCB、その他の人間が作り出した汚染物質を体内に溜め込んでいる傾向があることが注目されている。

そして皮肉にも、伝統社会で魚の欠点と考えられていたその他の特徴は、今魚がもてはやされているまさにその理由であるオメガ3脂肪酸とビタミンDに由来するものだった可能性がある。冷たい海底に棲む魚は体内にオメガ3脂肪酸をたっぷり蓄えている。この脂肪酸の構造的な順応性の高さが、海の深さや水圧に応じて魚が体を縮ませたり膨らませたりし、冷たい水の中で膜の流動性を保つ手助けをしているのだ。

オメガ3脂肪酸の血中濃度の高さは前立腺がんのリスクを高めると指摘されているが、産業化以前の社会で暮らす人々をより心配させたのは、オメガ3脂肪酸がもつ、出血しやすくし、出血時間を長引かせる傾向（オメガ3脂肪酸には鼻血の副作用がある）だったと思われ、イヌイットはこの問題と戦わねばならなかった。

また、ビタミンDが豊富なプランクトンや藻類を食べている魚に含まれる多量のビタミンDは、人々が一日中戸外で働いていた伝統社会では、人々は身体が必要とするビタミンDをすでにもっていたため、ビタミンD中毒を引き起こしかねなかった。じっさい太平洋沿岸地域のインデアンは大量のサケを食べていたが、考古学者らによると子どもは大人ほど多くのサケを食べていなかった。おそらくビタミンD中毒を防ぐためで、その症状には腎結石や悪心、嘔吐、頭痛、便秘、血中カルシウム濃度の上昇などがある。

やっかいな骨、脂肪が少なすぎる肉、海洋毒の蓄積、ビタミンDやオメガ3脂肪酸の悪影響は、人々がしばしば魚を嫌ってきたことの幾つかの理由にはなる。しかし、なぜ魚はある地域では食べ物として認められ、よそでは認められないのか――東アフリカや南アフリカのバンツー語族の間では魚は昔から嫌悪されてきたが、隣人であるブッシュマンやホッテントットは必ずしも魚を嫌わなかった――また肉や牛乳、昆虫などのその他の食物がある人々には避けられ、別の人々には好んで食べられているのはなぜなのか、といった食べ物へのタブー視の理由を解き明かす必要がある。

札幌で友人宅に夕食に招かれたときのこと、日本人の友人の一人にクジラやイルカの肉を食べることについて、倫理的にどう考えるかと聞いてみた。医師であるその友人は、いつもはとてもて人当たりがいいのだが、ワインを何杯か飲んでいたのもあって、ビーツのように真っ赤になって「アメリカ人だって牛や豚を食べてるじゃないか！　どこが違うんだ？」とまくし立てた。わたしは、イルカやクジラ（賢い動物でテレビのショーにも登場する）と牛や豚（昔から納屋の前庭にいると決まっている）についての欧米人の捉え方の違いを説明しようとしたが、友人のいらだちはますますひどくなり、素晴らしい夜と最高に美味しいごちそうを台無しにしないためにもその話は終わりにすることにした。肉を食べずに魚を食べる人々からみると、魚は食べられる食物の一つだが、哺乳類は友人だ。ある人々にとっての大切にすべき哲学が、他の人にとってはお笑い草となる。東アフリカや南アフリカに住むバンツー族にとって、魚は卑しむべきヘビのような化物だ。一方チベット民族にとっては、魚は痛みを訴えることのできない無力な生き物で、だから憐れむべき存在だ。

食物の好き嫌いの決定に友人の概念がもち込まれうるのと同様に、食べ物に関する文化的習慣が民族的対立に発展し、よそ者を排除するために使われることもある。カナダのオタワで育った少年時代、英語を話す子どもたちは、フランス系カナダ人を陰で「カエル」と呼んでいたが、それは明らかに彼らが料理に好んでカエルを使うことを揶揄するものだった。わたしも、カエルの足を口に入れると考えただけで嫌悪感に身震いしたが、ケベック州を旅したときに少年時代の思い込みを克服して食べてみると、キュイズ・ド・グアヌイの衣をつけて揚げた少量の肉は、どんな鶏の手羽肉もかなわないほど最高に柔らかで美味しかった。

古代ギリシャの歴史家、プルタルコスによると、かつてエジプトの都市オクシリンクスでは、エレファントノーズドフィッシュが崇拝されていた。ある日、キノポリスの住人がエレファントノーズドフィッシュを食べているところを目撃したオクシリンクスの住人が、仕返しにキノポリスの人々が神聖視していた犬を食べ、それがきっかけで内戦が始まった。誰かがその町のマスコットを食べたぐらいで人が戦争を始めるなんてありえないと思うなら、犬の肉が普通に食べられているベトナムでは（ベトナムの北部と北中部では特に）、最近まで犬をさらうところを見つかった者は自警団に捉えられ殺害されていた、という事実を考えてみるといい。飼っていた犬を二匹さらわれたハンも、自分も入れるものならぜひ自警団に加わり、悪党をやっつけたかったと言っていた（犬はもともと食肉用として飼育されてきた、という説もある）。あるベトナム人の兵士から聞いた話では、一九七〇年代にマレーシアのある島の難民収容所に収容されていたときには、所内で豚を捕まえて食べているのを見つかった収容者は、地元当局によって鞭打ちの刑に処されていたという。またエチオピア南部のウァラモ族は鶏肉を食べる人々を嫌悪し、職業的儀式で鶏を殺す人々以外は、罪人として殺害していたという。ある人にとっての崇拝の対象が、他の人には食事の対象となるということが間違いなくあるのだ。

新鮮な魚は通常臭いがないが、室温またはそれ以上の温度に置くと急速に腐敗が進み、独特の臭いを発する。東南アジアやローマの人々は、この魚の急激な腐敗過程を調整し、美味で刺激のある香辛料に変えられることに気づいた。その方法はとても独創的だ。カタクチイワシや真イワシ、サバなどの小魚をバットに広げ均一に塩をふる。これには魚から水分を出し、魚の脂肪が酸化するのを防ぐ効果がある。その後、香辛料や砂糖、または米ぬかが加えられ、ローマではワインも加えられる。魚の肉は、魚の腸から出る酵素の働きでゆっくりと分解していき、発酵を促す細菌の餌となる。徐々に上がっていく水面から魚が出ないように、重しを使って押さえる。魚が空気に触れるとすぐに腐ってしまうからだ。日当たりのいい場所で一年間発酵させると、琥珀色の魚醬を抽出することができる。

低品質の魚醬が臭うのは、細菌の量が多すぎて腐敗が進んでしまうからだ。大量生産されている魚醬は、水で薄めた安い製品の風味を上げるために砂糖や化学物質が添加されている。ベトナム料理を食べて育ち、ベトナム中を旅して回ったにもかかわらず、ハンからのeメールでサイゴン郊外の住所を教えてもらうまで、本物の高品質のニョクマム（訳注：ベトナム産の魚醬）がどんな味なのか知らなかった。そこでは、彼女が作っているまだ開発の初期段階の魚醬を、毎日曜日に買うことができた。バイクでたどり着いたその家には、標識も、張り紙も、魚醬の瓶の絵さえも書かれていなかった。若い男性と女性が門まで出てきた。「こんにちは。ハンさんの友人です。ここはニョクマムを売っているお店でしょうか？」とわたしはにこやかに尋ねた。

ふたりはわたしを招き入れた。部屋の片隅をそれほど多くない種類のニョクマムの瓶が占領している。室内には若い男性がもう一人いた。三人はベトナム中部特有の快活な方言で何やら話し合い、キッチンに姿を消すと、すぐに丸いブリキの盆をもって現れた。盆の上にはライスヌードル、大きめの数枚のレタスの葉、ゆで豚の薄切り、魚の酢漬けの鉢、それに片方にはトウガラシを入れた魚醤の小鉢が二つ並んでいる。皆で床に敷かれた葦で編んだ敷物の上に座った。ハンの魚醤は、標準的な大量生産のニョクマムに比べてずっと濃い色をしていた。ライスヌードルと豚の薄切りをレタスの葉に包んで、魚醤をつけて食べてみる。一口食べたとたんに衝撃が走った――塩気と柔らかく深みのある香りが絶妙に入り混じり、まるで小魚が上質のウィスキーに様変わりしたかのようだ。

舌に残るこの刺激的な風味を味わっていると、なぜ魚醤がタイからフィリピンにいたる東南アジア諸島の料理の要なのか、またなぜローマ人も魚醤を好んだかが理解できる。紀元一世紀のローマの美食家アキピウスの料理本に掲載された料理の七十五パーセントがガルム（ローマの魚醤）を用い、ガルムはテラコッタ製のアンフォラ（訳注：古代ギリシャ、ローマの首が細長く底が尖った両取っ手つきの壺）に入れられローマ帝国中に輸送された。ガルムの交易ルートの一つはスペインを出発し、サルデーニャやローマを経由して東方のレバノンに向かうものだった。もう一つのルートは船でライン川とローヌ川を通ってヨーロッパ中心部へ向かい、イギリス海峡を渡ってロンドンやヨークの消費者のもとへ。ローマの詩人のマルクス・ウァレリウス・マルチアリスは牡蠣についてのエピグラムでこう述べた。「牡蠣よ、待たせたな……今や上質のガルムがむしょうに欲しくなる」

ハンの名と彼女の活動は着々と世に知られつつあるが、それはベトナムのメディアのおかげだ。ハン自身も定期的にメールでメッセージを送り、電話をかけ、インターネットで情報をチェックし、ネットワークづくりをし、世界中を飛び回っている——このすべてを三十歳にもならない女性が一人でやっている。彼女の仕事はまれに見る、人に勇気を与えるものだ。極上の味わいの香辛料、風味豊かで肉の少ない、手頃な値段の伝統食に欠かせない香辛料。それが貧しい家庭出身の、夢を追う一人の女性によって市場に届けられた。魚醤の一滴一滴は、発展途上国の最も貧しい地域で暮らす家族たちが小魚を完成まで一年もかけて発酵させ、撹拌し、抽出したものだ。フェアトレードコーヒーと似た手法だが、漂う香りは艇庫や潮溜まりを思わせる。ベトナム中部のこの地域は農作物の育ちにくい砂質土に悩まされており、だから魚醤の投機的事業は地元の人々にとって重要な収入源となりうる。ハンはまた、この地域の枯葉剤の長引く影響を受けていると考えられている子どもたちのための基金の設立にも力を注いでいる。その多くの子どもたちが重篤な病状に悩まされ、質の良い医療を受けられず、その結果本人も家族も悲惨な状況に置かれている。

ベトナム料理には、それも特に中部と南部の料理にはニョクマムが欠かせないが、わたしは、米とじゃがいも、あるいは魚を発酵させた醤油とバターが一緒に並ぶ食卓で、カナダの料理とベトナムの料理の両方を食べて育った。ただしわたしたち兄弟が臭いを嫌がったので——移民二世が感じる困惑の一例だ——魚醤が食事時に使われるのはまれだった。伝統的な手法で作られたハンのニョクマムが、わたしが思っている通り極上の味なのか、ハンのビジネスの方法や高邁な目的を知っているわたしのひいき目に過ぎないのかを見極めたくて、わたしは色の濃い魚醤の小瓶を買い求めた。この魚醤は、かつて自分のものであることを受け止めようと努力した文化とわたしをつなぐものであり、まずはこの魚醤を手始めにして祖先の料理を徹底的に理解することは、わたしにとってとても大切なことなのだ。しかしそのためには、信頼できる専門家の意見を聞かねばならない。

一番年の近いいとこ、チー（姉さんの意味）・ヴィンとその家族に会うのは十年ぶりだ。初めて彼らに会ったのは二十代で初めてベトナムを訪れたときで、チー・ヴィンの息子のドゥックが鍋料理にかなりのこだわりをもっていることも、家族全員がどのベトナム料理が美味しく、どれが不味いかについて揺るぎない意見をもっていることも知っていた。ハンの魚醤を評価してもらうにはぴったりだろう。

チー・ヴィンとエンジニアである夫のアイン（兄さんの意味）・クイはどちらも退職していたが以前と同じ家で暮らしていて、十五年前に初めて訪ねたときに鳴らした呼び鈴もそのままだった。わたしを見るなりチー・ヴィンは大声でこう叫んだ。「ガリガリじゃないの！」

サイゴンのようなベトナムの豊かな都市部では、主に徒歩や自転車での移動がバイクや車に取って代わられ、テレビやテレビゲームが盛んになったおかげで、この二十年間に肥満が急激に広がっていて、だからわたしの体重はほとんど変わっていないのに痩せたように錯覚したのだ。痩せてませんよ、そんなには、とわたしはチー・ヴィンを安心させるつもりで言った。

「てっきりどこか悪いのかと思ったわ」とチー・ヴィンは言う。

ベトナムの基準では、わたしは何一つうまくやれていない。結婚しておらず、子どもがなく、定職についていない。その上腰回りに程よく脂肪をまいてもいない。そういう人間には気を使って物を言う必要はないというわけだ。わたしはハンの魚醤の瓶を取り出した。

「ささやかなプレゼントです。クイ兄さんとヴィン姉さん。これは僕の研究の一環でもあるんですが」

すっかり頭がおかしくなったのではないか、という従兄弟夫婦の疑いはどうやらさらに深まったようだ。つねに疑ってかかる質《たち》のアイン・クイはメガネを外して瓶をくるくる回転させ、濃い色の液体を念入りに点検する。チー・ヴィンが尋ねる。「この魚醤はどこ産?」

クワンチと答える。中央ベトナムで一番貧しい省だ。チー・ヴィンはわたしがどうかしてしまったのだと本気で考えている。「クワンチ！　そんなところで魚醤ができるはずないでしょ?魚醤と言えばファンチェットとフークオックに決まってる」

夕食のテーブルには美味しそうなベトナム料理が山のように並べられている。豚肉やエビ、ピーナッツ入りの酸っぱいドレッシングをたっぷりかけたパパイヤサラダ。大きな鉢一杯の、酸味のあるパイナップル入りの魚のスープは、この一家の好物だ。五人の子どもたちがごちそうをがつがつ食べているときに、ヴィン姉さんの娘のミーハンにハンの魚醤を忘れてないかと言うと、テーブルまでもってきてくれる。わたしの頼みはちょっと馬鹿げているように思える。この国で生まれ育ち、ベトナム料理の目利きばかりの家族に向かってベトナムの食品を紹介するなんて。全員の目が小さな瓶を見つめている。ラベルには飾り文字も目を引く色も使われていない、ミーハンが小皿に濃い琥珀色の液体を注ぎ出す。皆が魚を皿の液体に浸す。誰も胸焼けしませんように、とわたしは祈る。と、突然、ミーハンの夫が思わず声を上げた。「こいつは素晴らしい!」

驚きだ。この十五年間にミーハンの夫と交わした言葉はおそらく十語くらいだ。彼はわたしのことを、まるで自分の妻の持ち物にくっついてきた糸くずか何かのように、ちょっと迷惑な存在だと考えているように見える。その彼が今、麝香《じゃこう》のように香るバンブー・ボートの魚醤に夢中になって魚を浸し、長いこと会えなかった友人に巡り合ったばかりの人のように目を輝かせている。他の家族たちも、ハンの魚醤の素朴な味わいを気に入った様子を見せはじめる。ミーハンはバンブー・ボートの魚醤をもっと買いたいがどこで売っているのか、いくらなのかと尋ねる。値段は、彼らが買っている一般的な大量生産の魚醤に比べるとかなり高めだが、それでも、ベトナム人たちが、彼らの祖先の教えに従って作られた伝統的な手作りの食品の素晴らしさにひとたび気づけば、バンブー・ボートはたくさんの顧客を獲得するはずだ。

ニョクマムは東南アジアの沿岸地域の(そしてかつては古代ローマの)調味料だが、ベトナムの山間部では贅沢品と考えられている。オタワで暮らしていたときに、親族の女家長的存在であるタム叔母さんから聞いたところによると、ベトナム北部で育った彼女の少女時代、魚醤を買えるのは裕福な家庭だけだったという。それ以外の人々は発酵させた大豆のペーストであるトゥーンダウを使っていた。叔母にトゥーンダウの作り方を教えてと頼んでみたが、複雑すぎて書くのが大変だと言われた。そして自家製の大豆を発酵させた醤油を我が家に持ってきてくれた。それは履き古した靴のような臭いがして、味はと言えば、豆腐がバーに出かけて酔っぱらい、帰宅途中に強盗に遭い、目が覚めたら二日酔いだった、としたらこんな味になるだろう、という代物だ。それでも、魚醤を敬遠する厳格な完全菜食主義者にはおなじみの香辛料だ。

大豆を発酵させて作る醤油のことをもっと知りたくて北ベトナムに飛ぶと、皆が口を揃えて言う。フンエン省へ行け、あそこはその調味料で有名だ、と。昔の友人であるリーに電話して、通訳を頼めないか聞いてみるが、もちろんそれにかこつけてその後の様子を聞きたい気持ちもある。リーとはハノイでアルゼンチンタンゴを習っていたときに知り合った。土曜の早朝だというのに、リーは相変わらず元気がいい。それに、どうやら食通と旅することになったようだ。朝食を食べる店を探すために、ハノイの街と郊外を延々とドライブし続けているのだから。ワゴン車の窓から見えるあらゆる麺類やパンの屋台を物欲しげに眺めるわたしを尻目に、リーと運転手は、朝の七時に大勢の客で賑わう、わたしには申し分ないと思われる店の候補を次々と却下し続ける。アスファルトの道路をさらに数マイル走ったところで、リーと運転手はようやく大通り沿いの薄汚いレストランに落ち着く。三人で、たっぷりの新鮮なハーブを添えたいい匂いのする脂っこい肉入り汁そばをがっつく。わたしはピリッと辛いニガウリの料理も一緒に――待った甲斐のある美味しさだ。

朝食に脳の快中枢をくまなく刺激されたあと、わたしたちはバン村を探し当てた。発酵大豆の醤油の瓶の棚を並べた店が、道路沿いに何十軒もある。その昔、バン村のひどい貧しさから生まれた発酵大豆の醤油、トゥーンバンが、今ではハノイのハロン湾の観光街を行き交う旅行客たちが求める名産品となっている。トゥイの家を訪ねる。バン村の発酵大豆醤油ビジネス関係者を手を尽くして探してくれた二人の別々の友人がそろって名前を挙げた人物だ。背が低くすべすべの肌をした、どこか上の空の様子のトゥイは、場内を見て回ることを承諾してくれたが、「ただし写真はご遠慮下さい」と念を押した。

わたしはこれからカルト教団に入ろうとする新信者のように大人しくうなずく。彼が経営するチエウ・ソンは、バン村最大のトゥーン製造元で、一日に五〇〇ガロンのトゥーンバンをボトル詰めしている。作業員たちが石の大桶の縁の上を注意深く歩きながら、悪臭を放つくすんだ茶色の液体をかき混ぜている。石桶がある場所の左手の暗室では、半径が腕一本分くらいの円形の皿に広げられたもち米の上でカビが培養されていて、その後決まった割合の塩と水とともに長期間保存され、乾燥大豆と混ぜあわされることになる。石桶は冬場は三ヶ月間、夏場はその半分の期間発酵を促される。するとたっぷりのトゥーンは、トゥイの言葉を借りると「ゴキブリの羽のような」光沢を帯びてくる。高価なトゥーンは、特別に香りのよいもち米で培養されたカビを使って作られる。

同じ地区のずっと小規模なトゥーン製造所、ズン・ナットでは、社交的な経営者、グエン・ディン・ラップが、石桶の材質もまたトゥーンの品質に大きく左右すると教えてくれる。ハノイの南に位置するニンビン省の石桶の土壌配分が、最高級のトゥーンを作るのに最適なのだと言う。

午前中はずっとトゥーンの石桶に指をつっこみ、発酵過程のトゥーンの味見ばかりしていたが、いよいよトゥーンを使ったまともな料理を食べるときがきた。バン村のとある家で、リーと運転手とわたしは床にあぐらをかいて座り、その家の家族と一緒にポークソーセージ炒め、朝顔の炒め物、丸茄子の漬物、かぼちゃスープ、揚げ豆腐の皿を囲んでいる。こんがりはちみつ色に揚がった衣とそれに包まれたジェローのようにプルプルの、新鮮で風味のある乳白色の豆腐の取り合わせが絶妙だ。唐辛子でアクセントをつけた麝香の香りのトゥーンに浸してみるとまるで天使と悪魔のタンゴのよう。欲望に満ちた抱擁に震える純潔だ。バンの運転手のハイ叔父が、トゥーンの精の強さを歌った素朴な歌を上機嫌で歌ってみせる。

程よく焼いたヤギの肉にトゥーンを添えて
一口食べればヤギみたいにムラムラさ
ねえお嬢さんここにいて、帰らないで
明日はトゥーンを添えたヤギを食べようよ

その夜、わたしはまたリーを誘ってダンスに出かけた。タンゴホールは使われなくなった飛行機の格納庫のような雰囲気で、女性たちは艶めかしいドレス姿で、ハイエナのようにホールの回りをうろつく男たちもめかしこみ、欲望を掻き立てられている。リーと二人でホールで踊ってみると、彼女は相変わらず快活だが、わたしの身体にはその日一日、腐りかけた大豆を鑑定士のように味見し続けた影響が出はじめていた。

「ねえ、リー。なんだかお腹の調子が悪くない？」

「いいえ。どうして？」

容赦のない腸への差し込みのせいで、わたしは今にもダンスフロアーに倒れてしまいそうだ。発酵させた大豆はわたしの祖先にとってはなじみの調味料だったのだろうが、わたしの腹の中に住む細菌は、超衛生的な異国の地で生まれ育った大人しくて未熟な群れなのだ。ふらつきながら階段を四階まで上り、ホテルの部屋にたどりつくまでの間、昼食の残骸が胃に留まっていてくれたことに心から感謝した。

西欧の栄養学的見解からすると、魚や大豆を発酵させた醤油は、警戒レベルの生物由来のアミン――微生物によって生成される化合物で頭痛や吹き出物、動悸、高血圧、下痢を引き起こすとされる――や高濃度のナトリウムを含む可能性がある。日本の漬物や韓国のキムチ、ザウアークラウト、そして発酵チーズもナトリウムの値が高い。細菌は、適量の塩分を与えられると繁殖してその生息地を素晴らしい食物に変える。塩分は教室における指導のようなものだ。多すぎると細菌は自主性をなくすが、少なすぎると大混乱になって、問題を起こす生徒以外の誰の利益にもならない。

興味深いのは、漬物を食べることと、脂肪分無調整の発酵させた乳製品を食べることの両方が長寿と関連すると考えられていることだ。発酵食品である魚醤もまた、肉の少ない東南アジアの料理に不足しがちなアミノ酸を付与している。ニョクマムや醤油、大豆ペーストなどの発酵食品はうまみ、つまり風味の一撃を加えて肉の少ない食事を満足できるごちそうに変化させる。

この肉の少ない食事から旨味が減ると、人々は味気なさを埋め合わせるために甘い物や肉をもっと食べるようになるかもしれない。肉を食べる量が増えると、北米や他のヨーロッパの国々に比べてずっと人口密度の高いアジアの地域環境を厳しく圧迫することになる。つまり発酵食品の風味は、肉や脂肪の産出量が少ない地域では限られた材料でのやりくりを助ける働きをしている。

ニョクマムをはじめとするうまみ食品の隠れた成分はアミノ酸の一種、グルタミン酸塩で、日本の科学者たちによって、苦さ、しょっぱさ、甘さ、酸っぱさに次ぐ五番目の特殊な味わい、うまみの感覚を引き起こす役割を果たしていることが突き止められた。うまみはしばしばセイボリー（キダチハッカの葉で香辛料）やチーズに似ていると形容される。魚醤はグルタミン酸塩を最も多く含む食品の一つだ。パルメザンチーズやマーマイト（訳注：スープに風味づけしたりパンに付けたりするイースト）もグルタミン酸塩を非常に多く含む。それ以外のグルタミン酸塩を含む食物としては、トマト（とくに熟したもの）、じゃがいも、白菜、大豆、テナガエビ、そして日本の昆布出汁などがある。きのこ類に含まれるグアニル酸もまたうまみを引き出す。

ただし、うまみ成分だけではあの不思議なうまみは生まれない――うまみを引き出すには、イノシン酸などのヌクレオチド（DNAの構成単位）の存在が不可欠だ。イノシン酸は牛肉や豚肉、鶏肉、魚肉に含まれる物質で、肉が伝統的にじゃがいもやトマト、キノコ、牛乳、チーズ、白菜、あるいは魚醤などのグルタミン酸塩を含む食物と一緒に調理されてきたのはそのせいだ。このようにグルタミン酸塩は人間の料理と深い関わりがある。けれども、悪名高い単ナトリウムのグルタミン酸塩――MSGの名でむしろよく知られている――は別の話だ。

一九〇七年、日本の化学の教授、池田菊苗が、小麦グルテンを塩酸で処理してうまみ調味料を大量生産する方法を発見した。ただし、塩酸の蒸気の構造上、この方法は効果的だが作業員を危険にさらす可能性もあった。その後、ある事業家が池田と手を組み大手調味料メーカー「味の素」を創設。料理にMSGを使う習慣が一気に広まった。現在は砂糖を発酵させて作られているMSGはほぼ百年間使われていて、サラダ油や白米、低温殺菌牛乳等の大量生産の加工食品と同じくらい長い歴史をもつ。食品中に自然に存在するグルタミン酸塩は、そのほとんどが独房に入れられた囚人さながらにたんぱく質に包まれており、消化され、酵素によって分解されなければどのような効力も発揮できない。一方MSGは何にも包まれておらず、より強い生理的な影響力をもっている。「中華料理店症候群」――首の後ろのしびれ、全身の疲労感、動悸などの諸症状――が一九六八年に『New England Journal of Medicine』に初めて取り上げられて以来、MSGは科学者の間でも消費者の間でも激しい議論の的となってきた。食品大手は、研究者らに資金提供して自分たちの商品を擁護してもらい、MSGの評判が落ちるのを必死で防ごうとした。この作戦は大成功だったと言える。なにしろ科学者や大手メディアが口を揃えて、MSGへの懸念は無知な大衆のヒステリー反応、あるいはアジアへの差別の表れであるとまで言ってのけたのだから。

それでも、悪い評判は時折出てくる。一番最近では、ドイツの研究者グループが、MSGを大量に摂取すると頭痛を引き起こしうることを証明した。グルタミン酸塩は神経伝達物質であり、筋肉に注射すると強い痛みを引き起こすことを考えると、これは生理学的に妥当だと思われる。中国やタイの研究者らも、MSGの摂取量の多さが体重増加と関係していることを見出した。これも驚くにはあたらない。MSGはそもそも食物の味をよくするためのものなのだから。MSGは加工食品中にさまざまな偽名（たとえば自己消化酵母、カゼイン酸ナトリウム、植物たんぱく質加水分解物）で偏在しているため、それらが肥満の流行に影響していることは十分考えられるだろう。MSGが脳に与える悪影響への懸念は、一九六〇年代の後半に行われたマウスへの投与実験で初めて浮上したが、人に対するそのような影響は結局のところいまだ証明されていない。

一つ興味をそそる疑問が残っている。なぜ人はうまみを好むのか？　ということだ。うまみ以外の四つの基本的な味覚については進化の観点から説明できる。苦味には毒物を口にするのを防ぐ働きがある。酸味を感じることで、腐った食物や熟れていない果物など、すっぱすぎる食物を避けられる。甘味は高エネルギーの間食を好ませる効果がある。塩味は人にナトリウムを摂取させる。ナトリウムは、人の祖先が暮らしていた環境では欠かせなかったものだ。うまみには人を肉などの動物性食品へと向かわせる効果があるのではないか、と考えた科学者もいる。しかし、生の肉や魚にうまみはなく――ほとんど何の風味もない――おそらくそれが、人が古来から、肉や魚をきのこやトマト、にんにく、玉ねぎ、チーズ、その他のうまみのある食物と調理すること、さもなければ火で焼いてアミノ酸の美味しい焦げ目（フランスの化学者がアミノ酸類と糖類の相互作用を研究して以来、メイラード反応とも呼ばれている）をつくることを好んできたかを説明する一つの答えとなるかもしれない。

まだもう一つの問いが残っている。進化はなぜうまみの誘惑を好んだのか？　にんにくや玉ねぎに抗菌性があるのは事実だが、それらは例外で、ほとんどのうまみ成分をもつ食物には抗菌性はない。しかし、うまみのある食品は、高濃度のアミノ酸プリンを含む傾向がある。前にも述べたようにプリンを摂取すると尿酸値が高まり、およそ六千万年前にビタミンCを生成する能力を失った我々の祖先にとっては好都合なことだったと思われる。つまり人がうまみに惹かれるのは、抗酸化物質である尿酸を獲得するための進化的適応だった可能性がある。しかしながら、今日ではうまみの誘惑は炎症性の病気である痛風に罹っている人々にとってはむしろありがた迷惑だ。なにしろ、痛風の症状を悪化させるプリンたっぷりの食品、ステーキやロブスター、ビールなどが先進国には大量にあるのだから。

ハンとふたりでバスでフエへ。役所の役人たちに会って彼女の魚醤を認可してもらうためだ。ハンは彼らに大金を手渡す。手応えを感じているようだ。お祝いに、ふたりで川辺へ向かい土手でくつろぐ。サイゴンやハノイのようなベトナムの大都市の狂騒はフエにはない——今のところは。薄いブルーの空の下の川に浮かぶはしけや、ぴったりくっついてバイクにふたり乗りするカップルを眺める。ハンが道ばたの露天でビニール袋入りのサトウキビジュースを二つ買ってくる。わたしはデコボコの地面に敷物を広げてジュースを飲み、砂糖がゆっくり歯に染み渡っていくのを感じている。甘味を嗅ぎつけたアリたちが、列になって近づいてくる。

ハンは、ベトナムの環境保護的な開発についての彼女の考えを話しはじめる。先進国で行われている、環境にやさしいが高くつく試みよりも、魚醤のような伝統的な地方の工業のほうが進んでいると考えている。ベトナムは西側諸国流の環境にやさしいが高額な事業を実施するには貧しすぎるから、伝統的な地方の企業が国の経済を持続可能なやり方で発展させる力となりうる。利口で分別のある考えだ。ハンは彼女が師と仰ぐある人物の話をする。ベトナム人でスウェーデンの女性と結婚したが、ベトナムに戻ってきて国の再建の手助けをしているという。彼は、ハンにとって重要な時期に英語を学ぶための奨学金を出してくれた。彼女がちょうど農業の勉強を終え、海外で学ぶ奨学金を得るために高い英語の得点を必要としていたときだ。ハンにとって、彼は最高に素晴らしい人物だ。絶望的な国で暮らす人々に希望を与えるために、先進国で容易に手に入る娯楽を捨ててきたのだから。ハンもオーストラリアに留まって博士課程に進むこともできたが、そうはせずにベトナムに戻り意味のある人生を歩んでいる。オーストラリアが懐かしくないか、と聞いてみると「それはもうすごく」と彼女は答えた。

もしも過去に戻り、人類の食物の歴史の中で捉えれば、魚はおそらく望ましくない食物となるだろう。小骨の多さ、脂肪分の少なさ、そしておそらく、我々の祖先が毎日の食事や生活様式のおかげですでにたっぷり得ていたオメガ3脂肪酸やビタミンDの豊富さのせいで、脂肪分の少ない魚は肉よりもずっと人気がなかったことだろう。サケやギンダラなどの、脂肪たっぷり、脂の乗った魚なら、地上で摂れる動物性の食物の代わりになっただろうが。しかし、人々が定住するようになって肉が不足すると、魚や大豆を腐敗させて作られた食品は、アミノ酸不足を補い、肉を使わない料理の風味をよくする賢い方法となった。

魚そのものは、欧米の栄養学の世界で奇妙な変化を経験してきた。哀れな食べ残しから最新のスーパーフードへの昇格だ。けれども、世界中に現在生き残っている大型の魚を急襲して三枚におろし続けることは、明らかに持続不可能な事業だ。それに魚は特に健康のために必要なものでもない。ビタミンDなら十分に日光を浴びることによって合成できるし、オメガ3脂肪酸とオメガ6脂肪酸の摂取量の偏りは、サラダ油の使用量を減らし、加工食品を食べる量を減らし、より持続可能なタンパク源である小魚やその地域に進化的に適応してきた哺乳類、そして昆虫を食べるようにすることで正すことができる。

でんぷんの帝国

野菜嫌いの人は多い
——野菜も食べられたいとは思っていない。

——アダム・ドレウノウスキー、カルメン・ゴメスカルネロス
『苦味と植物の薬効、そしてその消費者についての考察』

現代の欧米人のほとんどが野菜は健康にいいと考えている。しかし、これまで見てきたように、食物や栄養についての欧米の概念は、広い視野で見ると間違っていることがよくある。欧米の栄養学者らがそれを証明しようと大変な努力をしてきたにもかかわらず、じつは、植物を食べることが人のより健康的な将来を約束する決定的証拠はまだない。むしろ適量のアルコールと適度な塩分を摂取すること、あるいはちょっと太り気味であることが、人の総合的な健康により明確な効果があることがわかっている。野菜がそれほど健康に効果がないことや、アルコールや塩分、丸ぽちゃであることに、比較的はっきりした健康への効果が認められていることは、今の西洋社会を生きる人々を驚かせるかもしれないが、伝統社会で暮らしていた人々の大半にとっては驚きでもなんでもなかったことだろう。実際、「教育を受けた」現代の欧米人がサラダバーを究極の健康的食事とありがたがっているのを彼らが見たら、面白がったりショックを受けたりしたことだろう。

イギリスの自然科学者、チャールズ・ダーウィンは詩人ではなかったが、彼が生きていた時代としては卓越した明快さで自然界をとらえ、次のような（彼なりに情熱的な）言葉で野菜を食べることのジレンマを見事に表現した。「昆虫どうし、昆虫やカタツムリや肉食鳥などとの間で、どのような闘いが演じられてきたのか。どの生物もみな、個体数を増やそうと悪戦苦闘し、他の植物を食べたり、あるいは樹木やその種子、実生の苗を食べたり……という関係が繰り広げられてきたのだ」（『種の起源』光文社文庫第三章より引用）。つまり、植物を食べることは闘いであり、まな板の上に転がるブロッコリーは断首された首だということだ。農作物はわたしたち人の空腹を満たす奴隷であり、農地は何千、何百万の物言わぬ不動の者たちを収容する牢獄だ。なにもあなたの七歳になる娘を永遠に野菜嫌いにしたくて言っているのではない。ただ、ジョージ・H・W・ブッシュやその他のたくさんの人々が、ブロッコリーだけでなくたくさんの野菜を嫌う理由を明確に説明しているからだ。ユーモア作家のロイ・ブラント・Jrは、同じ思いをある忘れがたい詩で表現した。「近所の八百屋はどこも品切れブロッコリー。ロッコリー」。植物はじっとしているかもしれないが、無防備とは程遠いのだ。

多くの植物に薬効があるのは事実だが、だからといって健康的な日常食になるわけではない。伝統食の大部分を植物が占めていたとすれば、それは一つには単なる必要性の産物だった――大型の哺乳類の多くが絶滅し、残った大きな動物は捕獲が難しく、飼育するには時間がかかり、あるいは買うには高すぎたから――そしてもう一つには、人々が野菜を調理して満足できる食事にする方法を、つまり、植物が我々人類のような捕食者に対して奮い起こせる勇ましい抵抗を中和する方法を学んだからでもあった。

この章の目的は、植物と人間の複雑な関わりの歴史について考えることだ。おなじみの植物を、我々人間に与える害と利益の観点からさまざまなカテゴリーに分類し、人類は生態学的、文化的にどのような進化をたどって植物を食べるようになったかを考える。結局言いたいのはこういうことだ。多くの食物同様、植物それ自体には栄養的な価値はない。大切なのは、その料理に含まれる食材の取り合わせ、食物がどのように下ごしらえされ、調理されるか、環境的要因、そして食べる人が祖先から受け継いだ遺伝的要因なのだ。

中国は、植物性食物に関する疑問について考えるのに最適な場所だ。何千年もの稲作の歴史と人口密度の高さは、動物性食物が少なく、植物性の食物が重要な地位を占めていたことを意味しているからだ。

わたしは職業紹介所を通して中国での英語教師に応募し、採用された。そして今、埃の塊で覆われた窓から灰色の空を眺めている。その大学は、低層の建物が並ぶ工業都市、安徽省蚌埠市の東端に位置する。蚌埠市はかつて真珠の生産の中心地として知られた場所だ。校内の埃っぽい舗道の先に続くのは未舗装の幹線道路。泥土と砂利に覆われた道路を行き来するトラックから、煤けた煙がもうもうと立ち上がっている。学校の敷地の裏側には境界線代わりの水路があって、脂の浮いた黒い水が流れている。この水路の水が、パッチワークのように並ぶ水田へと引かれている。工事用道路の脇では痩せた木立が身を震わせ、その周囲には打ち捨てられた肥料や殺虫剤のボトルやプラスチック容器が山積みだ。教員宿舎の裏手では、高齢の人々が、キャベツや豆、とうもろこし、菜種などの畑に鍬を入れ、水をやり、雑草を抜いている。黒々とした水路の反対側では、トラクターが水田に入って米を脱穀している。くすぶる籾殻から立ち上る煤けた煙のせいで地平線が霞んで見え、酸っぱい臭いがそこらじゅうに立ち込める。

学生たちに、中国の一番の問題点は何だと思うかと尋ねると、答えはたいてい同じだ。人が多すぎる。わたしは学校内でもその問題に直面している。三百名の学生たちの名前がなかなか覚えられない。ひとりの女学生は冷ややかにこう指摘する。「今日先生に名前を尋ねられるのはこれで三度目です」。人口の多さは果たして経済的発展を妨げるのか恩恵をもたらすのか、という疑問には議論の余地がある――日本、韓国、台湾などの東南アジアの繁栄している国については、世界でも高い人口密度が経済的発展を支えている――が、中国の人の多さには完全に圧倒されてしまう。都市やキャンパス周辺に群れ集まる人々の喧騒や息苦しいほどの圧迫感から逃れるために、わたしは大学の裏の水田の向こうの丘にひとりで、あるいは数人の学生たちと登る。けれども、ほとんどの場合、人混みから逃れることはできない。学生たちは、これでも蚌埠市は市としては小さいほうなのだとこぼす。都市圏に百万人が暮らすこの市の、国内での都市的地域人口順位は百五十位以下。人であふれかえるこの国では目立たない存在なのだ。

中国の驚異的な人口密度の高さがもたらす結末の一つは、家畜を飼育する土地が限られてしまい、野生の動物が比較的少ないこともあって、料理にほとんど肉が使われないことだ。大学の学生や教師仲間もほとんど肉を買わない。肉は健康に良くないと考えられているせいでもあるが、ほとんどは高価だからという理由からだ。中国人の学生たちや同僚が肉を食べるとしても、たいていほんのひとかじりか、スープに風味をつけるための鶏がらだ。彼らはエネルギーのほとんどを野菜と、特に米、そして麺類に姿を変えた小麦粉、それに加えてふんだんに使われるサラダ油と砂糖たっぷりのジャンクフードで摂っている。

教え子たちにとっても、食べ物は重要な問題だ。百万ドルもらったら世界中を旅して美味しい料理を食べて回るか、北京へ行って北京ダックを食べたいと打ち明けた学生もいる。北京ダックについて話すときの、クリスマスのイルミネーションのような彼らの瞳の輝きといったら！　韓国では、人々はしばしば山派と海派に分類される。ポンプで重視される質問は？「あなたは米派？それとも小麦派？」だ。

ジョンズ・ホプキンス大学の食物人類学者、シドニー・ミンツは、でんぷん食品だけを食べるのは容易なことではないと指摘している。ためしに、白飯だけを茶碗に何杯も、あるいは茹でたじゃがいもを何個も、または皿いっぱいのパスタをトマトソースなしで食べてみるといい――味のないただのでんぷん食品を大量に食べ、消化するのは非常に困難だ。それに比べて、こんがり焼けたカリカリの皮つきのチキンや肉汁たっぷりのTボーンステーキにかじりつくのはいかに簡単なことか。ミンツ教授は、世界中の貧しい人々は、古来から味のないでんぷん食品を食べざるを得ない状況に追いやられてきて、それを食べやすくする唯一の方法が付加的な料理を添えることだった、と考えている。トマトソースの湖に浮かぶ大量のスパゲッティ、とうもろこしや豆に辛味を添える唐辛子、醤油や魚醤、あるいは漬物と食べる米がそのよい例だ。その一方で、社会のエリートたちは、うまみのない主食に風味豊かな料理を添える食べ方を一切免除され、庶民の労働によって提供された肉を自由に食べていた。

そしてその後も状況はたいして変わっていない。大学院生としてロサンジェルスで学んでいた当時、オンボロの自転車でビバリーヒルズを流しながら、レストランの窓から、ステーキやキャビア、寿司などを優雅に味わう人々の様子をのぞき込んだものだ。そしてその間もわたしの腸内では、五百グラムほどの玄米が——もちろん醤油味の——まるで狭い路地をバックで進むダンプカーのように、間断のない、しかし冴えない前進を続けていた。

この頃、わたしは下腹にひどくはないがずっと続く痛みを感じていた。毎晩同じ時間に起きてトイレに行かなくてはならなかった。わたしは大学の健康管理センターに診てもらいにいったが、あまり期待はしていなかった。前にもその症状について相談したことがあり、医者も看護師も診断を下せなかったから。しかし痛みが集中できないほどひどくなり、何か重大な病気の兆候ではないかと心配になった。

診てくれた看護師はそれほど心配していなかった。「いいですか」と彼はなだめるように言った。まるで子どもの擦りむいた膝にバンドエイドを張ってやる親みたいな口調だった。「夜中にトイレに行きたくなるのは全く普通のことです。誰にでもあることです。僕だって毎晩トイレに起きますよ」

でもわたしの場合は、一年前には今のような症状は一つもなかったのだ。もしかすると自転車のシートが関係しているのか？　いや、自転車に乗るのをやめても症状は続いた。その当時、わたしは学生仲間の間で玄米をぎっしりつめた弁当を持ってくることで有名だった。健康管理センターで診てもらってから数ヶ月後、カナダの両親の家に立ち寄ったときに、彼らも玄米を食べて具合が悪くなったことがあると知った。なんと両親は玄米を食べるのをやめていた。玄米をやめてから数日で、わたしの腹の痛みは消えた。わたしは母親に得意げに報告した。「やっぱりあれだったよ！　もう毎晩トイレに起きることもなくなった。玄米のせいだったんだ！」

腹痛は、ジムで（わたしにとっては）重いウェイトを上げようとして引き起こされたヘルニアの症状によってさらに悪化したようだった。ひょろひょろの体にシュワルツェネッガーのような筋肉の塊をつけたかったのだ――L.A.のビーチに行くことになったときに、書庫内個人閲覧室にこもってひたすら参考書のページを繰っているだけの青白い変人に見られたくなかったのだ。たしかに、玄米を炊く数時間前に水に浸しておけばよかったのだ。そうしておけば米が柔らかくなって消化しやすくなっただろう。しかし、学位論文を書き上げねばならない大学院生の身には、自分の名前を覚えておくことさえ面倒で、ましてや玄米を水につけることにまで頭が回らなかった。

でんぷん食品の味気なさと消化の悪さを考えると、人類の歴史に関するもっとも重要な疑問の一つに行き当たる。人類はなぜ狩猟採集生活を棄て、定住性の農耕生活に入ったのか？　という疑問だ。なにしろ、狩猟採集生活は、骨の折れる農作業よりもずっと実入りのいい仕事に見える。その上、狩猟採集民は野生の獲物とさまざまな野菜、果物、ナッツなどのごちそうを手に入れられるのに比べて、農民が手にするものといえば……そう、塩や砂糖、油、あるいは香辛料で味をつけないと食べられない大量のでんぷん食物だ。

狩猟採集の移動生活から農業を行う定住生活への移行は、地球上の異なる十三から二十四の地域で、時期的には今から一万二千年前頃を皮切りに、その後の数千年間に断続的に始まった。これに関しては諸説あるが、考古学者や他の研究者らによって広く認められている説は一つもない。ある説は、狩猟採集民族の人口が爆発的に増加して、その土地の食物供給量を圧迫するようになり、栄養不足から悠長な狩猟採集生活をやめて辛い農業生活をしなくてはならなくなったとしている。気候変動に焦点をあてた説も多い。今から一万二千年前に気候変動が止まり、より低温でより乾燥した気候となり、そして大気中からより多くの二酸化炭素を吸収できるようになって、初めて農作物の栽培が可能になったのではないか、という説だ。しかし実際には、農耕生活を始めてから人口が増えた社会や、人口が減っているときに農業を始めた社会もあったことがわかっている。しかも、最初に農耕社会が生まれたのは、どうやら食料不足どころか食料が豊富な地域だったようなのだ。

もう一つの説は、人がたんぱく質の形で摂れるカロリーは総摂取カロリーの三十五〜四十パーセントまでだ、という事実と関わりがある。これは、それを超えるとたんぱく質を消化し新陳代謝させる際の副産物であるアンモニアや尿素の値が有害なレベルに達してしまうせいだ。たんぱく質は必ず摂る必要があるが、カロリーの大半は脂肪および／または炭水化物によって補給されなくてはならない。一万二千年前に最終氷期が終わると、草原だった場所が森林となって大型哺乳類の居住環境を圧迫することになったが、脂肪の多い肉を欲する人類の食欲もまた、大型動物相を絶滅へと向かわせた一因であったのは間違いない。さらに、狩猟民たちの脂っこい肉への欲求を考えると、絶滅した大型動物相のあとに、それに代わる新たな大型哺乳類が進化によって現れたとはとうてい考えられない。人類の祖先がアフリカを出てオーストラリアやニュージーランド、タスマニア、南北のアメリカ、マダガスカル、日本、その他の大陸へと移動したあと、動きの鈍い肉々しい獲物たち――巨大カンガルー、巨大鹿、巨大な飛べない鳥、巨大キツネザル、巨大ビーバー、そしてその他の狩猟鳥獣類――が真っ先に絶滅し、さらに彼らのより小さく、よりすばしっこく、より脂肪の少ない仲間たちもそれに続いた。巨大哺乳類は、深い森の中（アマゾンや東南アジアにあるような）や世界でももっとも気温が低く人をよせつけない地域、たとえばアラスカ、カナダなどの北極海沿岸地域ではときに生き延びられた。大型の狩猟鳥獣類はアフリカでも生き延びた。二足性（二本の足で直立して歩く）ハンターとの長い共進化の歴史のおかげで、動物たちは新石器時代の武器をかわせるくらいの用心深さを進化的に身につけたのかもしれない。

気候の変化と狩猟が、大型哺乳類や巨大トカゲ、そして飛べない鳥たちを絶滅に追いやると、狩猟採集民たちは動物性脂肪の不足を、より脂の少ない狩猟鳥獣類を食べることで補うことができた。たとえば西南アジアでは、野生の牛や鹿、野生のイノシシが、一万三千年前頃から徐々に食用とされなくなり、それに代わってマウンテンガゼルや陸生ガメ、野ウサギ、ヤマウズラなどのより小さな動物が食べられるようになった。人類は次第により小さくより脂の少ない動物を食用とするようになっただけでなく、若いガゼルを捕獲して繁殖させる努力をしたり、植物の種を集めたりもするようになった。西南アジアの民族の中には、大型の動物を捕り尽くすと定住生活に向かった者たちがいたが、もっと多くの獲物を手に入れたいと必死の思いで移動生活を続けた者たちもいたかもしれない。

つまり、大型の脂肪分の多い獲物が失われたことが、農耕生活への移行を促した重要な要因だった可能性がある（昆虫も脂肪を多く含むが、一カロリーを摂取するのに必要な労力が大きく、キチン質の外骨格が問題を起こす可能性もある。これは前の章で述べた通りだ）。どんどん低カロリーになっていく食事内容への不満が、最後の手段として定住的な農業や動物の飼育へと人々を向かわせたのかもしれない。この新たな食事内容によって人類の祖先の健康は危険にさらされた。古代農業革命後のヒトの遺体化石には背が低くなったことと虫歯の存在が認められている。しかしその程度で済むならいいほうだ。適切な植物や動物が手に入らなければ人類の人口増加は止まり、人々が生き延びられるか餓死するかは、変動する自然界からの食物の供給次第ということになる。他の地域からの移住者たちが、彼らが飼育栽培した目新しい動物や植物を持ち込まない限り。

今の時代、植物性の食物は健康にいいとしてもてはやされているが、伝統社会では野菜は概して好まれなかった。そしてそれにはちゃんとした理由があった。汚名を流したバーク・ウィルズ探検隊がたどった運命を考えればわかる。あの探検隊は、一八六〇年にメルボルンを出発し、オーストラリアを縦断して内陸部を調査することを目的とする科学調査隊だった。随行員団は、二年分の食糧と六十ガロンのラム酒（ラクダの元気を回復させるために使う）を用意している、しめて二十トン分の必需品を準備した、と誇らしげに語った。ところが、数ヶ月間にわたる災難続きと判断ミスのおかげで、三人の男たち――アイルランド人兵士で警察官のロバート・オハラ・バークと副司令官となったイギリス人の若い測量技師、ウィリアム・ジョン・ウィルズ、そしてアイルランド人兵士のジョン・キング――は、メルボルンから数百マイル離れたクーパークリークで、荷物を運ぶ動物もなく（ラクダの何頭かは食用にされた）、食糧は減る一方の窮地に陥った。栄養不足で疲れ切った三人は、先住民のアボリジニに手持ちの砂糖を渡し、替わりに魚や豆、そしてシダの一種であるナルドゥの実（胞子嚢果）を受け取った。アボリジニはこの実を粉にひいてペースト状にしたりパンに加工したりして、干ばつの際の重要な食物としているが、おそらく探検家たちは、アボリジニがやっていた、加熱し、水で洗い、いいとこ取りをするという一手間をかけなかったのだろう。そうしていれば、ナルドゥに含まれるチアミナーゼ――ビタミンB_1を破壊する酵素――を取り除けたのだが。人はビタミンB_1が不足すると、麻痺や体重減少、手足の感覚の喪失などを症状とする脚気に罹りやすくなる。たとえ一日二キロのナルドゥを食べられたとしても、どんどん活力を失っていくことになる。やせ衰える一方の暮らしを数週間続けたあと、バークとウィルズはクーパークリークで死亡した。その後レスキュー隊が、激しく衰弱したキングを発見した。

バークとウィルズのこの失敗は、しばしば異文化適応力のなさの一例に挙げられる。探検隊員たちは物と技術力に大きく依存していたが、一方のアボリジニのヤンドゥルワンダ族は、先祖の代から蓄積されてきた知識を使って同じ場所で生き延びることができたのだ。とはいえ、そのアボリジニにとってさえ、ナルドゥは緊急時の食料だった。この状況をナルドゥというこの植物の立場から考えてみよう。ブルドーザーと睨み合う不法居住者と同じで、植物であるあなたがある土地に根を下ろし、一生そこで暮らし続けるつもりであるとき、誰かがあなたの手足をかじり取り、花を摘み、根を引っこ抜き、まだ未成熟な種を齧ろうとした瞬間にものすごい抵抗を示すことだろう。植物はその場から動けないことを最大限に利用し、防御のための驚くべき化合物を総動員して捕食者を思いとどまらせようとする。多くの人々にとって、抵抗のシンボルといえばすぐに思い浮かぶのは立てた中指とチェ・ゲバラの肖像画だろうが、植物にも同じくらい立派な抵抗の精神があるのだ。

植物の果実以外の部分は、物理的な障害や化学物質の攻撃によって食べづらくできている。植物は、摂取された際に人に与える影響を基準に次の六つに分類できる。

・敵：決して食べてはいけない植物。これには暗殺者も含まれ、その毒は殺人や拷問、処罰のために故意に利用される。
・ドッペルゲンガー：美味しい植物と間違えて食べて中毒症状を引き起こすことになる。
・魔術師：通常は薬剤として使われるが、うっかり過剰に摂取してしまうと人体に被害をおよぼす。
・狼男：植物の生活環（訳注：発生から死に至る生物の一生を、次の代と生殖細胞のところで結んで環状にした表現法）のある段階で食べると安全だが、それ以外の段階で食べると危険なもの。
・頼みの綱：一時的な手段として食べるのはよいが、長期的に食べるにはふさわしくないもの。
・同志：適切な下ごしらえをすることにより、長期的な摂取にも適した食物。

どの植物を食べるべきかに関する現代の間違った情報の多くは、人々が植物を区別せず、何もかも一緒くたに「同志」のカテゴリーに分類していることが原因だ。しかし人づきあいがそうであるように、出会ったすべての植物が長期的な友人関係に適しているわけではない。人類の祖先は、むしろ植物を魔術師や頼みの綱に分類し、動物性食物を本物の友と考えていたと思われる。伝統社会では、人々は野菜はすべて火を使って調理し、生では食べなかった。調理は、野菜中心の料理に含まれる、防御のための植物毒を中和する最良の方法であり、植物が組織の中にけちくさく閉じ込めている食用となるカロリーを引き出す方法でもある。白色のでんぷん――白米や小麦粉、茹でたじゃがいもなどに由来する——が伝統社会で非常に重宝された（何はともあれ肉の次に）のは、長期的に見てそれを食べる人間にもっとも被害を与えそうにないからだ。栄養学者らは、植物性食物が抗酸化物質やビタミンAやE、食物繊維、多価不飽和脂肪酸や一価不飽和脂肪酸、カリウムを含む点、あるいはコレステロールやナトリウムを含まない点をしばしば熱狂的に褒め称えるが、実は、これらの特性のどれかが栄養を十分に摂っている人々に決定的な効果を及ぼす証拠はこれまでのところ一つもない。特定の食物や料理が健康によいかどうかを決めるのは、それが人の身体が進化の過程で必要とするようになった栄養素を供給するかどうかだ。世界各地で大型動物の獲物が減少するにつれて、植物中心の食物が人類の食事の中心をなすようになったのは、人々が新たな植物性食物を下処理し、調理し、選択的に育てる方法を身につけたからなのだ。

では、植物分類のそれぞれについていくつか例を挙げて考えていこう。植物性食物が隠しもつ不思議な力への理解を深めるためであり、ありふれた植物でさえも驚くべき性質をもっていることがある、ということを説明するためだ。

〈敵と暗殺者〉

間違いなく有毒だが、それでも刑罰や殺害、自殺のために使われる植物がある。かつてジャマイカの奴隷に対して行われていた残酷な刑罰に、シロガスリソウ（現在ではありふれた室内用鉢植だ）の折り取った茎の端で口の中をこする、というものがあった。すると口内の粘膜が痛みを伴って腫れ上がり口もきけなくなる。別名dumbcane《口のきけない茎》と呼ばれるのはそのせいだ。この植物の抽出液は、アマゾンの原住民たちの毒矢の毒の原料ともなった。トウゴマも同様で、これも鑑賞用植物となっている。（トウゴマの種子から採取する）ひまし油は、非常によく効く通じ薬として広く用いられているが、種子にはリシンという、毒性の高さでよく知られる毒が含まれている。一九七八年には、ロンドンに亡命していたブルガリアのブロードキャスター、ゲオルギ・マルコフが、ＢＢＣでの仕事のためにテムズ川行きのバスを待っていたところ、傘で足を刺された。三日間悶え苦しんで亡くなった彼の症状は、リシン毒による暗殺の症状と一致していた。傘の先端に取り付けられ、彼の皮膚を突き破って注入された毒物のカプセルは、飾り針の頭ほどの大きさだった。

〈ドッペルゲンガー〉

ときどき、間違えて有毒な植物を食べてしまうことがある。アメリカボウフウや野生のニンジン、セキショウモ、アーティチョーク、サツマイモ、スウィートアニスなどとよく間違えられるドクゼリの毒は、舌を噛み切り、歯まで粉砕してしまうほどの激しい痙攣を引き起こす。ドッペルゲンガーのもう一つの例はイヌサフランで、タマネギと間違えられやすい。イヌサフランを食べると喉の渇きや下痢、腹痛、せん妄などの症状が現れ、半数が死亡する。死が慈悲深い解放を与えてくれるまでに三日はかかる。

〈魔術師〉

摂取すれば命に関わることもあるが、少量が薬として使用されている植物もある。カリブ海に浮かぶ島の男たちは、前にも述べた室内用鉢植えにもなっているシロガスリソウの茎を噛んで一時的な不妊状態を手に入れている。効果は二日ほど続く。アジア各地やアジアのどの食料品店でも見かける果物であるニガウリには、糖尿病の症状の改善に効果があるという言い伝えがある。二〇一〇年のこと、あるインド人の科学者が、特別苦いひょうたんのスープとツルレイシのジュースを飲んで亡くなったというニュースが流れた。養生法としてその科学者が四年も続けてきたことだった。彼の妻もそのジュースを飲んだが、血を吐き、激しい下痢をしたものの命は助かった。ニガウリやきゅうり、カボチャは昆虫や菌類の攻撃から身を守るためにククルビタシンという苦い化合物を合成する。栽培されているこれらの野菜は、品種改良によってそうした苦味を取り除かれているが、ククルビタシンが多く含まれている場合でも、通常は苦味が――家庭菜園をしている人は、自家栽培したきゅうりのヘタ付近に苦味があることをよくご存知だろう――人に食べるのを断念させ、不調を引き起こすことはない。

〈頼みの綱〉

ときには、空腹や貧しさから、貧しい人々がやむを得ず有毒な食物を食べることがある。ラチリスム（イタチササゲ中毒）は腰痛や下肢のしびれなどの症状を示す病気で、ガラス豆を長年食べ続けることによって引き起こされる。貧困や飢饉、農業ができない状況に置かれた人々は、丈夫な植物であるガラス豆を最後の頼みの綱として食べる。ラチリスムはかつてインド北部で何千人もの人々を衰弱させ、スペイン内乱（一九三六―三九）のような混乱期に、また強制収容所に収容されたルーマニアのユダヤ人たちや、第二次世界大戦中にドイツ軍に包囲されたギリシャ人たち、そして第二次世界大戦直後のフランスでのドイツ人捕虜たちの間でも大発生した。ラチリスムはヨーロッパやアジアだけの問題ではないかもしれない。有名な本『荒野へ』や、それをもとにした映画『Into the Wild』でその人生について語られた若いアメリカ人遍歴者、クリストファー・マッカンドレルが死亡したのも、アラスカの森の中で現地の食べ物を食べて生き延びようとして、野生のじゃがいもを食べ続けたことによるラチリスムが原因だった可能性がある。

〈狼男〉

生活環のいくつかの段階に限って危険がある植物もある。一九七八年の秋、ロンドン南東部にある平日学校で三百名近い男子生徒らが、食堂でポテト、ステーキパイ、グレービーソース、キャベツ、缶詰のニンジン、そしてアプリコットとシロップがけのスポンジプディング、好みでカスタード添え、というメニューから好きなものを選んで食べた。その夜の八時頃までに、七十八名の男子生徒らが嘔吐しはじめ、激しい下痢と腹痛を訴えた。十七名が病院に搬送され、彼らは発熱し、便が緑色になった。そのうち三名が意識不明となり、二名は意識を取り戻したあとも意味不明なことを口走っていた。幸運にも、入院十一日目には全員が退院できるまでに回復した。被害に遭った少年たち全員が共通して食べていたもの。それはじゃがいもだった。栽培されているじゃがいもは、品種改良によってステロイドアルカロイドであるソラニンの含有量を食べられる値まで減少させてある。けれども日を浴びて（つまり食べられてしまう危険性が高い）緑色に変色したり、病気になったり腐ってしまった塊茎《いも》は、危険なほど大量のソラニンを合成している可能性がある。ソラニンには相当苦いため、じゃがいもで致命的な中毒を起こすことはまれだが、それでもじっさい起きている。朝鮮戦争のさなかに、北朝鮮の人々の大部分が腐ったじゃがいもを食べて命をつなぐことを余儀なくされていたように。ロンドンの事件についての調査からは、古い袋に入っていた、夏を越した前学期の残り物のじゃがいもを食べた少年たちが被害に遭ったことがわかった。

〈同志〉

ついに我らが植物BBF（永遠の親友＝best friend forever）、食料品店や家庭菜園、農園で見かける野菜やマメ科植物、穀類の登場だ。これらは栄養学者の大半が、下ごしらえや料理は、やるとしてもささっとすませて夕飯の皿に山盛りにしなさいと勧める食物だ。伝統社会ももちろんこうした植物性食物の価値を認めていたが、有害さを取り除くために下ごしらえや調理は丁寧に行っていた。同志であるこの植物性食物の一番の利点は、わたしたちに毒を盛らないことだ――少なくともすぐには。ここでは、日常的に食べる植物性食物が、捕食者である人間に仕掛けようとしているいくつかの防御的な有機化合物について考えていこう。

防御的な化合物のなかには加熱調理によって消失させられないものがある。たとえば、セロリ、パセリ、アメリカボウフウは、フラクノマリンという有機化合物を蓄えていて、昆虫から植物自身を守る働きをするが、それらの植物を扱う人の肌をかぶれさせもする（ただし、セロリを食べても問題ない）。農作業をする人々にとって、肌のかぶれは重大問題となりうるし、日光を浴びるとよけいに悪化する。皮肉なことに、品種改良によって昆虫や菌により抵抗力のある種類のセロリを作ることが、フラクノマリンの含有量をうっかり高める結果になることがある。ヒヨコ豆や大豆、インゲン豆、ピーナッツ、ほうれん草、アスパラガス（そしてナマコにも）含まれる防御的な有毒成分、サポニンは石鹸のように泡立つ有機化合物で苦味があり粘膜に炎症を引き起こす。サポニンは昆虫や魚のような冷血動物にとって有害で、世界中で魚用の毒として使われている。普通は、サポニンが人の胃壁を通過することはない。けれども、たとえば胃壁に傷がついたなど、何らかの理由でサポニンが血液中に流れ込むと血球を破裂させる（溶血／訳注：赤血球からヘモグロビンが遊離すること）可能性がある。サポニン中毒の症状にはめまい、頭痛、寒気、心拍の異常、痙攣、昏睡などがある。フラノクマリン同様、サポニンも加熱調理やその他の加工処理の大部分にかなりの抵抗性をもつが、テンペ（インドネシアの発酵大豆）などの発酵食品は例外で、サポニン成分が十分に引き下げられている。エストロゲンに似ていて、同じような働きをするイソフラボンは大豆によって合成されるが、アルファルファやクローバーなどのマメ科植物によってもそれほど多くはないが作られる。イソフラボンを豊富に含む植物を食べすぎた動物、たとえば餌にクローバーを与えられている成熟した雌ヤギは不妊になることがあり、それはイソフラボンの抗エストロゲン作用による。また大豆由来のフォーミュラーは幼児のステロイド代謝を阻害する可能性がある。フラノクマリンやサポニン同様、イソフラボンも熱に強い特性をもつ。

それ以外の有害成分については、伝統社会の調理人たちは、防御力の高い植物を巧妙な下ごしらえや調理法で美味しい料理にする方法を身につけていた。マメ科植物（インゲン豆、大豆、ヒラ豆、ヒヨコ豆など）は、防衛手段として種にレクチンという化合物を潜ませており、大量に摂取すると胃腸の不調や成長阻害、肝臓障害を引き起こす。マメ科植物や穀物、イモ類などが生成するたんぱく質分解酵素阻害物質は、植物捕食者が植物を消化できないようにするための防御的有機化合物の一種だ。しかし困窮した農民たちは、レクチンやたんぱく質分解酵素阻害物質の濃度を、日干しする、炒める、揚げる、炙る、水に浸す、茹でる、発酵させるなどの加工法によって引き下げられることに気づいた。また、キャッサバは、シアン化合物を含む問題の多い食物だ。キャッサバを主食とする熱帯諸国の人々は、シアン中毒や甲状腺腫、神経変性疾患などにかかるかもしれない。しかしキャッサバをより安全に食べるための伝統的な方法として、日に干す、水に浸す、火で炙《あぶ》るということが行われてきた。アオイ豆やモロコシ、竹もシアン中毒を引き起こす危険性をもつ。そしてシアン化合物の量を減らす賢い方法として、炙る、細かく切る、乾燥させる、茹でる、熱湯またはぬるま湯に長時間浸す、蒸す、焼く、発酵させる、などが実践されている（茹でるときは蓋をしてはいけない。シアン化合物を完全に逃すためだ）。

植物の成分には、特に防御的な目的で生成されたわけではないが、捕食者の健康を損なうものもある。3価のリンの貯蔵形態であるフィチン酸塩は、あなたが目を付けている異性をうっとりさせてしまう親友さながらにミネラルと結合し、人の身体からカルシウムやマグネシウム、亜鉛、鉄などの重要なミネラルを減少させる傾向をもつ。フィチン酸塩を含む植物には、大豆、インゲン豆類、カシューナッツ、ゴマ、ピスタチオ、ヒヨコ豆、エンドウ豆、リンゴ、ナス、トマト、パパイヤがある。フィチン酸塩と同様にカルシウムやその他のミネラルを奪い去り、腎結石を引き起こすリスクも有するシュウ酸塩を多く含むのは、ほうれん草、オクラ、チョコレート、クスクス、全粒ライ麦、全粒小麦のパン、デュラム小麦で、ふすまは特に含有量が多い。フィチン酸塩を減少させる効果のある加工法としては、外皮をむく、水に浸する、加熱する、発芽させる、などがよく知られている。一方、シュウ酸塩は皮をむく、茹でる、蒸す、焼く、パンにする、発酵させるという方法で減らすことができる。つまり、同志である植物との付き合いにおいては、たとえ長年の付き合いであっても、良好な関係を維持するにはやるべきことがたくさんあるということだ。

植物食物について何よりも皮肉なのは、有害な副生成物や防御的な化合物を排除すればするほど砂糖に近づき、つまり2型糖尿病や痛風などの慢性病のリスクを高めてしまうということだ。

植物食物がもつこの諸刃の剣の特性の究極の理由は、それらが人類本来の食料源ではない、ということにある。ゴリラや牛のようにもっぱら草だけを食べる草食動物が、加工されていない植物を大量に噛み砕き、消化するために所有している特別な消化器官や歯を人類はもっておらず、その分、工夫をこらしたさまざまな調理法を駆使して、植物を食べられるようにする必要があるのだ。

それにしてもその工夫の素晴らしさといったら！　幼い頃から主食として食べてきた食物には誰しも格別な思いがある。そして、何千年にもわたって間違いなく西洋人の心の友であり続けたのは小麦だ。キリスト教徒が唱える主の祈りにも「我らの日用の糧を今日も与えたまえ（Give us this day our daily bread）」の言葉がある。野生の小麦は少なくとも紀元前一万七千年頃には採集されはじめた。小麦の一番素晴らしい点は、消化しやすいでんぷんとグルテンたんぱく質を含むところで、グルテンたんぱく質は粘り気があり、イーストを加えて発酵させてパンを作ることができる（米にはグルテンが含まれず、だからいいパンができない）。しかも先に述べたように小麦を発酵させてパンにする過程で有毒なシュウ酸塩を減らすことができる。

ところが小麦を――とくにグルテンを――数々の大腸疾患の原因だとして蔑む動きが急速に広まった。セリアック病は、小麦や大麦、ライ麦、その他の同種の穀類の中にあるグルテンたんぱく質の一種によって引き起こされる大腸の自己免疫疾患だ。現代では欧米諸国で暮らす人の一～二パーセントが罹患している。普通は、セリアック病の症状はグルテンを摂取してから数ヶ月、あるいは数年後に表れる。セリアック病に罹った子どもは、やがて食欲不振や精力減退、顔色の悪さ、成長遅滞、思春期遅滞症、くる病などの症状に見舞われることになるが、大人が罹った場合は、下痢、悪心、嘔吐、腹痛、腹部膨満、体重減少などの症状が出る。セリアック病は北アフリカやインド、中東でも多く見られる。小麦や大麦、ライ麦は、何千年も前からこうしたセリアック病の流行地の主食だったのだから、セリアック病に関わる遺伝子の出現率を減らす、という自然淘汰の力がなぜ働かなかったのだろう?

一つ考えられるのは、人類は、セリアック病を発生させる穀類を、進化の機能が働くほど長期間にわたって食べてはいないということだ。つまり、これらの穀類を食べたおよそ三百世代の人類は、セリアック病によって生殖能力を失うほどの影響は受けなかった、という意味だ。この説の問題点は、セリアック病は実際重篤な疾病で、医学的治療法やグルテンを含まない食品が広く手に入るようになるずっと前の時代には、人々の生殖能力を低下させていただろうと推測されることだ。

もう一つ考えられるのは、セリアック病を引き起こす遺伝子が、何らかの形で人々の健康に役立っていたのではないか、ということだ。科学者たちが、遺伝子データベースでセリアック病の出現パターンを調べたところ、セリアック病を引き起こすいくつかの遺伝子の出現率が、今から千二百年から千七百年前の間に高まっていることがわかった。ちょうど人類の穀類への依存が、その遺伝子を闇に葬っていてもおかしくない時期だ。注目すべき点は、これらの遺伝子が細菌感染から人を守る働きにも関係しているということだ。つまり、セリアック病は長所と短所を併せもつ疾病で、細菌感染を防ぐ働きをする一方で、その遺伝子のもち主にグルテン中毒への脆弱性をもたらす、と考えられる。

しかしセリアック病は急増しており、セリアック病の遺伝的素因をもつ人すべてが病を発症するわけでもない。遺伝子の変化だけで完璧に説明しきれるものではない。何らかの重要な環境的要因の変化もあったに違いない。近年では、帝王切開による出産がセリアック病のリスクを高めている可能性があるという説が研究者らによって唱えられている。帝王切開では、胎児が母親の腸内細菌に感染しないことがおそらくその原因だ、と。抗生物質の過剰投与も同様に腸内細菌を減少させ、セリアック病のリスクを高める結果になっているかもしれない。

小麦の摂取が原因とされる疾病はセリアック病以外にもある。たとえば、小麦アレルギーが目立って増えてきている（アレルギーについてはあとの章で詳しく取り上げる）。その他のグルテン反応には自己免疫反応でもアレルギー反応でもないように見えるものがあり、現在のところまとめて「セリアック病以外のグルテン過敏症」、あるいは多くの場合は「グルテン過敏症」と呼ばれている。しばしば報告されているグルテン過敏症の症状としては、頭痛、頭に「靄がかかったよう」、疲労感、抑うつ、骨や関節の痛み、筋痙攣、足の麻痺、そして体重減少がある。グルテン過敏症に悩む人々は、グルテン抜きの食事をすれば症状は改善するはずだと考えているが、開業医や医学研究者の多くがそれには懐疑的だ。これまでのところ、臨床研究によって証明されたグルテンの摂取を原因とする症例は一つもないからだ。患者たちがグルテンと症状を結びつけて考えるのは、ノシーボ（プラシーボの反対）効果で、ただの気のせいなのかもしれない。小麦製品を食べたときに知覚される問題の数々は、小麦に含まれるグルテン以外の化学成分が原因である可能性がある。たとえば、このところ単糖類（ＦＯＤＭＡＰ《フォドマップ》ｓとの名でも知られる、発酵性のオリゴ糖、2糖類、単糖類、ポリオールのこと）の研究への関心が急速に高まっている。腸内で短時間に発酵し、その結果鼓脹や逆流性胃食道炎、下痢などを引き起こすもので、グルテン過敏症の本当の原因である可能性がある。このＦＯＤＭＡＰｓは以下のような化学形態や食品の形で、現代の欧米の食事に非常に多く含まれている。

・フリーフルクトース　リンゴ、サクランボ、マンゴー、西洋ナシ、スイカ、アスパラガス、アーティチョーク、スナップエンドウ、蜂蜜、そして高フルクトースコーンシロップに含まれている。

・ラクトース　牛乳、ヨーグルト、アイスクリーム、カスタードクリーム、ソフトチーズに含まれる。

・フルクタン（鎖状フルクトース）　モモ、カキ、スイカ、アーティチョーク、ビート、芽キャベツ、ニンニク、ネギ、タマネギ、インゲン豆、小麦、ライ麦、大麦、ピスタチオ、マメ科植物（インゲン豆）、ヒラ豆、ヒヨコ豆に含まれる。

・ポリオール（糖アルコール）　リンゴ、アンズ、西洋ナシ、アボカド、ブラックベリー、サクランボ、ネクタリン、スモモ、プルーン、カリフラワー、マッシュルーム、サヤエンドウに含まれる。

つまり、胃腸の不調は小麦（あるいはグルテン）の摂りすぎによるだけではなく、むしろ糖を含む食物、たとえば果物やフルクトースを含む食品や工場で作られた菓子パンを食べ過ぎていることが原因である可能性がある。セリアック病同様、ＦＯＤＭＡＰｓも、抗生物質の多用で腸内細菌叢に変化が起きている場合、胃腸障害を誘発するかもしれない。もう一つ考えられるのは、適度な運動は過敏性腸症候群や便秘等の胃腸障害の症状を和らげるが、激しい運動のしすぎは、逆流性胃腸炎、胸焼け、下痢、胃腸からの出血などの胃腸の疾患を悪化させうるということだ。結局のところ、植物食物は生で食べるより伝統的なやり方で――焼く、蒸す、炙る、発酵させる等々――調理して食べ、補助的にウォーキングなどの程よい運動を十分に行い、糖を含む食物を特に避けるのが一番だ。そうすれば、ＦＯＤＭＡＰｓに誘発されたガスによる胃腸の不快感を軽減することができる。

初めての中国に着いて間もない頃、赴任した大学周辺の学生街で屋台の料理を熱心に食べて回ったが、どの料理も――春巻き、バーミセリスープ、串焼き――がっかりするほど脂っこくて辛かった。もっとましな食べ物もあるとはわかっていたが、学生のほとんどは学外で食べる金銭的余裕がなく、わたしも英語を話せない先生と仲良くなれるほど中国の標準語（マンダリン語）を話せない。結果、夕方はたいてい学内の運動場にいて、会話を楽しむ学生たちや家族を縫うようにして無理やりジョギングするか、体育館に行って学生たちや教師らとバスケットボールやバトミントン、卓球、バレーボールなどをして過ごしていた。クリスマスが過ぎた頃、英語学科が栄養学科を打ち負かす助っ人となるバレーボール選手を必死に探していた。教師間の競争心を具現化する年に一度の競技会があるのだ。手続き上は国際関係学科の一員だが、高校のバレーボールチームでセッター兼キャプテンを務めていたわたしは、お役所的ごまかしによって英語学科の正規のメンバーとなった。これは重大な試合になる、と浮足立つ同僚たちから何度も念を押された。その重大な試合当日、わたしは気合を入れて超ハードなウォームアップ練習に参加した。ところが不運にも、当時わたしはずっと大麦やカラス麦、雑穀や豆類などの低血糖の食物や、その他消化の悪い食物を食べていて、長いことバレーボールから離れていた上に激しい練習をしたおかげで、試合が始まる頃にはすでに空腹で疲れ切っていた。学生たちがコートサイドに集まり、声をあわせて大きな声援を送るなか、わたしは何度かボールを受け損ね、簡単に取れるセットを台無しにしてしまった。大事な試合を落とす結果となり、同僚たちはがっかりした。しかし、翌日に別の試合があるから挽回のチャンスはある、と教えられた。

翌日、午後の試合に出かける前に、わたしは冷凍庫から凍らせたバナナを取り出し、電子レンジでホカホカ、高カロリーの潰しバナナに仕上げ、さらに、燻製にし、塩漬けにしたアヒルの卵、「ピータン」を口に放り込んだ。そして六十七キロのベトナム版「超人ハルク」さながらの、すごい跳躍力で体育館に向かった。英語学科の学生たちは、もはや教員チームへの期待をほとんど失い、長い週末の休みを過ごすために家に帰っていたが、わたしはまるでオリンピックの決勝戦を戦う選手のように、雄叫びを上げ、激しくボールを叩いた。一試合目は負けたが、次の生物学科チームに勝って、プライドと総合二位の地位を守った。英語学科の名声は、その年もまた守られることとなった。

蚌埠市の素敵なレストランでの祝賀会に招かれた。タバコが回され、強い酒が注がれる。この夜の宴の一番の目的は、肩を叩きあい、握手をし、年長の同僚に酒をつぎ、乾杯すること——今後数ヶ月間の学内の駆け引きを円滑に進めるために必要なゴマすりの数々だ。わたしもバレーボールコートでの活躍に乾杯してもらうが、わたしの関心は目の前のテーブルをゆっくりと回っている大皿料理の数々だ。レンコンの薄切りのはちみつ漬け、コイの唐揚げ、脂肪でプルプルの柔らかい肉のマリネ、ピリッと辛い豚バラ肉、その他の美味しいごちそうの数々。どれも甲乙つけがたい。大学の給料は月八百ドルで、そのうち四百ドルは奨学金の返済で差し引かれるため、中国人の基準に照らしてもわたしは貧乏だ。こんな料理を目にする機会はこの先二度とないだろう。次々と勧められる酒のせいでまっすぐ座っていられないほど酔っていたが、教師たちが熱心にゴマをすり合う傍らで、わたしはまるで砂漠に何週間も取り残されて救出された人のように、大皿に残った料理をひたすら食べ続けた。

このような肉をたっぷり使った贅沢な料理は中国では珍しい。教え子のふたりから実家に誘われたときも、木々もまばらな田園地帯に建つコンクリートづくりの二階建ての家の食卓には、野生の臭いがする鶏肉とわずかばかりの豚肉も並べられたが、メインの料理は豆腐や卵、エンドウ豆、トマト、ピーナッツ、そして野菜をラード、または最近はやりのサラダ油で炒めたもの、そしてもちろん白米、それに緑茶か酒だった。赤肉や乳製品を使わないこうした料理は、乳がんや前立腺がんなどの成人病の発症を遅らせる効果がありそうだが、油でギトギトに炒めた野菜や白米はきっとそれぞれ肥満や糖尿病のリスクを高めるだろう。学生たちから中国の料理についてどう思うかと聞かれると、伝統的な中国料理が好きだと答える。野菜をラードで軽く炒め、米を手回しの粉挽きで挽き、ヤムイモ、大麦等の穀類、昆虫、魚を添え、肉の代わりにカエルを使っていた頃の中国料理だ。残念ながらこうした料理は急速に過去の思い出となりつつある。今では蚌埠市周辺の田舎を高速鉄道が轟音を立てて疾走し、車やトラクター、バイクが徒歩での移動に取って代わり、流行遅れのラードに代わって大豆オイルやコーンオイルなどの安いサラダ油が登場し、増えた収入が肉や牛乳を買うのに費やされ、米は雪のように白くなった。近代化に夢中になっているこの国では、こうした食生活やライフスタイルの変化が健康にどれほど悪影響を及ぼしてきたかに国民が気づくのは、あと一世代先のことになるだろう。そのとき中国人たちは、祖先たちが過去に何を食べ、どう生きていたかを見直しはじめることになる。

万能薬

——水・アルコール・乳製品

多くの子どもたちが望ましい日常食を摂っていない……
日常の食事は身体を維持し、重大な慢性病から守るために
欠かせない大切な栄養素の供給源である。

——グレゴリー・D・ミラー、ジュディス・K・ジャーヴィス、ロイス・D・マクビーン
『日常食と栄養ハンドブック』より

牛乳を飲むことは健康を脅かす重大な行為であり、
産業化された国々に見られる慢性病の
ほとんどを助長することを知っておくべきだ。

——ボード・C・メルニク
『牛乳——欧米の慢性病促進剤』

何千年も昔から、人類の健康に大きな影響を及ぼしてきた三つの液体がある。水、アルコール、牛乳だ。世界のいくつかの地域では、紅茶やコーヒーも大切な飲み物で、とくにここ数世紀は経済的効果の意味からも重要になっているが、紅茶やコーヒーの健康への長期的な影響についてはまだほとんど科学的に証明されていないため、この二つについては深く掘り下げないことにする。

水は、牛乳やワインはもちろん、コーヒーや紅茶に比べても、地味で冴えない飲み物に見える。一日にコップ八杯の水を飲みなさいという昔の教えも、今ではほとんど奇異にさえ感じられるが、それでも少なくともある種の水を飲むことの効能ついては活発な議論が交わされている。今からおよそ五十年前に、医師や研究者らが、「より硬質の」水（酸性度の低い、風呂場に水垢ができやすく滑らかさの少ない水のこと）を飲料水とする地域で暮らす人々は心臓疾患になりにくく、長生きする傾向があることに気づいた。寿命を延ばし、血圧を下げる効果をもつのではないかと最初に疑われた化学物質はカルシウムだった。しかしより多くのデータが収集されるにつれて、カルシウムは原因物質ではないとわかり、今度はマグネシウムに注目が集まった。マグネシウムが不足すると、心臓の鼓動のリズムがより不規則になり、脂質状態やインスリンのコントロールが悪化し、動脈へのプラークの蓄積が増える可能性があり、そのどれもが心臓疾患のリスクを高めうる。普通に考えれば、マグネシウムは野菜や果物、ナッツなど、マグネシウムをたっぷり含む食物から摂取されていると思うだろう。しかし、自然界の硬水に含まれるマグネシウムイオンは、食べ物やビタミン剤に含まれるマグネシウムよりもずっと簡単に体内に吸収される。水に含まれるマグネシウム成分の重要性は、地球上の、脱塩した海水やリサイクルされた下水などの地下水以外の水源への依存度が高まる地域にとっては特に気がかりな問題だ。わたしもお金があるときは、ミネラル成分を豊富に含むイタリア産の水を好んで飲んでいる。そのような水はとびきり美味しくマグネシウムをたっぷり含んでいるが、環境保護の観点からすると、またもちろんわたしの貧しい懐具合を考えても、飲料水を別の大陸から輸入する意味はほとんどない。

湖や小川、水たまりから直接飲む水が——健康にいいミネラルを摂取する素晴らしい方法だが厄介な寄生虫を取り込むことにもなる——人類の祖先の主要な飲み物だったことは間違いない。しかしそれ以外の飲み物にはもっと価値があった。まるでおとぎ話に出てくる魔法の薬のように、人々を大胆かつ愚かにする力や、強靭で長身にする力を秘めていたからだ。

今から何百万年も前の人類の祖先たちも、果物を発酵させたときのアルコール風味には馴染みがあったかもしれないが、まとまった量のアルコールを醸造できるようになるには、農業の発達を待たなければならなかった。これまでに見つかった一番古いアルコール使用の証拠は中国で見つかった、およそ七千年前のものだ。アルコールは揮発性が高いため保存性が低い（飲み残しのワインを捨てるのはそのせいだ）。そのため古代のアルコール使用の証拠は必然的に間接的なものばかりなのだが、頭のよい考古学者らが次のようなシナリオを考えだした。中国では少なくとも九千年前に稲作を行っており、米によってアルコール醸造は好調なスタートを切った、と。しかしアルコールの醸造には酵母菌が必要で、酵母菌は米では培養できない。古代中国の人々が思いついたアルコール醸造の独創的な方法とは、サンザシの実と蜂蜜（どちらも酵母菌を含む）を米（酵母菌がエタノールを生成するためのエネルギー源となる）と混ぜ合わせる方法だったと思われ、温暖な気候のもとではおそらく数日で発酵を始めたはずだ。現在では、アジアでのアルコール飲料の醸造には、一般的に米やその他の穀類の塊に糸状菌（カビ）を繁殖させる方法が使われている。糸状菌は、昆虫を介して、あるいは古い天井の垂木から落下してきたことによって偶然発見された。調査によって、五千年以上前にイランのザグロス山脈で大麦を発酵させてビールを作っていた証拠が見つかっている。地中海沿岸地域に関しては、おそらく薬草を加えてぶどうからワインを作るアイデアが、少なくとも紀元前三千年のエジプトには存在していた。

農業の到来以降に人類がアルコールの醸造を始めたことを示す証拠は多いが、人はなぜアルコールを好むのか、は驚くほど異論の多い問題だ。人間も含めて動物は、エネルギー密度の高い価値ある果物や花蜜を見つける手がかりとしてエタノールを探す本能をもっている、と考える科学者らもいる。たしかに、大規模産業化以前の社会のいくつかの食事においては、アルコール飲料は非常に重要なエネルギー源だった。十六世紀のイギリス人男性の一日のエールの摂取量は、一ガロンを超えることもあった。エタノールはカロリー密度の高い産出物だ。砂糖は通常一グラムで四キロカロリーだが、エタノールは一グラムで七キロカロリーの熱量があり、一グラムあたり八キロカロリーある脂肪並みだ。

しかし、鳥類やオオコウモリなどの果食動物に、熟れた果物とアルコール漬けにした腐った果物、あるいは異なる量のアルコールを含む二つの食物のどちらかを選ばせると、たいていアルコールをより含まないものを選ぶ。果食動物である細菌や脊椎動物にとってエタノールは有害な物質であるからだ。これを利用して、果物をめぐって果食動物と利害を争うサッカロミセスなどの酵母菌は巧妙な作戦を展開する。果糖をエタノールに変えて果食動物を追い放ったあと、アルコール酵素を働かせてエタノールを使いやすい糖に変え、ゆっくり消費しているのだ。

ところが、現代の人類に関しては、適量のアルコール摂取が、冠状動脈性疾患の予防に役立つという研究結果が次々と発表されている。一般的には、男性は一日二杯、女性は一日一杯のアルコール飲料（ワインやビール、蒸留酒など）が、冠状動脈疾患や虚血性脳梗塞（脳への血流が途絶える）、突然死のリスクを引き下げるとされている。こうしたアルコールの効果の理由はまだ明らかにされていないが、アルコールには、健康によいＨＤＬコレステロールと、コレステロールを動脈から運び出す働きをするたんぱく質（アポリポ蛋白Ａ－１）の血中濃度を高め、血液の凝固を促進して心臓血管疾患のリスクを高めると考えられているたんぱく質（フィブリノーゲン）の血中濃度を下げる効果がある。

多くの人々が、赤ワインにはバラ色の恵みがあると推奨しているが、この利点はおそらくアルコール全般にあてはまる。

とはいえ、アルコール飲料のこの効能が認められるのは主に冠状動脈性疾患のリスクのある人々で、つまり先進国で暮らす四十歳以上の人々だ。若い人々の死因は、事故や自殺、殺人など、むしろアルコールの摂取が状況を悪化させるものが多い（発展途上国に関しては、おもな死因は感染症なので、一日に酒を何杯飲もうが、死亡率を引き下げる効果はない）。実際、大量のアルコール摂取（とくに暴飲）の健康へのリスクについては数々の論文で証明されていて、たとえば肝硬変や脳出血（血管からの漏れまたは破裂）、上部消化管のがん、メタボリックシンドローム、高血圧や糖尿病、肥満などの諸症状のリスクを高めることがわかっている。

エタノールはブドウ糖と同じ炭水化物で、身体にエネルギーをもたらす働きをする。しかしエタノールとブドウ糖の代謝の仕方には重要な違いがある。ブドウ糖は人類やその他の生命体の中で長い進化の歴史をもっているため、全身の体組織で容認され、歓迎されている。一方、エタノールはインスリン反応を引き起こすことなく密かに肝臓に浸透し、先に述べたように肝障害やインスリン抵抗性、メタボリックシンドロームにつながりうる。

また、アルコールの害は男性よりも女性に多いことがわかっている、ということも覚えておいたほうがよい。同じ量のアルコールを摂取した場合、女性は一般に男性よりも身体が小さいため、アルコールの血中濃度が男性よりも高くなりやすい。女性の体脂肪の多さもまた女性の身体の水分容積を減らす結果となり、これもまた男性に比べて女性のアルコール血中濃度が高くなる原因だ。五十歳以下の人については、女性は男性に比べて胃のデヒドロゲナーゼ（脱水素酵素）の活動が弱い傾向がある。胃で分解されるアルコールの量が少ない分、大量のアルコールが血流に流れ込みやすい。過去に同様のアルコール濫用の経歴をもつ男女では、男性よりも女性のほうが肝臓を損傷しやすく、また損傷の進行も速い。アルコールを摂取した場合、女性は男性に比べて有害なアセトアルデヒドの血中濃度がより高くなる。女性の一日あたりの適量のアルコール摂取量がコップ一杯で、男性は二杯なのはそのせいだ。

アルコールがこれほど人の健康に害をもたらすものであるなら、アルコールとうまく付き合えるように遺伝子的な適応が行われているはずだ、と思うかもしれない。その通り——しかしその方法は驚くべきものだ。アルコール・デヒドロゲナーゼ（ＡＤＨ）遺伝子は、アルコールをアセトアルデヒドに変換するのを助ける遺伝子だ。アセトアルデヒドは通常はすぐに別の酵素（アセトアルデヒドデヒドロゲナーゼ）とグルタチオンによって無害な酢酸塩（エステル）に分解されるが、体内のアセトアルデヒドが多すぎる場合は、肝臓は必要なだけのグルタチオンを生成できず、その結果有害なアセトアルデヒドが蓄積されることになる。今から一万年から七千年前に、人類の間にＡＤＨ遺伝子の変異体が出現し、とくに東アジアで広まった。奇妙なことに、この遺伝子の変異体は有害なアセトアルデヒドをより大量に生成し、その結果顔が赤くなる、頭が痛くなる、二日酔いになる、といった東南アジアの人々がアルコールを飲むとよく出る症状を引き起こす。これらの症状がADH遺伝子保持者に飲み過ぎを控えさせ、つまり彼らを守っている。

ちなみに、アルコール中毒の治療に用いられるジスルフィラムという薬も、アルコール摂取後に頭痛や嘔吐を引き起こして、それ以上飲む気を失わせる効果がある。わたしの家族の話をすると、父と弟はどちらもアルコールを飲むと顔が赤くなり、ワインやビールを飲むのをとても嫌がる。兄とわたしはそうはならず、酒を楽しんでいる。実際、この防御的なADH遺伝子変異体をもつ人々は、アルコール依存症になりにくいという研究結果もある。うまい具合に、この遺伝子変異体の出現率は、米の栽培が最初に始まり、そのすぐあとに米を使った酒が――そして数々の派手な人間ドラマも――が生まれた場所で高まった。一方、地球上の他の地域については、東アジアから遠く離れれば離れるほど、この防御的な遺伝子変異体の出現はまれになる（イギリスやアメリカ大陸で暮らす人々にはめったに見られない）。つまり、防御的な遺伝子が生まれていないということは、それらの場所ではアルコール摂取の歴史も、アルコールの健康への破壊的影響の歴史もそれほど長くないということだ。とはいえ、中世のヨーロッパでは、適度に水で薄められたビールがよく飲まれていた。アルコール成分は、信頼できない上水道を殺菌するのにちょうどよかったのかもしれない。

今から八千年ほど前、中国人たちが稲を栽培し、それをサンザシの実とともに蜂蜜に浸して発酵させていい気分になる方法を見つけた頃に、北欧では、人々が牛の乳首から乳を絞り出し、自分たちで飲むための素晴らしい方法を思いついた。数年前に、スウェーデン北部にあるウメア大学で論文発表をする機会があり、そのときに一週間かけて国内を見て回った。チーズやクリームの香り高い乳製品たっぷりの料理と、スウェーデン人の惚れ惚れするような体格のよさがとても印象に残った。しかし背の高さと乳製品の摂取に関わりがあることは昔からよく言われていることで、牛乳好きの北欧の人々の背の高さには驚かなかった。意外だったのは、牛乳を飲んでいる国民が、世界最高の股関節部骨折の罹患率を誇るということだ。わたしたちは皆、カルシウムは強い骨をつくるとずっと教えられてきたから、牛乳とカルシウムの関係についての話題は、数々の戸惑いと怒りを込めた熱弁、そして反論を生み出す。果たして乳製品は本当に人の健康にいいのだろうか？

まず知っておくべきことは、牛乳は人が摂取するもののなかでもっとも複雑な物質だということだ。牛乳に比べればアルコールなどほんのお子様だ。牛乳は、カルシウム以外にも、三価のリン、飽和脂肪、カゼイン、ホエーたんぱく質、アミノ酸、効力の強いインシュリン様成長因子1（IG－1）、抗菌物質（ラクトフェリンやリゾチーム、ラクトペルオキシダーゼなど）、免疫系（T細胞、B細胞、免疫グロブリンA）の働きを高める物質、そしてマッドサイエンティストの貴重な発見物であるホルモンたち、たとえば性ホルモン（エストロゲン、プロゲステロン、アンドロゲン）や副腎ホルモン、下垂体ホルモン（プロラクチンと成長ホルモン）、視床下部ホルモン（ゴナドトロピン放出ホルモン、黄化形成ホルモン放出ホルモン、甲状腺刺激ホルモン放出ホルモン、ソマトスタチン）、副甲状腺ホルモン関連たんぱく、インスリン、カルシトニン、そしてボンベシン（欲求の充足や血糖値、胃液の酸度、胃腸のホルモンに影響を与える）などを含む。今もなお牛乳に含まれる新たなホルモンが発見され続けていて、だからリストはまだまだ長くなる。

何千年も昔に牛乳を飲みはじめた人々は、当初は消化不良に苦しんだことだろう。しかし、そのまま長く牛乳を飲み続ければ、大腸に進化的な適応が生じてラクトースの発酵が進み、水素ガスを減らせるようになる。また、チーズやバター、ヨーグルトなどの乳製品が開発されると、それらはより日持ちのする、不都合をもたらすラクトース成分の少ない食物となる。北欧だけでなく、アフリカの人々もやはり乳製品を食用にすることを思いついたが、おそらくそれぞれ別々に考えついたことだ。なにしろ北欧の人々と東アフリカの遊牧民がもつ、牛乳に含まれるラクトースを消化できるように適応的に進化した遺伝子は、別個のものだったから。一方、地中海沿岸地域や西アフリカなどではヤギの乳が食用に利用された。中央アジアの放牧民らは馬の乳を飲んだ（牝馬の乳は、牛乳に比べて、たんぱく質と塩分の比率がより人間の女性の乳に近い）し、ベドウィンはラクダの乳を飲んだ（ベドウィンはほぼラクダの乳だけで生きている。乳がもつ驚くべき生命維持力の証だ）。歴史を振り返ると、羊や水牛（南アジアや東南アジアで飲まれている。イタリア産の由緒あるモッツアレラチーズの原料だ）、ヤク、トナカイなどの乳も昔から飲まれてきた。

ラマやその近い親戚であるアルパカは酪農のちょうどよい候補だったのではないかと思われるが、古代のアンデス山脈（現在のコロンビア、エクアドル、ペルー、ボリビア、そしてチリを含む地域）の牛飼いたちがその乳を搾ることはなかった。ラマは荷物の運搬に使われ、より小さいアルパカは美しい羊毛の供給源となった。地理学者のダニエル・W・ゲーデが指摘しているように、ラマやアルパカはヤギや羊と同様非常に扱いやすい動物で、その乳が飲まれていても不思議ではなかった。インカ帝国はホワイトラマを繁殖させる高い技術をもっていたが、何らかの理由でラマやアルパカからコップ一杯のミルクをくすねようとは考えなかった。インカの歴史にも絵画にも言語にも、インカで酪農が行われていた形跡はない。ラマやアルパカの乳が飲まれなかったことについての考えられる一つの理由は、酪農は旧世界に普及していた文化的発明で、インカ帝国がスペイン人に征服されるまでアンデスの山岳地帯には伝わらなかったということだ。この地域に車輪の原理やアーチ、文字などの文化が伝わるのが遅かったのにも同じ理由があてはまる。アンデス地域の料理に乳製品が使われるのを遅らせた別の要因として考えられるのは、その地域の人々が、ポテトソースに石灰を混ぜたり、コカの葉を石灰と一緒に噛んだり、キノアを食べることによって、すでに食事から十分なカルシウムを摂っていたことが挙げられる。

動物の乳が広く飲まれなかったことについてのそれ以外の理由として考えられるのは、飲んだことがないものを嫌悪する心理的要因だ。欧米の国々では、牛乳を飲むことは慣れ親しんだ素晴らしい習慣だが、現代の欧米人の多くが、馬やラクダ、あるいは水牛の乳首からの分泌物を一気飲みすることには、たとえ世界の別の地域では昔から飲まれているものであっても抵抗を感じるだろう。東アジアの人々は、牛の乳は野蛮人の飲み物だと長年見下してきたが、政府や産業界の積極的な介入の結果、ようやく牛乳が飲まれはじめている。とはいえ、犬の乳は栄養たっぷりだと証明されたとしても、買い物かごに犬の乳のパックを放り込める欧米人が一体何人いるだろう？人は本来、人間以外の動物の体液に対する嫌悪感をもっていて、なぜならそれらの体液は悪質な感染症を媒介する可能性があるからだ。西洋の社会や文化では、牛乳は牛の乳だとよく知られているおかげで、牛やその乳には衛生的なイメージがあるが、それ以外の栄養があるかもしれない体液、たとえば馬の乳や豚の血液については、子どもの頃から喜んで飲んでいない限り、口に合わないと感じてしまう。

ついでに言うと、今の時代、乳製品が広く摂取されていることが、乳製品を摂取する国の人々にニキビに悩む人がとても多い理由の一つと言えそうだ。ハーバード公衆衛生大学院が実施した一連の大規模調査（ある調査は四万七千三百五十五名を対象とする）により、乳製品の摂取と若者のニキビの発症に関連性があることが明らかになった。調査によると、西欧化した社会で暮らす若者のニキビの罹患率は七十九から九十五パーセントであるのに対し、パプアニューギニアのキタバ島の島民やパラグアイの狩猟採集民にはニキビは一例も見られなかった。研究者のなかには、GI（グリセミック指数）値の高い西洋風の食事が血糖値やインスリンの値を急上昇させ、そのため男性ホルモンやIGF－1が大量に放出され、性ホルモンを結合させるグロブリン値が減少した結果、皮脂腺の活動が活発になり、そのせいでニキビが悪化すると説明する人々もいる。牛乳もまた、血中のＩＧＦ－１濃度を高めることでも知られている。とはいえ、ニキビを引き起こすリスクがより高いのは、全乳ではなく脱脂乳のようだ。全乳には飽和脂肪が含まれており、研究結果から、飽和脂肪には細菌の活動を抑える効果があるが、一価不飽和脂肪（サラダ油やナッツにも含まれる）は、おそらくは肌の浸透性を高める効果のせいでニキビの発生を増やすことがわかっている。

牛乳とニキビの関係がこれほど盛んに論じられていても、多くの人々は骨が弱ることを恐れて牛乳を飲み続けることだろう。アメリカやカナダで推奨されている、大人の一日あたりの標準的な牛乳摂取量は千ミリリットルで、一方ヨーロッパの大半の国は八百、日本は五百ミリリットルだ。いったいどれが正しいのだろう？　前にも述べたように、食事からより多くのカルシウムを摂取している国ほど、股関節部の骨折が頻繁に起きている。さらに言えば、カルシウムのサプリメントをやたらに飲んでいる人ほど股関節部骨折のリスクが高いように見える。最低必要量（一日に四百ミリグラム程度のカルシウム）を超えると、どれだけ多くカルシウムを摂っても骨が強くなることはなさそうだ。パプアニューギニアを旅したときも、宿泊させてもらった村の人々は乳製品など全く摂っておらず、乳を飲んだのは赤ん坊のときの母乳だけだったが、それでも驚くほどたくましい身体をしていた。ニューギニアの人々の股関節部の骨折率は、世界でも最も低いほうだ。そして股関節部の骨折率が最も高いのは、立派な体格をした、牛乳を愛する北欧の人々だ。

股関節部骨折は比較的記録が残しやすく、カルシウムと骨折の関係を示す明確な証拠となるが、骨粗相症に関する研究の大部分が、通説に反して、カルシウムサプリメントにはあまり効果がない、という残念な結果を示している（一方、大豆製品は女性の股関節部骨折率の低下に関与している。おそらく、日本の臭い納豆やもっと臭い中国の臭豆腐、ベトナムのトゥーンなどの大豆発酵食品に含まれるフィトエストロゲンやビタミンKの効果だろう。熟成ゴートチーズやブルーチーズ、ブリエ、チェダー、パルメザンなどのチーズもまた、股関節部骨折を防ぐビタミンKを含むが、モッツアレラやプロセスチーズなどの非発酵性のチーズはその限りではない）。

牛乳以外の食事から摂るカルシウムに前立腺がんのリスクを高める働きがあることが、複数の研究によって明らかになっている。たとえばナイジェリアのヨルバ族は酪農の歴史をもたず、九十九パーセントがラクトースを受けつけない。ヨルバ族の大半が、カルシウムをより効率的に吸収することを可能にする遺伝子の変異体をもち（彼らの伝統食に牛乳はなかったから）、それが骨密度を高めていると考えられる。しかし毎日大量のカルシウムを摂取する現代の食事においては、この超能率的なカルシウム吸収力は不利益をもたらす。なぜならその遺伝子をもつ人々はより高い前立腺がんのリスクを負うことになるから（前立腺の組織はカルシウムの影響を非常に受けやすいようだ）。アフリカを出自とする人々はしばしばこの遺伝子をもっている（アメリカ南西部に住むアフリカ系アメリカ人の七十一パーセント。一方東京で暮らす日本人の四十五パーセント、ヨーロッパ北西部を出自とするユタ州の住人の二十パーセントがこの遺伝子をもつ）。つまりアフリカ系アメリカ人は前立腺がんの高いリスクをもつが、この遺伝子をもたない少数のアフリカ系アメリカ人は、カルシウムの摂取量が少ない場合はとくに前立腺がんのリスクが低いと考えられる。

ヨルバ族同様、イヌイットもかつては乳製品のない低カルシウムの食事をしていた。伝統食を食べていたイヌイットの子どもたちのカルシウム摂取量は、おそらく一日二十ミリグラムだったと思われる。イヌイットはこの低カルシウム食に遺伝的に適応してきたため、カナダ風の高カルシウムの食事をしているイヌイットの子どもはしばしば血中のカルシウム濃度が危険なほど上昇し、腎臓に障害を引き起こしかねない状態となる。

一方、特に牛乳と大量の肉を摂取している牧畜民の場合は、それらの食物に含まれる大量のコレステロールに対処できるように遺伝子的適応が生じている。東アフリカの遊牧民であるマサイ族は、牛の乳と血と肉という、カロリーの三分の二を脂肪から摂るメガ級のコレステロールを含む食事に対応できるように遺伝子が変異している。彼らの一日あたりのコレステロール摂取量は、欧米人の平均的な摂取量の四倍から六倍にのぼるが、マサイ族のコレステロールの血中濃度は、欧米人よりもはるかに低い。マサイ族の遺伝子を調べると、コレステロールの代謝と合成、アテローム性動脈硬化症（コレステロールの沈殿による動脈の硬化）、ラクターゼ持続性（訳注：成人になっても乳糖を分解するラクターゼの生成が衰えない）に関わる遺伝子に変異が認められる。これらの遺伝子的適応が、マサイ族をミルクたっぷりでコレステロールの多い食事にうまく適合させているのだと思われる。

イギリス人やスカンジナビア人、北インド人らが伝統的に乳製品に頼ってきたことを考えると、彼らの大半が乳糖を分解する酵素であるラクターゼをもち、大人になっても牛乳への消化力を失わない（ラクターゼ持続症と呼ばれる）のにもうなずける。乳製品を常用する東アフリカや中東の人々も、特徴的に広くラクターゼに関連する遺伝子をもっているが、南インドや地中海東部では、同じ遺伝子の発生頻度は十五パーセント程度だ。西アフリカ、東アジア、アメリカ大陸でも、ラクターゼ持続症が見られる人はほとんどいない。全体的には、世界の三人に二人がラクターゼを生成する能力をもっていない。

北米では、さまざまな状況が重なって牛乳を飲むことがブームになった。十九世紀の終わりに、都市近郊の牧場が多かったことに加えて牛乳の保存法が改善されたことにより、牛乳の生産と消費が一気に高まった。アブラハム・リンカーン大統領が一八六二年に設立した米国農務省（USDA）には二つの使命が課せられた。アメリカ人の農産物の消費を伸ばして農業収入を増やすことと、食事指針を作成して国民の健康を促進することだ。USDAが含みもつ利害の対立は、酪農産業の影響力が高まり、一九一五年に、乳製品を摂ることの利点に関する研究を促すことを目的とする全国酪農協議会が結成されたことによって、ついに具体化した。一九一九年、第一次世界大戦後に牛乳が過剰供給となったのを受けて、USDAと酪農産業は、学校の生徒により多くの牛乳を飲ませる試みを開始した。ゲームや歌などを使った、牛乳の長所を取り上げた教材が、政府の推薦つきで学校に配られた。一方カナダでは、一八八六年に酪農産業が乳製品ではないバターの代用品――つまりマーガリンで、元々は牛脂から製造されていた――をカナダ市場からまんまと締め出した。しかし一九四八年に、カナダの最高裁がマーガリンの流通禁止は違憲であるとの見方を示し、その後はマーガリンの製造と輸入については各州が独自に規制をしてよいことになった。この抵抗運動の最後の砦となったのはケベック州で、二〇〇八年に黄色いマーガリンの販売を世界で最後に許可した州となった。

乳製品摂取に関する国民の健康の指針に、政界や経済団体から干渉があったことは嘆かわしいことだが、この干渉は乳製品の摂取は安全なのかどうか、安全であるなら誰にとって、という疑問への率直な答えとはなっていない。伝統食文化のすべてがそうであるように、世界でも乳製品が昔から食べられている地域、たとえば北欧や東アフリカの遊牧民たち、また北インドの料理は、その地域で育てられ、栽培されうる動物や植物などを食べ合わせることによって、食べる人々の栄養的必要を満たしてうまく機能する。何千年間も乳製品にさらされてきたことを考えれば、何世代にもわたってそうした地域で暮らすうちに、人々はラクトースを消化する大変さや、乳製品を摂取することがもたらしうるその他の負の影響に対処するための遺伝子構造をもつようになったはずだ。一方、乳製品をほとんどまたは全く摂らない地域、たとえばアメリカ大陸などでは、伝統食が、カルシウムも含めてその地で暮らす人々に必要な栄養分を補給している。だから彼らは、乳製品に特徴的な大量のカルシウムやコレステロール、その他の成分を処理する遺伝子をもっていない。また、乳製品が有益な補助食品となっている地域もあって、たとえば地中海沿岸地域のヤギのチーズや南インドのギー（澄ましバター）などは、健康に役立つ食物としてずっと食べ続けられるべきだ。伝統食を徹底的に変えてしまおうとすると、乳製品のない食事に大量の乳製品を加えたとしても、乳製品中心の食事から乳製品を除いたとしても、栄養バランスを悪くする危険性がある。おいしくて栄養バランスのいい食事を一から考え出すのは、何百世代にもわたって味わわれ、試されてきたものを食べるよりもずっと大変だからだ。

乳製品について考えるべきことがもう一つだけある。乳製品をたっぷり摂取すれば背が伸びるのは、ＩＧＦ－１や、それ以外のまだ発見されていないホルモンが牛乳に含まれていることを考えれば明らかだ。また背の高さはどの社会でも社交上望ましいことで、男性にとってはとくにそうだが、しかし背の高さは、前立腺がんや乳がんなどのある種のがんのリスクともたしかに関連がありそうだ。つまり乳製品を大量に摂取することは、背の高さと引き換えに健康を差し出すことなのだ。これは子をもつ親にとっては些細な問題ではない。背の高さは相対的な尺度であるから——たとえばカナダでの平均的な身長は、東アジアでは背が高いほうになる——理想的なのは、先進国の人々の身長が、この先何世代もの間に徐々に低くなり、長期的な意味での健康に最適な高さになることだ。そうなればもう誰も背が低いことを気に病まずにすむ。つまり、我々人類は、少なくとも産業化された地域で暮らす人々は、自分の身体が手に負えないほど背が高くなり過ぎてしまったのだ。小さいことが新たな美の基準となるべきだ。

盗人の真実

——感染症・寄生虫

（まるで）心臓が糸一本で吊り下げられているような気がした……
唇は紫色になり……動悸が激しくなった。

——J・リドリー
『セイロンのベリベリと呼ばれる風土病についての報告』

花粉症に関する一つの興味深い事実は、
花粉の影響をもっとも受けやすい人々、
つまり農民たちにこの病の患者がもっとも少ないということだ。

——チャールズ・ブラックレイ
『夏季カタルの病状と原因に関する実験的研究』

動物を狩って食べることがそれほど重視されなくなったあと、人類はその適切な代替品を探してきた。籾殻《もみがら》つきの小麦や米、とうもろこしの小さな粒、毒を含むじゃがいも、苦いオリーブなどは、香り高いパンやリボン型のしゃれたパスタやスパゲティ、茶碗何杯分ものふっくらした米、腹もちのいいトルティーヤ、栄養価の高いポテトシチュー、そして滋養たっぷりのオリーブオイルに生まれ変わった。ヤギや羊、牛、ラクダ、馬から絞った乳は、すぐれた工夫でヨーグルトやチーズ、バターに加工された。飼育されていた動物たちは、うんちやおしっこ、耕運作業、重い荷物の運搬、狩猟の補助、卵を産む、ネズミやその他の農作物の害虫を殺す、などの費用に見合った働きができなくなると、肉となって皆を喜ばした。我々人類は野生の植物や動物を飼い慣らしてきた。そうやって人類は数を増やしてきた。かつて豊かな生態系を有していた森林や川辺に村ができ、それらは急激に発展して町となった。今や人々は毎日建物の中で暮らし、過酷な出来事や略奪者から加えられる暴力、毎晩同じ村人たちと話す退屈から逃れることができる。新たな都会生活は、ものを大量生産する技術やサービスと引き換えに得た通貨を、住居や社会的刺激、そして町の周辺部から入ってくる食物に換える暮らしとなった。

食生活やライフスタイルの変化の多くは一見便利に見えるが、急激な変化がときに思わぬ重大な結果を引き起こすこともある。これまで見てきたように、人類の祖先は何百万年も昔から食物や環境の変化を経験してきた。人類の食物は、昆虫から果物、肉、小麦や米、じゃがいもやとうもろこしなどの農産物へと変化し、さらに牛乳やアルコールが加わった。一方このゆっくりとした変化に比べると、過去千年間の人類の歴史は、技術、科学両面の飛躍的進歩がもたらした怒濤の変化に満ちている。ところが生物の進化では、有機体が新しい環境や食べ物に適応するまでに何十世代、何百世代の時間がかかるため、新たな問題が生じた。

そのなかには、封じ込めたり阻止できたりしたものもあったが、大発生して居座り続け、力をつけて、容赦のない残忍さで多くの人々を悩ませたものもある。

ケネス・ジョン・カーペンターのすぐれた研究によると、人口密度の高い東アジアや東南アジアでは、七世紀頃から震えや麻痺、歩行困難、手足の腫れ、衰弱、慢性疲労などの不気味な症状が繰り返し報告されていた。患者の鼓動が速まるとたいてい死が近かった。そしてこの病気の発生地の偏りが報告者たちを戸惑わせていた。この病気は中国南部で流行していたが、北部では見られなかった。コレラが、中国と交易のあった日本の港から入って一気に日本中に広まったのとは違って、この病気は「感染」しなかった。流行地から移動した人が病気をもち出すことはなかった。日本の医師らは鍼治療を試み、温めた円筒を使って背骨に沿ってミミズ腫れを作ったりもしたが効果はなかった。西洋の医者たちは有毒な空気が病気の原因だと考えたが、この病気は船に乗り組むアジア人の間にもしばしば見られた。一八七〇年代当時、医学界では細菌熱が高まっていた。ルイス・パストゥールが、細菌を操作してコレラと炭疽病を治療することに成功した。ロバート・コッホが結核の病原体である細菌を発見した。東アジアや東南アジアの人々を苦しめているこの病気もまた細菌による流行病だったのだろうか？　しかし、ヒヨコを使った実験では細菌性の病原体は見つからなかった。

大麦を食べている人々にこの病気はなさそうだったことから、米食に何らかの関わりがありそうだと考えられた。しかしまた別の謎が浮かんできた。質の悪い米がこの病気のリスクを高めているようには見えなかったのだ。どちらかといえば、より美味しい米を食べる金銭的余裕のある人々のほうが、この病気に罹りやすかった。さらに奇妙なことに、オランダ領東インドでベリベリと呼ばれていたこの病気（訳注：脚気《かっけ》のこと）は、米を食べていない国々、ブラジルやカナダでも流行していた。

日本人の軍医とオランダ人の軍医が、それぞれの海軍勤務中に、食事にたんぱく質を加えることによってこの病状を大きく改善できることに気づいた。海軍の兵士たちはほっとしたが、ラットにたんぱく質は十分だがそれ以外の栄養は不足している食事を与えたところ成長せず、これはたんぱく質仮説の反証となった。さらなる研究の結果、ラットの生存には、たんぱく質、脂肪、炭水化物以外に、二つの物質が必要だとわかった。肝油やバターから摂取できる脂溶性の「ビタミンA」と、酵母や小麦麦芽、脱脂粉乳から摂れる「ビタミンB」だ。その後の研究で、ビタミンB2複合体とのちにチアミンと呼ばれるようになったビタミンB1が特定され、このチアミンにはラットやヒヨコにベリベリと同様の症状が表れるのを防ぐ効果があるとわかった。また精製されたチアミンの結晶には、微量を投与した場合でもラットやヒヨコの健康を回復する効果が認められた。

チアミンは米の籾に含まれており、米が精米され、高温に熱され、あるいは蒸されて洗浄される間に取り除かれてしまうことがわかっている。精米すると米の保存寿命は伸び、味もよくなるが、意図せずして胚芽に含まれるチアミンを食事から除去することになったのだ。蒸気を使った精米法をアジアに伝えた植民地支配者らは、ベリベリに悩む人を増やすことになったが、中国や日本の人々も精米を行って同じ症状に悩まされていた（ブラジルで食用とされているキャッサバや、ニューファンドランドの各地の港で食べられている白色粉［胚芽とふすまを除いた小麦粉］とベーキングパウダーで作るパンもまたチアミンが不足しており、それぞれの地域のベリベリの流行につながった）。

チアミン不足を解決する比較的簡単な方法が二つある。一つ目はパーボイルド米で、米を籾つきのまま水に浸してから茹でる南アジアの伝統的な米の調理法だ。この方法には籾を取り除く目的もあるが、胚芽が籾からチアミンを含む栄養分を取り入れる効果もある。アジアでベリベリが流行ったときも、パーボイルド米を食べている人々は病気にならなかった。しかしパーボイルド米はかび臭さと黄色がかった茶色の色合いが特徴的で白米のように柔らかくもないため、東アジアの人々に受け入れられにくかった。

もう一つの伝統的な米の下ごしらえの方法は、米粒を叩いたり踏んだりしてから、ふるいにかけるなどの方法で籾を取り除くやりかただ。この方法では籾を十分に取り除けないため、米粒の回りの「糠層」にチアミンが残っている。しかし、白米を食べ慣れている人々は、この精米機を使わずに精米した米もおいしくないと敬遠して、公衆衛生の担当者の努力を無にした。三つ目の方法はチアミンが豊富な豆と一緒に白米を食べることで、今でもアジアの幾つかの地域で行われている。結局のところ、ベリベリは精米に直接チアミンを加える方法ですっかり解決されたが、それはこの病気で多くの人々が非常に苦しんだ後のことだった。


ベリベリが東アジアの都市で猛威をふるっていた頃、ヨーロッパの医師たちは、疱疹や食欲不振、抑うつ、自殺企図などを症状とする新たな病を発見していた。この病気は「ペラグラ」と名づけられた。イタリアのロンバルディア人の方言でブツブツの肌を意味する言葉だ。ペラグラは金持ちよりも貧しい人々に発症しやすく、ベリベリの場合とは正反対だった。病気の発生場所もまた正反対で、ベリベリは主に東アジアや東南アジアの人々を苦しめたが、ペラグラの症例のほとんどはヨーロッパで報告されていた。

アメリカの医師たちも、おそらく一九世紀にはペラグラの最初の患者を確認していたが、この病気は大西洋をはさんだアメリカ側には存在しないと信じられていたため、観察報告がなされることはなかった。一九〇二年にアトランタのある医師が、貧しい農夫がこの病に罹っていると診断した。その後ペラグラの患者は目に見えて急増していった。一九〇六年になると、アラバマ州にある有色人種の精神病者を収容するマウント・ヴァーノン・ホスピタルには八十八人のペラグラ患者が入院していた。そのうちの八十名は女性で、半数以上の患者が亡くなった。不思議なことに、この病院の看護師は一人としてこの病気に感染しなかった。他の精神科施設からも病気の大流行が報告され、ペラグラは西はイリノイ州まで広まった。一九一二年には、およそ二万五千人がペラグラと診断され、患者の十人に四人が死亡した。ベリベリのときと同様、専門家たちは最初細菌が感染源ではないかと考えた。腐ってカビたとうもろこしを食べるとペラグラになると考えた人々もいて、幾つかの州でとうもろこしの検査を強化する法律が制定された。またペラグラは感染性があるとも考えられ、例外なくもっとも経済的に困窮した地区の出身者だったペラグラ患者たちは、ハンセン病患者のように避けられ、病院に行くことさえ許されなかった。

一九一四年二月、米国公衆衛生局の医務長官が、ハンガリー系ユダヤ系アメリカ人で優秀な疫学者だったヨーゼフ・ゴールドベルガー博士を招聘し、先の見えないペラグラの調査を引き継ぐよう依頼した。博士が依頼を受けたのは四十歳のときで、すでにさまざまな疫病を研究し——生き延びた——実績をもっていた。研究に着手してからすぐに、博士はこの病気には感染性がないのではないかと考えた。ペラグラ患者のすぐそばで働く医療関係者にこの病気の感染者が一人もいなかったからだ。むしろ原因は、貧しい南部の人々食事の典型である「3M's」、つまり脂肪たっぷりの豚肉（meat）、糖蜜（molasses）、そしてコーンミール（cornmeal）にありそうだった。この「3M's」に沿った単調な食事を食べている孤児たちや精神病施設に収容されている患者たちはペラグラを発症したが、同じ施設に勤めているがより多様な食物を食べられる職員たちはペラグラを発症しなかった。

ゴールドベルガー博士は、ミシシッピ州の刑務所で、実験に参加すれば刑務署長から特赦を与えられるという条件でボランティアを募り、実験を行った。六ヶ月間コーンブレッドとコーンスターチ中心の食事を与えたところ、ボランティアの囚人たちの半数以上が皮膚疾患を発症し（疾患は生殖器から始まった）、それ以外の者たちにも、それほどひどくはないが同様の症状が認められた。博士は細心の注意を払って実験を行ったが、その特異な手法について博士自身も刑務署長も厳しい非難を浴びた。さらに、実験結果がペラグラには感染性があるという通説を覆したばかりか、栄養不足の仮説が南部の貧しさを浮き彫りにする結果になったことが、誇り高い南部の政治家や愛国者たちの怒りを買った。

それでも博士は、批判的な人々にペラグラは感染しないとわかってもらう努力を続け、とうとう自分や妻や同僚たちにペラグラ患者の血液を注射し、ペラグラ患者の皮膚の鱗屑や便、乾燥させた尿をパン生地で包んで呑み込むということまでやってのけた。この混合物を食べても吐き気や下痢が起きただけでペラグラにはならなかった。批判的な人々の信念を揺るがすことはできなかったものの、自身の努力と研究の結果、博士は腐ったとうもろこしではなくアミノ酸の欠乏がこの病気の鍵であると確信し、不足しているアミノ酸を特定しようと考えた。しかしその使命を成し遂げないまま、一九二九年に腎臓癌で亡くなってしまった。

最終的には、博士の仮説が正しかったことがわかった。とうもろこしには必須アミノ酸の一つであるトリプトファンが不足していることが明らかになったのだ。トリプトファンは人の体内でナイアシン（ビタミンB3とも呼ばれる）を生合成するために使われている。一九四〇年代までにビタミンB3強化食品が開発され、貧しいアメリカ人にとって脅威だったペラグラは一掃されたが、すでに三百万人がこの病に苦しみ、およそ十万人が亡くなった後のことだった。イタリアでは一九世紀の終わりに、とうもろこしばかりの食事を余儀なくされていた北部の農村でペラグラ患者が急増したが、その後移住（おかげで地元の賃金が上がり、移住労働者たちからの送金が村に届いた）や産業化、農産物の収穫量の増加、小麦価格の下落（ナイアシンが不足しているとうもろこしの代用品となった）などで経済状況が改善すると患者も見られなくなった。一九三〇年代にはペラグラはイタリアから姿を消した。

アメリカでとうもろこしの製粉が機械化されたのは一九〇〇年代の初めで、この方法には、胚芽を取り除いて処理済みのとうもろこしの保存寿命を高める効果があった。しかし残念ながら、この胚芽もまたナイアシンを含む部分だ。ペラグラの流行期には鉄道に近い地域ほどペラグラの罹患率が高かった。小売店に近く、工場で製粉されたコーンミールが手に入りやすかったからだ。田舎では、人々は水車を使った石臼の粉挽きなどの伝統的な方法に頼っていて、その方法だと胚芽が残りやすくペラグラのリスクを下げる結果となった。ずっと昔からとうもろこしを栽培し続けているアメリカの先住民たちは、自分たちの貴重な作物を安全に食べる方法を知っていた。試行錯誤を繰り返し、隣人の真似をしながら、ライムや木の灰などのアルカリ性のものと一緒にとうもろこしを調理する方法を身につけた。そうするととうもろこしに含まれるトリプトファンやナイアシンの有効性が高まり、ペラグラの発症を防ぐことができた。ナイアシンを保持するための工夫は他にもあって、トホノ・オ＝ダムやホピ族は、完熟のものよりナイアシンの含有量が高い、熟していないとうもろこしを焼いて食べていた。

ベリベリが東アジアに鋭い爪痕を残し、ペラグラが南欧で威力を増していた頃、別の病気がヨーロッパ北部の都市を襲撃していた。一六三四年、イギリスで亡くなった十四名の死因が、背骨や肋骨の変形や手足の湾曲を幼児期から放置した結果だと結論づけられた。この症例は紀元前九〇〇〇年にはバルカン諸国で、また古代エジプトや紀元前三〇〇〇年頃の中国でも発見されたが、一八世紀に入って、産業革命後のヨーロッパの都会で暮らす人々の間に大きく流行した。またこれは子どもに限った病気でもなく、北欧や北米の都市や町で暮らす高齢の女性たちの骨折率も高かった。

当時は「体液」に基づく医学理論が盛んだったため、現在ではくる病として知られているこの症状は、体液のバランスが冷えに傾いていることが原因とされた。ビタミンDの豊富な栄養源であるニシンは「冷たい」食物であるとして禁じられた。農民たちはワタリガラスの肝臓（肝臓はビタミンDの代謝にとって重要な臓器だ）を食べるという自分たちなりの治療法を見出した。北欧の漁師たちは、民間療法として昔から魚のレバーを食べてきた。しかしタラの肝油を飲むのは勇気がいった。肝油はレバーを腐らせて表面に浮き出してくる油をすくい取ったものだ。だからもちろんぞっとするほど嫌な臭いがする。

医師たちがタラの肝油や日光浴、放血、骨を折って接ぎ直す治療、そして子どもの身体の歪みを直すために檻に入れて吊るす方法の利点について話し合っている間に、くる病は移住者たちとともにアメリカ大陸へと移動した。一九一〇年から一九六一年までの間に、アメリカ国内のくる病が原因と認められる死者は一万三千八百七人にのぼり、その大多数が一歳未満の乳幼児だった。肌の色が黒い子ども、なかでも北部の都市で暮らす者はとくにこの病気に罹りやすかった。その後、一九一九年から一九二二年にかけてウィーンで研究者らによって実施された一連の研究により、くる病の予防と治療にタラの肝油と日光浴が有効であることがようやく立証されると、タラの肝油やビタミンD強化牛乳の投与や太陽光の利用により、くる病は徐々に撲滅されていった。それでも、いまなお患者は発生している。

ベリベリやペラグラ、くる病の苦しみはほとんどが過去のものだが、これらの病気の歴史から学ぶべき重要な教訓がある。どの病についても、解決へと進むためには大規模な思考の転換――

パラダイム・シフト――が必要だった。くる病の場合、昔ながらの体液理論がヨーロッパの医学の専門家たちに「冷たい」食物であるニシンの効果を疑わせた。今となっては、ニシンはビタミンDを豊富に含む食物で、くる病を緩和する効果があったはずだと――くる病に苦しむ子どもたちの身体の歪みを直すために使われていた檻よりずっとよい治療法だったはずだとわかっているけれど。ベリベリやペラグラについては、医師たちはそれらの病気が細菌感染によるものだという思い込みから離れられず、栄養不足についての調査に重大な遅れが生じた。

しかし、ビタミンが重要な役割を果たしているとわかると、ことはトントン拍子に進んだ。工場で大量生産される食物にビタミンB1（チアミン）やB3（ナイアシン）、ビタミンDを添加するのは簡単だった。これまでの習慣を変える必要もなく、ビタミンは安く生成できるため、誰もそれを加えることに反対しなかった。そのうえ、ビタミンを製造する会社は大きな利益を上げたので、ベリベリやペラグラ、くる病の悲劇は、資本主義社会がもっとも心地よく機能できる形で、つまり利益の匂い、満足できる安い商品、そして公権力からの最小限の口出しのもとに回避できた。しかし不幸にも、利益の匂いとビタミンを使った簡単な治療は人々の目をくらませ続けた。十分に栄養を摂っている現代人にとってのビタミン剤や抗酸化剤の効果が立証されていないにもかかわらず、アメリカのサプリメント産業は二〇一〇年には二百八十億ドルという巨額の売上高を記録した。魅惑の「スーパーフード」も同様に怪しげだ。

今日、産業化された社会はいくつもの新しい流行病に直面していて、その新たな治療法の可能性が模索されている。けれどもそれらの病気の原因が、身体の機能についての過去の医学的見解と大きく食い違っているため、医療の専門家の間にも、一般の人々の間にも数々の意見の衝突や困惑が広がっている。ここでは、過去の理解の枠組みをすっかり変えてしまう二つの病気を取り上げる。日光不足が引き起こす疾患とアレルギー性疾患だ。現代では、近視とアレルギー性疾患は、ここ数百から数十年間に起きた生活様式の急激な変化によって引き起こされたものだと考えられている。近視を理解するためには、目の成長を促す太陽光線の役割を考え直す必要があり、アレルギー性疾患を手なずけるためには、衛生や細菌との戦いについて、また免疫システムへの日光やビタミンDの影響についても新たな視点で見直すことが求められる。

進化の観点から見ると、近視は大きな謎だ。狩猟採集の時代には、後をつけてくる捕食者や森の中の美味しいごちそうを見つけられない者は、誰であれ大きな不利益を被ったはずだ。近視についての記述が最初になされたのは古代ギリシャ時代だが、その後二千年間に、近視になる人とならない人がいるもっともな理由を考えついた人はいない。昔から言われているのは、本を読んだり物を書いたりという（今の時代ならコンピューターやスマートフォン、手持ちサイズのビデオゲームなどの）近くでものを見る活動をやり過ぎた結果、目の筋肉の緊張が長引き、それが恒久的な近視につながったという説だ。この説は遅くとも一八六六年には提唱され、理にかなっているように思われた。子どもたちが近視を発症するのは学校に入学してしばらくしてからだし、近視はホワイトカラー層により多く見られ、教育レベルが上がるにつれて増えるからだ。しかし近くでものを見ることの視力への主張されている影響を検証する実証的研究の結果はまちまちで、また、近くでものを見た影響を矯正するためにさまざまな種類のレンズを使う方法にも、今のところ子どもの近視の進行を抑える効果は認められていない。その一方で、近視の罹患率は東アジアなど、特定の地域で上昇している。たとえばシンガポールでは、二十年間に近視の罹患率が二倍に増え、若い男性の四十三パーセントが近視となっている。

近くでものを見るのが近視の原因だとする説の実証的研究が、その説を実証できなかったのとは正反対に、異なる三つの国で行われた一連の研究から、戸外でよく遊ぶ子どもほど近視が少ないことがわかった（オーストラリア、アメリカ、シンガポール）。近視の出現傾向について一番確実に言えるのは、日光には近視を予防する効果があるということだ。この傾向はヒヨコとサルを使った対照実験でも再現され、また紫外線への曝露と近視の関係に特に的を絞った研究でも証明されている。日光が近視を予防する理由としては、明るい太陽の下では焦点深度が非常に深くなってより明晰な網膜像が得られることや、日に当たることによって網膜から分泌されるドーパミンの効果が考えられる。日光の予防効果説は、東アジアに比べてヨーロッパでの近視の罹患率の低さを説明する手がかりとなるだろう。茶色い瞳に比べて青い瞳は虹彩に含まれるメラニンの量が非常に少なく、そのため青い瞳はより強い、あるいは異なる波長の光の影響を受けやすい可能性がある。近視を引き起こす仕組みを完璧に説明するためにはさらなる研究が必要だが、今の段階では、家の中により多くの光を取り込んで、自然の強い日差しにより近づける工夫をするのもいいだろう。逆に、子どもたちをもっと戸外で遊ばせる選択をするのもいいだろう。

近視のリスクを低下させる効果に加えて、明るい光は人の脳内のセロトニンの生成を促し、季節性情動障害（SAD）や抑うつの苦しみを和らげる効果をもつ。カナダの精神病棟でうつ病の治療を受けている患者のうち、偶然日当たりのいい東向きの病室に入院した患者は、薄暗い病室を割り当てられた患者に比べて退院が三日早かった。日光の抗うつ効果は、おそらく入院日数を短縮する以上の働きをしていそうだ。心筋梗塞で心臓外科の集中治療室に入った患者のうち、薄暗い病室に入院した患者は、明るい病室に入った患者に比べて死亡率が高かった。四年間にわたる調査の結果、北向きの薄暗い四つの病室のどれかに入院した患者の死亡率が十三・二パーセントだったのに対して、南向きの日当たりのいい四つの病室のどれかに入院した患者の死亡率は七・七パーセントだったことがわかっている。

日光や緯度の影響は、統合失調症や自閉症などの今なお研究者らを困惑させている慢性疾患の患者についても認められている。より寒冷な北方の国の人々は特にこれらの病に苦しめられていて（統合失調症に関しては、肌の色の濃い移民の子どもほど罹りやすい）、研究者らは、これらの病気と日差しの少なさを結びつけているのが、メラトニンの分泌阻害なのか、ビタミンD不足なのか、あるいはそれ以外の要因があるのかを解明しようとしている。

放っておいても、肌はできる範囲で紫外線（詳しくは中波長紫外線UVB）からビタミンDを規則正しく生成している。人の身体がさまざまなホルモンを使って自動運転しているのと同じだ。それでも、ビタミンDの生成を肌だけに任せておくことには二つの大きな問題がある。一つ目は生まれもった素肌の問題だ。人類の肌の色は、ビタミンDの生成と、がんを誘発する紫外線からの保護、そして葉酸の破壊を防ぐ（葉酸、またの名をビタミンB9は、紫外線を浴びることによって簡単に破壊される）効果の最適なバランスをとれるように何千年もかけて進化してきた。人類がアフリカを出てヨーロッパや東アジアに移り住んだとき、その新たな地で暮らす人々の肌の色は進化とともに薄くなった。日光が人の生死に関わる重要な要因だったことを示す強力な証拠だ。とはいえ肌の色はコートを着替えるようには変えられず、数百年前にヨーロッパの人々がアメリカやオセアニアの日当たりのいい植民地に居住しはじめてからは、またわたしの両親のような熱帯の国の人々が全く正反対の極寒の地域に移住したときには、素晴らしい適応の結果だった肌の色が突然不利益をもたらすものとなった。白人の友人たちが、カリフォルニアやオーストラリア、南アジアの太陽を浴びてひどい日焼けをする一方で、わたしや熱帯から移住してきた友人たちは、オタワやウメア、札幌の日差しの少なさに元気をなくしてしまう。

ビタミンDの生成を肌に任せきりにすることの二つ目の問題点は、日光を浴びる頻度だ。こんがり肌を焼く余裕のある人々にとっては、日焼けは季節による紫外線量の変化に肌が適応するための手段となる。しかし今の時代、社内で一日中過ごす日差しに飢えた会社員たちは、週末になると戸外へ飛び出して遊び、あとの一週間は再びオフィスに閉じこもって働く。このように日焼

け と引きこもりを交互に行う生活様式は、ひどい日焼けとメラノーマと呼ばれるもっとも危険な皮膚がんを引き起こすリスクを高める。皮膚がんを防ぐために日焼け止めを塗りたくるが、その方法が有益なのか有害なのかもはっきりわかっていない。日焼け止めは人々に間違った安心感を与え、さらに長時間戸外で過ごさせる結果になるかもしれないし、日焼け止めがはがれたらまた塗り直すやり方は、太陽光への曝露の危険な間欠効果を高めるかもしれない。それに加えて、オゾン層の破壊により、わたしたちの肌が進化的に適応できる以上に紫外線量が増え続けている可能性がある（大都市のオゾン層汚染は逆の効果をもたらし、紫外線がわたしたちの肌に到達するのを遮ってくれるかもしれないが）。

当然ながら、多くの人々が、文化的理由や健康上の理由で紫外線の危険をすべて除外する決断をし、日傘や長袖の服で身を隠したり日焼け止めを厚塗りにしたりしている。しかしそうするとビタミンDが不足してしまい、また振り出しに戻ることになる。ビタミンD不足を心配してやたらとビタミンDの錠剤を飲む人々もいるが、問題は健康にちょうどよいビタミンDの量がどれだけで、ビタミンDのサプリメントが我々の免疫系にどう作用するか、あるいはがんなどの病気のリスクをどれだけ高めるかを誰も知らないことだ。自分の話をすれば、わたしはカナダが好きだ。静かで町に活気のない夏場はとくに。しかし極寒の冬のカナダに不似合いな自分の痩せた茶色の肌が嫌で、乏しい予算とスケジュールが許す限り、冬は熱帯の地で過ごすようにしている。

アレルギー性疾患の大半はほんの数十年前にはまったく知られていないものだった。欧米ではアレルギー性疾患が増えた時期が二度あった。喘息が最初に知られるようになったのは五十年前で、二〇〇〇年代には罹患率がピークに達した。それに追い打ちをかけるように、食物アレルギーが欧米の国々を襲った。これまでに実施されたもっとも大規模な食物アレルギーのスクリーニング検査の一つから、メルボルンの幼児の十パーセントが、ピーナッツ、卵、ゴマのいずれかの食物アレルギーをもっていることが明らかになり、それは小児科医や研究者らの予想を上回る割合だった。一方アジアでは、現在喘息の罹患率が急激に高まっていて、そのうち食物アレルギーとアトピー性湿疹が増えてくると予測されている。興味深いのは、アジアではちょっと変わった食品もアレルギー反応を引き起こしていることだ。たとえばシンガポールでもっともよくアナフィラキシー（急激に起こる重大なアレルギー症状。湿疹や息苦しさを含む）を引き起こしているのは、食べられる鳥の巣、つまりドウクツアナツバメの唾液でできた中国の珍味だ。日本でよく知られているアレルゲンはそばで、韓国ではクリが、インドではヒヨコ豆が同様にアレルギー物質として知られている。欧米では卵、牛乳、ゴマがアレルギー症状を引き起こしやすいことが報告されている。

なぜ今になってアレルギーの流行はその醜い頭をもたげたのだろう？　そしてそれにどう対処すればよいのだろう？　研究者らは、アレルギーが増えている原因ではないかと疑われる、伝統食や生活様式に生じた三つの大きな変化について検討してきた。一つ目は産業化社会の食生活が、炎症を抑える効果をもつオメガ3脂肪酸よりも、炎症を促進するオメガ6脂肪酸を多く含むものに変わったことだ。この食事内容の変化は、家畜に牧草や昆虫などの自然界のもの自由に食べさせるのをやめて、とうもろこしなどの種実類を与えるようになったこと、ゴマ油やサラダ油などの加工油が広く使われるようになったこと、野生の植物や動物を狩猟採集するのではなく、大量生産された食品に頼るようになったことに由来する。近年の研究の多くが、子どものアレルギー性疾患とオメガ3脂肪酸、オメガ6脂肪酸の摂取の関わりを詳しく調べている。フイッシュオイルのサプリメントを飲んでいた母親から生まれた子どもは、オリーブオイルのサプリメントを飲んでいた母親から生まれた子どもに比べて、猫のアレルゲンや卵に対するアレルギー症状を示す例が少なかった。幼児期により多く魚を食べた子どもほど、喘息やアトピー性皮膚炎、アレルギー性鼻炎（一般には花粉症と呼ばれるが、アレルギー性鼻炎は花粉以外へのアレルギーも含む）を発症するリスクが低く、アレルギーの血液検査で測定される抗体も少ない。母親に喘息の既往歴があっても、妊娠中に少なくとも週に一度は脂肪分の多い魚を食べていた場合、生まれた子どもに喘息が認められる例は少なかった。一方、母親が妊娠中にフィッシュスティックを好んで食べていた場合は、子どもが喘息を発症するリスクがより高かった。フィッシュスティックの原料はタラやポラックなど、オメガ3脂肪酸の含有量の少ない魚だ。さらに、アメリカのフィッシュスティックは、全重量中の魚肉の割合が四十から七十二パーセントで、衣は高温処理したとうもろこしやアブラナ、綿の種子、そして大豆など、炎症を起こす効果のあるオメガ6脂肪酸をたっぷり含む油でできている。さらに悪いことに、これらの油は高温に熱せられるとトランス脂肪酸に変わり、それもまた炎症を悪化させることで知られている。ドイツで実施された研究からもほとんど同じ結果が得られた。妊娠の最終月に母親がマーガリンか植物油（どちらも炎症を起こすオメガ6脂肪酸の含有率が高い）を摂取していた場合、子どもが二歳までにアトピー性皮膚炎を発症する可能性が高いことがわかった。母親が妊娠最終月に魚を食べていた場合は、子どもがアトピー性皮膚炎を発症する可能性はより低くなり、これは、もしもオメガ3脂肪酸にアレルギー性疾患を抑える効果があるならそうなるだろうと予想される通りの結果だった。

論理的方向性と証拠は、炎症性のオメガ6脂肪酸とトランス脂肪酸の多い食物がアレルギーを引き起こすことを明確に示しているが、今のところオメガ3脂肪酸の豊富な食物がアレルギー症状を消失させる魔法の杖である、ということは少なくとも大人に関しては証明されていない。今言えるのは、少なくともオメガ3脂肪酸とオメガ6脂肪酸の修正力に関しては、重要なのは母親が食べていたもの、あるいは自分が子ども時代に食べていたもので、その後の人生でどれだけ努力するかではなさそうだ、ということだ。目下のところ、小児科医は乳児がアレルギー性疾患を発症するリスクを抑えるために、生後四ヶ月から六ヶ月までは母乳を与えることを勧めている。耳寄りな情報ではある。花粉症シーズンの到来を恐れている巷のジョーやジェーンには大して役に立たないだろうが。

アレルギー性疾患の増加についての二つ目のよくある説明は、ビタミンDの役割についてのものだ。このようにビタミンDへの関心が高まったのは、ビタミンDレセプターがほぼすべての免疫系細胞に認められることと、赤道から遠く離れるほど免疫系疾患の患者が増える傾向があるとわかったことによる。ビタミンD不足と喘息、アレルギー性鼻炎、食物アレルギー、アトピー性皮膚炎の関係については、長年研究が行われてきた。地球上で喘息に苦しむ患者は三億人近い。血中のビタミンD濃度の高い子どもほど喘息の罹患率が低いこと、あるいは喘息をより上手くコントロールできることがわかっている。またビタミンDを十分摂取した母親が出産した子どもは、喘鳴《ぜんめい》（しばしば喘息の症状とされる）をもつ率が低い。

日照時間が短く、喘息の罹患率が高いフィンランドは、ビタミンD不足とアレルギー性鼻炎の関係を調べるのにうってつけの場所だ。研究者らは、出産した母親たちに妊娠の最終月に何を食べていたかを尋ねた。妊娠の最終月に母親が食物やサプリメントからビタミンDをより多く摂っていた場合、子どもがアレルギー性鼻炎か喘息のどちらかを発症する率は低かった。子どもの成長のある重要な一時期に、ビタミンDのアレルギー性鼻炎への影響力が高まるというこの事実は、オメガ脂肪酸の摂取の時期とアレルギー性疾患の発症の関係とまったく同じだ。

食物アレルギーを発症するリスクも、ビタミンD不足によって高まるのだろうか？　つい最近まで、それは誰にもわからないことだった。食物アレルギーの定義は国によって違うこと、また食物アレルギーに関する研究は少ない個体数について行われがちなことがその理由だ。研究が飛躍的に進んだのは二〇〇二年で、マントバの研究者らが、エピペンの処方データを使ってアナフィラキシーの発症率を調査しようと思いついたのがきっかけだ。エピペンは、アレルギー発作が起きた場合にエピネフリン（アドレナリンとも呼ばれる）を自分で緊急投与できる注射器で、もっともよく使われるのが食物アレルギーによるアナフィラキシーショック時だ。カナダやその他の国々では、エピペンの機器一式を入手するには処方箋が必要だ。そのためエピペンの処方データをもとに、研究者らは初めてアナフィラキシーの発生パターンを詳細に知ることができた。アメリカのエピペンの処方データを医師らが詳しく調べた結果、エピペンの処方率は北東部の州でもっとも高く、南西部の州ではもっとも低いことがわかった。アナフィラキシーにどこよりも苦しめられているのは雪の多いマサチューセッツ州だった。この競争の幸運な敗者は？　もちろんハワイ州の人々で、僅差でニューメキシコ州、カリフォルニア州が続く。北東部のニューイングランド地方とその他のアメリカ各州のエピペン処方の差は、年齢、性別、人種、収入、健康保険の有無、アレルギー専門医や小児科医、大人専門の初期診療機関、救急医の人数など、考えられる州間の差異の要因を差し引いても依然として実証できた。オーストラリアでも同様の発生パターンが見出され、子どもに関するエピペンの処方とアナフィラキシーによる入院数はタスマニア州などのより寒冷な州のほうが多かった。

近年、アメリカやオーストラリアの研究者や医師たちが、ビタミンDとアレルギーを関連づける仮説の正しさを裏づけるさらなる発見を報告している。急性のアレルギー症状による救急診療部への入院事例は、アメリカ南西部より寒さが厳しいアメリカ北東部により多く、またボストンに住む五歳未満の子どもで秋から冬にかけて、つまり九月から二月までの生まれの者（日に当たる機会もビタミンDも不足しがちになる）は食物アレルギーを、それも特にピーナッツに対するアレルギーを、より起こしやすい。オーストラリアの曇りがちな気候の州は、日差しの多い州に比べて低アレルゲンの粉ミルクが処方される率が高く、またそのような日差しの少ない州で暮らす子どもたちは、ピーナッツや卵へのアレルギーをより発症しやすい（アレルギー性湿疹も）。つまりこういうことだ。寒冷な気候の土地で生まれたり育った人は、喘息、食物アレルギー、アトピー性皮膚炎などを発症しやすい、肌の色が濃い人や、屋内で過ごす時間が長い場合はとくに。

一九五〇年代から始まったアトピー性皮膚炎を対象とする気候療法は、ヨーロッパの富裕層をバルト海やフランスの大西洋沿岸や地中海沿岸、カナリア諸島のリゾート地、そして東欧や西アジアの温帯気候のさまざまな地域へと静養に向かわせた。アトピー性皮膚炎に日光が効くのは明白な事実だが、その効果を実証する科学的研究が始まったのはここ十年ほどのことだ。先駆的な研究の一つはボストンで行われたもので、ビタミンDを毎日摂取した子どもたちには、アトピー性皮膚炎の症状に改善が見られた（ただし十一人の子どもを被験者とする非常に小規模な実験だ）。イランで行われた実験からもビタミンDのアトピー性皮膚炎への同様の治療効果が証明された。アトピー性皮膚炎をもつイタリアの子どもの研究からは、症状の重症度がビタミンDの血中濃度の低さと正比例していることがわかった。二〇〇八年には、カリフォルニア大学サンディエゴ校の研究者らが、アトピー性皮膚炎をもつ人々は、肌の患部で抗菌ペプチドと呼ばれる抗菌性のあるアミノ鎖をより多く生成しており、ビタミンDのサプリメントを飲むと、保護効果をもつ抗菌ペプチドのアミノ酸鎖の生成が大きく高まることを発見した。

七年前には、アトピー性皮膚炎の一種である尋常性魚鱗癬の原因となる遺伝子が発見された。ヨーロッパ系の人々のおよそ九パーセント、シンガポール系中国人の七パーセント、日本人の四パーセントが、肌が正常に働くフィラグリンを生成するのを妨げる変異型遺伝子をもっている。フィラグリンとは、脂質と共同して水分や病原菌、刺激物、アレルゲンを体内に近づけないようにする働きをするたんぱく質だ。フィラグリンがないと肌は乾燥してうろこ状になり、かゆみも出て、傷ついた肌はさらにアレルギー反応を起こしやすくなる。人にアトピー性皮膚炎の素因を与える遺伝子がこれほど広まった理由は、いまだに解き明かされていない。このフィラグリンの変異型遺伝子のコピーを一つだけもつ人々のより透過性の高い肌には、結核やインフルエンザなどの低濃度の感染症への曝露を高める働きがあって、「自然のワクチン接種」の役割を果たしていたのではないか、という説もある。この変異型遺伝子を二つもつと重度の皮膚炎を発症して不利益を被ることになるが、それでもフィラグリンの変異型遺伝子が淘汰されずに残ったのは、この遺伝子を一つだけもつ人々の利益のためなのだ。

あるいは、アトピー性皮膚炎が高温多湿の気候でしばしば消失することを考えると、アトピー性皮膚炎は、空気を乾燥させる暖房や冷房が完備した建物の中で長時間過ごし、肌の油分を奪う熱いシャワーを毎日浴びるのが当たり前になった、産業化された現代社会の産物にすぎないのかもしれない。家族のなかで、母親とわたしは他の家族より焦熱の夏の暑さに強く、ふたりともエアコンが嫌いだった。蒸し暑いアジアには、ヨーロッパに比べてフィラグリンの変異型遺伝子をもつ人が多数存在し、それは、蒸し暑い気候の土地では、より長い年月をかけて透過性の高い肌への進化的淘汰が生じたという仮説と一致する。

日光が健康に良いという説が急速に拡大している。そしてそれは良いニュースでもあるし悪いニュースでもある。良いニュースは、人類の身体は大量の日光に耐えて活用するようにできていて、だから適量を浴びている限り、ビタミンDと日光と健康の関係が含みもつ些細な問題点は、興味深いことだがさほど重大ではない、ということ。悪いニュースは、日差しを避けたり、祖先が住んでいたよりもずっと暑いかずっと寒い地域で暮らしている人々、あるいはいつも室内で働いている人々にとっては、ビタミンDのサプリメントを飲むなどしても日光不足を補う応急処置にはならないということだ。次々に出てくる証拠は、ビタミンD不足がアレルギー疾患を引き起こすことを示唆しているように見えるが、いくつかの研究結果が、ビタミンDを多く摂るほどアレルギー疾患のリスクが高まることを示している。たとえば、アメリカ国内の一万八千二百四十四名の男女を対象とする調査結果から、ビタミンDの血中濃度が高い白人のアメリカ人は、アレルギー性鼻炎と診断されやすいことがわかっている。一方、三十年間にわたってフィンランド人の健康の記録を精査した研究者グループは、生後一年目に毎日ビタミンDの補給を受けていた人は（一日に二千IU以上。IUは国際単位）、大人になってからアレルギー性の過敏症やアレルギー性鼻炎、喘息を発症する可能性が高いと結論づけた。スウェーデンでは、食べ物やサプリメントでより多くのビタミンDを摂っている子どもたちは、アトピー性皮膚炎をより引き起こしやすいことがわかった。イギリスの研究結果は、血液検査でビタミンDの血中濃度が高かった母親が出産した子どもは、後にアトピー性皮膚炎や喘息を発症しやすいことを示した。さらに心配なことに、ビタミンDの血中濃度が高いと、食道がんや膵臓がん、男性の膀胱がんのリスクが高まるのではないかと考える研究者らもいる。ビタミンD研究の創始者の一人で、熱狂的な支持者でもあったフランク・ガーランドは、膵臓がんで六十歳のときに亡くなった。

ビタミンD賞賛者のなかには、これらの研究のサンプルサイズの小ささや、調査期間外に摂取したその他の食品の交絡変数を考慮していないなどの信頼性の低さを指摘する人々もいる。また、一番恐ろしいのはビタミンDを過剰に摂取しすぎることだと示唆する研究者たちもいる。ビタミンDのサプリメントに関してもう一つ考えなければならないのは、ビタミンDはホルモンだということだ。ホルモンは我々人間の身体的成長の時期や行動、生殖をつかさどるもので、従って人間がその働きに干渉することを快くは受け入れない。閉経後のホルモン補充療法の波乱の歴史がそのよい例だ。更年期特有のホットフラッシュや膣の乾燥などの症状から解放されるという謳い文句や、心臓血管疾患や股関節部の骨折を軽減するという間違った主張、そして革新的で巧妙な調剤法（エストロゲンとプロゲスチン［黄体ホルモン］を組み合わせて使うことにより子宮体がんのリスクを下げる）に魅せられて、一九九九年にはアメリカ国内の九千万人の女性たちが経口、経皮、経膣、注射によるエストロゲンなどの投与を受け、閉経後のホルモン補充療法の全盛期となった。ところが、その後二〇〇二年の半ばから、乳がんや心臓血管疾患などのリスクを高めるといった、ホルモン補充療法の危険を強調する報告が相次ぎ、エストロゲン補充療法の希望者は一気に減少。二〇〇三年に一時的にアメリカの乳がん罹患率が六・七パーセント減少したのもおそらくそのせいだろう。閉経は生物学的に仕組まれた生殖停止で、祖先の時代の母親たちが、子どもや孫たちが生き延びるためにまだ母親に大きく頼っている時期にさらに子どもを生む危険（人間の場合、直立歩行に適応するための骨盤の狭さと、人間の赤ん坊の頭が比較的大きいことにより出産のリスクは高い）を免れさせるための進化的適応だと思われる。そしてこの進化の仕組みを簡単に、つまり何事もなく踏みにじることは難しい。それ以外のホルモンを用いた治療法、たとえば成長ホルモンを使って高齢者の老化を防いだり、運動能力を高めるためにアナボリックステロイドを投与したりする試みについても同じことが言える。どちらの方法も、現在では、長期的にはその効果を上回る重大な健康への悪影響があることがわかっている。我々人類の身体は、ビタミン剤によってではなく、日光を浴びることによってビタミンDの使用を調節するように進化してきた。ビタミン剤を飲むことによってこの手順を省略することにはリスクがある。またビタミンDと人の身体の相互作用はあまりにも複雑すぎて、研究者にもビタミンDの適量を推し量ることができない。これは、栄養補助食品の歴史において何度も何度も繰り返されてきたことだ。とりわけベータカロチン、ビタミンA、ビタミンEのサプリメントでは、希望が高まっては打ち砕かれてきた。栄養補助食品に関するこの種の拮抗する助言にはがっかりさせられるが、結局のところは、健康を維持するということは、祖先の時代の生活を反映する食べ物やライフスタイルを見つけ、あとは自分の身体——何百万年にもわたる進化的改良のすぐれた産物——に任せることなのだ、と気づかされる。

ここまでは、アレルギー性疾患の増加についての考えられる主な二つの理由、オメガ脂肪酸の偏りとビタミンD不足について述べてきた。一九世紀に、イギリスの研究者らが、花粉症やアレルギー性鼻炎の患者が上流階級に限られていることに気づいた。そこから教育レベルや人種がこの症状と関わりがある可能性についての検討が始まった。一九六六年、イスラエルの研究グループが、多発性硬化症の発生率は、汚染されていない飲み水や、密集的でない生活環境、水洗トイレが使えるなどの、衛生状態の良さに比例して高まることに気づいた。その後、画期的な大発見が発表されたのは一九八九年のことで、ロンドン大学衛生熱帯医学大学院の疫学講師のデイヴィッド・ストラチャン教授が、家庭内に年上の兄弟がいる子どもは花粉症やアトピー性皮膚炎を発症する率が低いことを発見した。たしかに、さまざまな事例やさまざまな因子を含む大きなデータベースに目を向ければ、それらの因子のいくつかがまったくの偶然により一致することはあるだろう。並んでいる雲や岩が竜や馬に見えるのと同じだ。しかしストラチャンの研究の驚くべき点は、年上の兄弟が一人増えるごとに、子どもが花粉症か喘息を発症する可能性がその分低下していったことだ。まるできょうだいがいることに治療効果があり、年長のきょうだいが一人増えるごとにその効果が高まるかのように。このような規則的な傾向が偶然に生じることは相当ありえないことだ。そのうえ、ストラチャンはなぜこのような傾向が存在するかについて洞察に満ちた説明をした。子どもが病気に罹ると、きょうだい（両親も）にも病気をうつす。感染症の既往歴が何らかの理由で子どもが後にアレルギー性疾患を発症するのを防いでいる、というのだ。

この「衛生仮説」は、感染症とアレルギー性疾患との関係についての研究者らの関心を一気に高めた。研究者らは、子どもが次の条件を満たしている場合、アレルギー性疾患の症状やアレルギー性疾患の遺伝子マーカーに改善が見られることを明らかにした。

・帝王切開で生まれていない
・毛のある動物を飼っている
・保育園に通っている
・狭い住環境で暮らしている
・入浴や手洗いをそれほど頻繁にしていない
・予防接種を受けていない
・幼いときに抗生物質の投与をあまり受けていない
・布団やマットレスが不潔である

・農場で暮らしている
・身近に家畜がいる
・低温殺菌していない牛乳を飲んでいる
・下水設備や上水設備が完備されていない場所で暮らしている
・A型肝炎やヘルペス、麻疹にかかったことがある
・サルモネラ菌やピロリ菌（胃壁に炎症を起こさせる）、結核菌（結核の原因となる）などに感染している
・マラリアや巨大回虫、鉤虫、吸虫、蟯虫、鞭虫、トキソプラズマ原虫（通常は猫に感染するが、ネズミや人にも感染する場合がある）などの寄生虫や寄生虫症に感染している

オメガ3脂肪酸やビタミンD同様、病原菌や毒物への曝露も、それが人生の早い時期であればあるほどアレルギー性疾患の発症が減る傾向にある。欧米の子どもの多くが体験したことがあるのは、先に挙げたリストのおそらく三つ目までだろう。それ以外の曝露例は、農村育ちの子どもをアレルギーから守っているものだ。最後の四つは欧米の親たちをぞっとさせることだろうが、発展途上国の子どもたちの多くはこうした状況に置かれているし、実際、歴史を振り返れば人類のほとんどがごく最近まで体験していたことだ。

エフネ・バーンズが『Disease and Human Evolution』と題する素晴らしい本で書いているよ

うに、農業の発達は微生物にとって天の恵みだった。一般的な細菌やウィルス、原生動物、その他の寄生虫の望みはただ手頃な住処と、恋とセックスのチャンス、それにたっぷりの食料だけだ。たしかに、農業革命以前の狩猟採集民の暮らしは病気知らずの楽なものではなかった。前にも述べたように、生あるいは生焼けの肉を食べることにより、先祖たちは簡単に人に優しいサナダムシを体内に取り込み、それによって他のサナダムシの腸内への入植は防げたものの、彼らは長さ十五メートルにも成長する困った能力をもっていた。ただ幸運なことに、彼らと我々人類や他の哺乳類との長い進化の歴史の結果、サナダムシが宿主に重大な健康被害を及ぼすことはめったになく、サナダムシは大抵の場合宿主と平和的に共存している。一方、寄生虫の旋毛虫（旋毛虫症の原因となる）は、宿主が生、あるいは生焼けの状態で肉食動物に食べられることによって次の宿主へと受け渡され、平気で宿主の筋肉組織に潜り込んで免疫システムを狂わせてしまう。そして宿主はその旋毛虫そのものによって、あるいは旋毛虫がもつ毒の効果によって身体が不自由になる。宿主が死んでしまうと旋毛虫の幼虫はその場にとどまり、肉食動物が宿主を食べ、消化するのを待つ。運よく新しい宿主の胃に入り込めれば、消化液が幼虫の外皮を溶かす。それを合図に幼虫は腸に穴を開け、肉に潜り込み、成虫となって次の世代の寄生虫を生み出す。

しかし狩猟採集生活をしていた人類の祖先たちが対決しなければならなかったこのサナダムシや旋毛虫など、農耕生活を始めた祖先たちを待ち受けていた感染症に比べれば何でもなかった。そもそもその感染症は、もともと周囲の環境に潜んでいたが、衛生環境の悪さや、人々がひしめき合って暮らす住環境、人と飼育動物の個体数の増加、そして人工的な生息環境のおかげで大繁殖した寄生虫を原因とするものだった。マラリアやフィラリア、黄熱病、デング熱は、住居や動物の家畜小屋の陰で小さな刺客のように待ち伏せし、都合よくできた都会の水たまりや貯水池に卵を生みつける蚊によって媒介された。これらの蚊が媒介する病気は元は野生動物、とくに霊長類がもっていたものだ。マラリアを引き起こす原生動物は、元はマカックザル（訳注：アジア、北アフリカ産の短尾のサル）やチンパンジーに寄生していた。黄熱病のフラビウイルスはずっと昔から西アフリカのサルに定住しており、その近親であるデング熱のフラビウイルスは、サルからアジアの人々に広まったもので、おそらく黄熱病と競合していた。寄生者にしてみれば、死亡した宿主は普通は快適な住処ではなく、だから長い歴史をもつ病気であるマラリアやデング熱は、短期間の辛く危険な熱の症状と肝臓障害を引き起こしはするが、死亡率は比較的低い。人類はマラリアの危険に対処できるよう適応遺伝子を進化させてきたのだ。一方黄熱病は、一七世紀に始まった奴隷売買によって比較的最近西アフリカから入ってきた感染症で、新たに病原菌にさらされた人々については致死率は最高で八十パーセントに上る。デング熱の歴史はその二つの中間に位置し、致死率は最高五十パーセントに達する。

数年前のこと、タイとラオスをオートバイで旅したあとベトナムに戻ったわたしは、高熱と悪寒と下痢で倒れた——デング熱で——ハノイでのことだ。自力でベトナム・キューバ友愛病院に入院手続きし、混み合ったマラリア・デング熱病棟の鉄製のベッドの上で、別の男性患者の足が自分の顔に乗っている状態で辛い夜を幾晩か過ごした。隣接する部屋の汲み取り式便所からひどい臭いが漂っていたが、ふらつきがひどくとても歩いて用を足しに行けないほど弱っていたため病人用の便器を使うはめになった——屈辱的だった。一つの病室に何十人もの患者とその親族がひしめき合う状況では。さらにひどいことに、真夜中に蚊帳を大きく波打たせて出入りする者のなかに泥棒目的の者が紛れ込んでいて、患者の枕の下の財布を狙うことがあったので、侵入者を追い払う仕事までしなくてはならなかった。みじめで辛い体験だったが、寄生虫病の恐ろしさを思い知らされ、人類の祖先も含めて世界中の大勢の人々が直面している厳しい状況に気づかされる体験でもあった。

遊牧生活をしていた人類が、不衛生で混み合ったものであることが多い定住生活へと移行した時期に感染した病気で、蚊が媒介する疾病以外の寄生虫や寄生虫病としては、元々はサルがもっていたチフスがある。他にはネズミが媒介するペスト、ネズミやシラミ、ノミが媒介するチフス、流れの滞った川に住むヘビがベクターとなる住血吸虫症、ツエツエバエが媒介するアフリカ睡眠病、マダニが媒介するリーシュマニア症、またの名を河盲症、マダニが介するシャーガス病、そしてマダニやダニ、ツツガムシが媒介するリケッチア病なども　ある。他にも由来のわからない病原体がある。ハンセン病、風疹、百日咳、ジフテリア、水疱瘡、梅毒、コレラ、ポリオ、髄膜炎菌性髄膜炎、肝炎などを引き起こす細菌、そしてシゲラ菌、大腸菌、レンサ球菌、ブドウ球菌。ウィルス性脳炎の原因であるウィルスや、カンジダ・アルビカスなどの真菌もそうだ。

さらに、新たに飼育しはじめた動物の仲間からもらった寄生虫もいる。学部生時代に南アメリカをバックパッカーとして放浪していたとき、旅行者用のレストランなど見向きもせずに、ストリートフードを好んで食べていた。エクアドルでのある夜、道ばたの屋台で豚肉の炙り焼きを買った。屋台の屋根から吊るされた肉の塊を照らしているのは裸電球一個で、立ち上る煙の中を大量のハエが羽音をたてて飛び回っていた。見ていると、売り子の女は、わたしが使うフォークと皿をところどころにカスが浮いた薄汚れた水のバケツにつけてからこちらへ差し出した。どういうわけか、それでもわたしはその豚肉を食べた。

二日後、わたしはエクアドルの熱帯多雨林探索に出発した。雑な作りの地図で見て、面白そうな場所に行けそうだと判断した小道をたどっていくことにした。わたしは健脚で、丈夫なバックパックとテントと料理用コンロ、それに乾麺を何袋かもっていた。木の根を踏み超えて一時間ほど歩き続け、いよいよ文明社会から遠く離れようとしていたときに、激しい喉の渇きと両方のこめかみのズキズキする痛みに襲われた。わたしはその場にくずおれた。くそっ、戻らないと。ジャングルの外れに建つホテルになんとか戻り、ホテルのキッチンでひとり分の乾麺を茹でていたときに気を失った。気がつくと、スープの鉢に頭をぶつけてその安っぽい中身はすべてテーブルと床にぶちまけられていた。ホテルの従業員に支えられて二階の自分の部屋に戻り、その日の午後はずっと高熱でうなされ続けた。

翌日、バスとタクシーを乗り継いで一番近い町へ向かい、ホテルを見つけると、あとはずっと熱と下痢にさいなまれながらベッドに横になっていた。そして翌朝、タクシーで州立病院へ。受付で「マラリアに罹りました！」と口走るとすぐさま入院となり、緊急時用の服用量のメフロキンを投与された。メフロキンは抗マラリア剤でわたしも定期的に飲んでいた。予防薬としての服用は週に一回だったが、今や医師たちは三、四錠を続けざまに投与した。ひとりの医師がわたしのほうにかがみこみ、聞き取りやすい英語でこう尋ねた。「この町に誰か知り合いはいますか？」「マリアという名の人を知っています。レストランのオーナーです」とわたしはか細い声で答えた。

薬は激しい吐き気を引き起こした。数日間何も食べられず、よろめきながらトイレに通った。薬には別の副作用もあった。男性看護師がわたしを殺そうとしていると強く思い込むようになったのだ。唯一わたしにわからなかったのは、その殺人が石を投げつける、ナイフで刺す、投薬に毒を仕込むのどの方法で成し遂げられるのかということだけだった。同時に、見習い看護師（全員十代だった）のひとりがわたしに恋しているとすっかり思い込み、彼女の友人たちの声に混じって、その女性が廊下の突き当たりの部屋のカナダ人についてあれこれ噂する声が聞こえるとも思っていた。目を閉じると、真っ黒な背景の中、切り落とされた首が一列に並んで木を上っていくのが見えた。

病院の職員が何とかマリアを探し出してくれた。ジャングルに入る前に立ち寄ったレストランでちょっと話しただけの女性だ。マリアはカリフォルニアの柑橘類の会社で長年働き、すでに退職していた。一年の半分はカリフォルニアで過ごし、あとの半分はエクアドルの熱帯多雨林の外れにある彼女のホテル・レストラン・農場の経営にあたっていた。「わたしは世界一幸せな人間よ！」とマリアは言い、わたしもその通りだと思った。マリアは地元の若者に職を提供して地元経済に貢献していた。その彼女が、わたしのためにその朝つぶした若鶏を香りよく焼いた料理とコールスロー、フライドポテトをもって病室を訪ねて来てくれた――アメリカの伝統的な家庭料理だ。彼女の気前のよさと思いやりにとても感激した。

「心配いらないわ。この病院はあなたをちゃんと看てくれるから」と彼女は言った。

マリアが見舞いに来てくれるまでは、病院の食事には一切手をつけることができなかった――たいてい米と豆だった――が、マリアが見事に焼き上げた鶏肉の何かに食欲が刺激され、わたしは彼女の料理をがっついた。彼女は椅子に深く腰掛け、笑顔でわたしの様子を眺めていた。翌日には起きて病院を歩き回れるほどになっていた。同じ病棟の男性はその目覚ましい回復ぶりに驚き、わたしがパラパラ見ていた分厚い本のほうを指し示した――『ロンリープラネット』の南米ガイドブックだ。

「それは聖書？」と男性が尋ねた。

本当のことを告げる勇気はなかった。それに、ある意味それはわたしの聖書だった。宗教に関心があるのだと答えると、男性はわたしのベッドの脇までやってきて熱心に祈りはじめた。間抜けな無神論者に代わって神に感謝してくれたのだ。病院を退院するときに入院費用を支払おうとしたが、そこは州立病院で、誰でも、たとえ旅行者でも無料で入院できるとのことだった。わたしは医師の手の中に札を何枚か押し込み、何かの役に立ててくださいと頼んだ。マリアのレストランにも顔を出した。彼女はわたしを見て笑顔になったがやはりお金は受け取ろうとせず、「今度は他の誰かのために何かしてあげて」とだけ言った。

カナダに戻って主治医にマラリアだと思われる症状のことを話すと、それはおそらく腸チフス菌による食中毒症状だった可能性が高い、とのことだった。マラリアならもっと重い症状が出るし、治癒にももっと時間がかかるはずだから、と。腸チフスは腸チフス菌が引き起こすもので、おそらく農業革命後に家畜の糞や汚水に触れる機会が増え、家畜の中に潜んでいた菌が人の腸内へと移動したことが原因だ。腸チフス菌は、免疫システムの探査の目をかいくぐって人の細胞内に潜り込める狡猾さをもっている。腸チフス菌が一気に活動を開始すると免疫システムが暴走し、菌の大群に内毒素を放出させてしまう。おそらくそれが、エクアドルでのひどい体験の原因だ。激しい頭痛、衰弱、節々の痛みとうずき、高熱。それでも、比較的軽い症状だけで腸チフスの魔手から逃れられたのは幸運だった。なにしろ腸チフス患者の十パーセントが亡くなっているのだから。

腸チフスやインフルエンザなどの感染症、それに鈎虫や蟯虫などの寄生虫は不特定の家畜との住環境の接近から生まれたものだが、発生の起源を特定できるものもある。犬はおそらく、人類のもっとも長きにわたる友で――少なくとも一万年間は共に暮らしてきた――油断のない番人、狩猟の助手、そしておそらくは犬肉のシチューやステーキ（今でも世界の多くの場所、とくにアジアで行われている）ともなってきたが、同時に狂犬病や鞭虫をもたらし、致命的な病である麻疹を初めて人類に伝えもした。牛は牛乳と肉、そして彼らがもつ結核菌ともっと恐ろしい炭疽菌も差し出す。ヤギはミルクとブルセラ病を供給する。ブルセラ病は地中海熱とも呼ばれ、熱と寒気、衰弱、頭痛、抑うつ、体重減少などの症状がある。ナポレオン・ボナパルトはこのブルセラ病と思われる症状を発症し、採取した体組織を検査した結果そう診断された。家禽は人類にドラムスティックとおたふく風邪をもたらす。猫は有害で厄介なネズミを素早く退治するが、原生動物を原因とするトキソプラズマ症に人を感染させもする。おそらくアメリカ人のふたりにひとりが寄生原生動物であるトキソプラズマを体内にもっている。トキソプラズマは通常は無害だが、首のリンパ腺に炎症を起こして微熱や疲労感を生むことがあり、また免疫不全の患者の場合は心臓や筋肉、脳細胞に重大な損傷をもたらしうる。馬は飼いならすのが難しい動物だが、およそ三千年前に人類が馬の飼育に成功すると、お返しに彼らは風邪を後世に残した。豚は最高に美味しいバーベキューで人類を楽しませるが、巨大回虫のおまけつきだ。

大まかに言って、地球上の四人にひとりが回虫に感染している。この寄生虫は、その一風変わった一生を感染者の小腸でスタートさせる。小腸の中で、最長三十センチにも成長する働き者の母回虫は、一日に二十万個から二十四万個の卵を産む。彼女の子孫たちは便と一緒に体外に排出され、土にたどり着いた場合はおよそ一ヶ月で感染力をもつ成長段階に達する。回虫の卵を人がうっかり飲み込んだ場合は（ジャマイカの二つの施設の子どもたちについての調査から、子どもたちが一年間に平均九個から二十個の巨大回虫の卵を呑み込んでいることがわかった）、卵は新しい宿主の小腸の中で孵化する。

さて、この巨大回虫の幼虫が、小腸の中で成長し、伴侶を得、卵を生むことだけで満足していたなら、回虫への感染は実際よりずっと害のないものになったことだろう。ところが、バックパックに円を詰め込みヨーロッパやアジアを旅する日本の大学生たちのように、巨大回虫の幼虫も、人間の体内のまだ見ぬ広い世界へと見聞旅行に出発する。まずは小腸の壁に穴を開けて進み、循環系かリンパ系に潜り込む。寄生虫の若者は肺に足を伸ばし、肺の毛細血管に二週間とどまって肥え太り、肺胞に侵入し、下気道を放浪し、身をのたくらせて喉頭まで上り、そこで咳とともに吐き出されて再び宿主に飲み込まれる。かくしてまっすぐスタート地点に、つまり小腸内に逆戻りだ。だったらなぜこんなに面倒な真似をする必要があるのだろう？　なにせ生物学的に見れば人の体内を放浪した努力がすべて無駄になったわけで、まるで引越し業者を呼んで身の回り品をトラックに積ませ、数ヶ月間国中を回らせてから同じ家に戻って来るようなものだ。

考えられる一番の理由は、小腸は寄生虫にとってさえ非常に厳しい住環境だということだ。そこでは一日二十四時間、週七日、胃酸と胆汁と消化酵素の数々が混ざったやけどするほど暑い風呂に浸かりっぱなしだ。腸壁は四六時中あなたを下へと押し流そうとする。あなたが必死でつかまろうとする粘膜は、何かというと雪崩のように皮を脱ぎ落とす。人が食べた大量のかさばる食物が次々とぶつかってくる。しかも酸素濃度は慢性的に低い。それに比べれば体組織での暮らしはまさに地中海沿岸のリゾート地でのバカンスのようだ。免疫システムも、肺の組織に落ち着いた侵入者に対しては、腸内の病原体をやっつけるときのようには威力を振るえない。肺組織は炎症性の攻撃にとくに敏感だからだ。寄生虫が小腸から移動するのは一種の転地療法で、寄生虫により大きく成長し、より繁殖力を上げる機会を与えている。

回虫に感染しても、ほとんどの場合宿主は大きな被害を被らない——また被るはずがない。もしも回虫が致命的被害をもたらすなら、我々人類も彼らも今ここにいないはずだからだ。けれども人体をめぐる長い旅路の間には道に迷うこともあるようで、そういう場合こそ人は本物の被害を被ることになる。これまでに回虫は、副鼻腔や膵臓、胆管、胆嚢、肝臓、下行結腸、盲腸で見つかってきた。耳の穴や膣、そして尿に混じって膀胱から出てきたこともある。まだ生まれる前の赤ん坊に寄生することさえある。一度、三十センチのオスの回虫が新生児から回収されたことがある。薬物治療で巨大回虫を摘出したり駆除したりすることはできるが、再感染の例も多い。幼児は土を口に入れるのが好きなので、簡単に感染してしまう。巨大回虫の卵は実際のところ破壊が難しく、酸性、アルカリ性、乾燥、塩の毒素にも強い。

回虫の一生について考えることには意味がある。世界の何十億人もの人々の健康を脅かす存在だからというだけでなく、回虫のライフサイクルが衛生仮説の説明に役立つからだ。もしもあなたが、不幸にも非常に高度に分化した寄生虫を体内に取り込んでしまった場合、あなたの身体が一番やってはいけないのは、極度に攻撃的な防御的反応を開始することだ。巨大回虫は何千年もかけて人類と共進化してきた。だから追い出そうとしてもそう簡単に言うことを聞かないし、一気に回虫を撃退するような炎症反応の集中砲火は、問題のない周囲の組織まで破壊してしまう。そうではなく、免疫系の反応は、ずる賢い敵を長期的に包囲するのにふさわしいレベルに引き下げられる。そのついでに、花粉やハウスダストなどのその他の外来物質についても、メリケンサックではなく子ども用手袋で対処されるようになる。

言い換えれば、進化の歴史を遡《さかのぼ》ったずっと以前に、我々人類は一種の取引を——盗人の真実を——寄生虫と結んだ。彼らが我々を殺さない（少なくとも、それほどすぐには）代わりに、人類は彼らを腸内に宿して血液を飲ませることを渋々約束した。逆説的に言えば、人類の免疫システムは、初期の感染症への感染経験をもとにして適切な反応の尺度を定めるようになった。感染というこの重大な介入がなければ、免疫システムはずっと未熟で過敏なままだ。しかし真実であろうがなかろうが、盗人との取引を望む人などいない。それが体内の消化管に住み着く盗人であればなおさらだ。パスツールやコッホ、その他の科学者たちの影響で広まった急激な衛生改革——なかでも注目すべきは抗生物質が広く使われるようになったことだ——は、産業化された国々の日常生活から、巨大回虫などの寄生虫への不安をたしかに一掃したが、その代わり塵ひとつない住居はアレルギー性疾患に包囲されていて、かつて人類の体内に住み着いていた寄生虫たちが最終的な勝利に高笑いしている。

しかし言っておくが、この衛生仮説は完璧とは程遠い。たとえば、ある種の寄生虫に感染することによってアレルギー性疾患やアレルギー性疾患マーカーが緩和されるとする研究結果がある一方で、同じ寄生虫についての別の実験が正反対の結果を示しているのはなぜか？　という疑問がある。他の寄生虫にくらべて炎症性の症状を起こしにくい寄生虫がいるのはなぜだろう？　欧米で喘息の罹患率が低下している理由は？　居住環境がより不潔になったせいでも、大家族が増えたせいでもないだろう。また食物アレルギーに衛生仮説が当てはまるかどうかは、まだまったくわかっていない。今のところ、アレルギー性疾患への効果が強く示唆される結果が得られたのは喘息と花粉症だけだ。

衛生仮説に数々の問題点があるにもかかわらず、治療目的で寄生虫に感染させることによって慢性の自己免疫疾患の症状を驚くほど改善できることが、研究によって明らかになった。たとえばクローン病は腸の炎症性疾患で、熱、腹痛、下痢、体重減少、嘔吐、直腸からの出血、関節炎、そしてむこうずねにできる結節性炎症などの症状を引き起こす。アイオワシティにあるアイオワ大学の研究者らは、クローン病患者である被験者らに二千五百個の鞭虫の卵が浮遊する水を三週間に一度、全部で二十四週間にわたって飲むよう指示した。豚の鞭虫が選ばれたのは、人の鞭虫とは違って、豚の鞭虫は本来人に感染せず、腸内で孵化したあとも、置かれた環境を超えて冒険に出ることは丁寧に辞退し、短期間腸内に留まった後に排出されるからだ。豚の鞭虫の卵を飲んだクローン病患者のほぼ全員が、三ヶ月後には緩快の状態になった。被験者らは自分たちが何を飲んでいるのか知っていたため、プラシーボ効果の可能性を排除することはできなかったが、それでもほぼ百パーセントという割合は信頼できそうだった。この研究論文の著者のひとりであるジョエル・ウェインストック博士は、ユダヤ人のクローン病罹患率が高いのは、豚肉を食べず、清めの儀式を行い、動物や動物の汚物から遠くはなれた都会で暮らしていることが多く、寄生虫感染がもたらす保護を受けられないせいかもしれないと述べている。

クローン病と同様の症状を多数示す潰瘍性大腸炎（どちらも炎症性の腸疾患に分類される）もまた、アイオワ大学の研究者らによる実証的研究の対象となり、やはり鞭虫の卵による症状の臨床的改善が認められた。これらの小規模な実験の有望な結果に期待が高まり、現在ではヨーロッパやアメリカで寄生虫療法の安全性に関する大規模な試験が行われている。寄生虫療法を多発性硬化症やタイプ1型糖尿病治療に応用する可能性を模索している研究者らもいる。そのうち、ママかパパ、あるいはお医者さんが、ＦＤＡ（食品医薬品局）に認可された何千個もの鞭虫か鈎虫の卵を、あなたの朝食のリンゴジュースに放り込む日が来るかもしれない（一日に寄生虫一個でゼーゼーとおさらば……）。しかし今のところは、衛生仮説が間違った方向へ向かい、重大な感染症を寄せ付けないための何十年来の公衆衛生対策が無駄になってしまうことを危惧する研究者の声もある。

その点に関して人々の関心の的となってきたのは、予防接種の是非だ。衛生仮説の理論では、子どもが病気に感染する機会を減らす予防接種は、アレルギー性疾患を増やすはずだと考えられる。その可能性を示す予備的証拠はあるが——気道感染症を引き起こす菌に対する予防接種は喘息を発症するリスクを高めるかもしれないが、一方幼児期に水疱瘡に感染することで、アトピー性皮膚炎や喘息になる可能性は下がる可能性がある——ほとんどの医師は予防接種を受けることを強く勧めている。はしか、おたふく風邪、水疱瘡やその他の昔ながらの子どもの病気の怖さは、アレルギー性疾患の不便さをはるかに超えている、というのがその理由だ。ワクチンに含まれる水銀やアルミニウムなどが自閉症などを引き起こすのではないかと心配している親御さんもいるだろう。しかし、MMR（はしか、おたふく風邪、風疹）ワクチンと自閉症の関係についての疑いを最初に喚起した一九九八年の研究は、データ操作を理由に現在では完全に信頼性を失っていて、論文の筆頭著者であるイギリス人医師のアンドリュー・ウェイクフィールドは二〇一〇年にイギリスでの医師免許を剥奪された。それにもかかわらず、現在でも多くの人々がワクチンの安全性と有効性を測りかねていて、その結果、一度はほとんど見られなくなっていたが、伝染性があり、致命的な結果も引き起こしうる感染症である麻疹や百日咳の、先進国の子どもの間での罹患率が警戒が必要なほど上昇している。

皮肉にも、予防できるはずの感染症が急増していることを多くの研究者が危惧している一方で、大勢の人々が、自分たちの重篤なアレルギー性疾患や自己免疫疾患をたちまち緩和してくれるはずの寄生虫療法をなかなか認可しない、惰性的なお役所仕事に苛立っている。今では数千ドル支払えば、役所の手続きをすっ飛ばし、抜け目のない進取の企業からネットで豚の鞭虫または鉤虫の卵を購入することもできる。いつの日か、FDAの認可を受けた寄生虫を使った薬剤が市場に出回れば、アレルギー疾患に悩む人々の安全な救済策となるだろう。

しかしこの種の行政改革が実施されるまでには時間がかかる。それまでは、子どものアレルギーを心配している両親にとっては、子どもたちが太陽の下で過ごす時間を増やし、抗生物質や抗菌剤入りの手洗い石鹸をなるべく使わないようにし、オメガ3脂肪酸とオメガ6脂肪酸をバランスよく摂取するために動物性脂肪の摂取量をふやす、またはオメガ6脂肪酸をたっぷり含む植物油（たとえばコーン油）を減らす、といったことが、アレルギー性疾患を減らす適切な効果が期待できる現実的な方法だ。

その一方で、はしかなどのよく知られている感染症がわたしたちの社会で再び足場を築くのを防ぐために、子どもをもつ親は医師たちのアドバイスに耳を傾け、子どもに予防注射を受けさせ続けるべきだ。この予防接種の問題は、日常的な健康に進化の理論を当てはめることの限界を示す好例だ。わたしたちの身体は、厄介な菌やウィルス、その他の寄生虫にさらされてそれに適応していくが、その厄介な群れをわたしたちの居間に呼び戻してしまっては意味がない。研究者らに時間をあげて、人の免疫システムを鎮める効果のある害のない寄生虫を見つけてもらい、その間子どもたちは農場の動物の回りをぶらぶらさせておくほうがずっと理にかなっている。

二度目の沖縄戦

（ドレノウスキーとイーによる一九八七年の調査から）
アメリカの男子の九十パーセントは
自分の体重に満足しておらず、女子も同様に九十パーセントが
満足していなかった。
ただし、女子の全員が体重を減らしたがっており、
男子の半数は体重を増やしたがっていた。

――クレア・M・キャシディ
『よい身体：大きいことがいいことであるとき』

ワタリガラスが寒々とした札幌の夕暮れの空をまばらに飛んでいる。わたしは道路脇の急な雪堤を小走りに乗り越え、歩きづらい凍った道を半分滑りながら進んでいく。階段を降りると、そこは主要鉄道駅地下のショッピングモールだ。店のショーウィンドウに並ぶ、精巧に作られた日本料理の見本に目を奪われる。塗りの器に入ったそばかうどんの上には、脂肪たっぷりの豚肉が何枚も並んでいる。ご飯の上の濃い黄色のオムレツとその上の細く絞り出されたマヨネーズかケチャップ。カレーシチューで煮込まれた骨付きの豚肉。店の入口から漂ってくるいい香りにお腹がぐるぐる鳴る。でも大学の研究員としての最初の給料は月末まで支払われず、安くて満腹になるものを探して歩き続ける。すきっ腹で通路を行ったり来たりしているとめまいがしてくる。深い絶望のなか、豪華な張り紙を盗み見た。そのきらびやかな料理の写真には――わたしの乏しい日本語力で読める範囲では――味噌汁とサラダ、それにイクラが載った小さな丼飯の三点セットでたったの七百円と書かれていた。つまり八ドル五十セントだ！　わたしは安堵のあまり泣きそうになりながらレストランにずんずん入っていく。店内にいた金持ち風のサラリーマンたちも、高級な木製の調度品も、日本の着物を素敵に着こなすウェイトレスのことも気にならない。張り紙に出ていた格安メニューは完璧で、温かい食事が格安で食べられるのだ。人生も捨てたものじゃない。カウンターの回転椅子に身体を押し込むと、革張りのメニューを手渡される。ふーむ。よく行く安いレストランで出されるメニューは、店で印刷してプラスチック処理したものだ。でもまあいいだろう。特別メニューは特別メニューだ。メニューのページを繰ってみるが、表に出ていたセットメニューは見つからない。ページをめくり続ける。店内は暑く、わたしは十五年来の擦り切れたカーキ色の厚手の冬用パーカーを着たままだ。高価な料理が並ぶページを虚しく目で追う。ショーウィンドウの方を指差して、自分が話せる最高のブロークン・イングリッシュで説明する。「フード――スペシャル――ショーウィンドウ――アウトサイド?」

ウェイトレスはニコリともせずに答える。「ランチタイムだけです」

ああ、なんてこと。いまさらこそこそ出ていくわけにもいかない。ふたり連れの女性客が、話を中断して気まずい状況に陥っている外国人を観察している。背中と額から汗が流れ落ち、脇の下からは警報フェロモンが放出されはじめた。一体どうすれば? 動揺を隠そうとまたメニューをめくりはじめる。前から後ろへ、後ろから前へ。そしてようやく見つけた一番安い料理を指差した。

隣の席の大阪から来たサラリーマンが話しかけてくる。たった今、ウェイトレスが握りこぶし大の白米の上にイクラがほんの少し載った丼を目の前に置いていったところだ。サラリーマンもわたしも驚いたようにその夕食を見つめる。彼が出張経費でここに来ているのは明らかだ。何しろわたしと同じ小丼の他に味噌汁と魚の酢漬け、サラダ、軽く焼き上げたオムレツ、それにサッポロビールの大瓶まで頼んでいるのだから。自分も貧しい学究生活を捨てて企業社会に魂を売っていたら、今頃このレストランでどんな食事を食べていただろう、と夢想してみる。サラリーマンが信じられない、という口調で「それだけですか?」と聞いてくる。

「お腹が空いてないので」強がりに聞こえないように気をつけながらそう答える。

こんな風に恥をかく経験を何度か繰り返した結果わかったのは、輸送費や賃金の高さ、農作物の成長期が限られていること、農耕に適した土地の不足、そして輸入障壁などの要因が合わさって日本の食べ物は高いということだ。この価格スペクトラムで日本の対極に位置するアメリカの人々は、収入に対する割合では世界で最も安い食事を楽しんでいる。たしかに札幌でも探せばあちこちに安い店はある。大学の正門の真ん前の店の、六十代のすらりとした店主が焼く、キャベツと小麦粉、それにイカ入りの、マヨネーズをふんだんに絞りかけた安心価格のお好み焼き。自動販売機で食券を買って注文する活気のあるラーメン店やおにぎり屋。しかしロサンジェルスでは、お腹が空いたとなれば大学の友人たちと賑わうタイタウンに出かけ、ラーメンや豚肉、野菜などのホカホカで美味しい山盛りの料理に、ビールまで頼むことができる。デニーズでパンケーキと卵焼き、ソーセージをがっつき、チポトレで米とブラックビーンズ、レタス、豚肉のそぎ切り、そしてサルサというメキシコ風の料理を豪勢に楽しめる。あるいはスーププランテーションで、サラダ、スープ、ピザ、サワードゥー・ブレッド、ベイクドポテト、まずいリンゴ、それにアイスクリームという尽きることのない料理で腹を満たすこともでき、どれも料金はなんと十ドルかそれ以下だ。日本の平均的な男性のカロリー摂取量が、アメリカの平均的男性に比べて一日あたり三百カロリー少ないのも、中国人男性に比べても少ないのも無理はない。そして日本人は、アメリカ人や中国人よりも平均寿命が長い。これは、日本人の食べる量の少なさと何か関係があるのだろうか？　食と健康に関する果てしのない議論では、しばしば摂取カロリーの問題に話が戻ってくる。食べる量が人の命を奪うことはあるのだろうか？　その答えは驚くべきもので、わたしたちの食べ方や生き方の選択に重大な影響を与えるかもしれない。

一九三〇年代から始まった一連の研究から、動物の種によっては、与える食物の量を減らすことによって寿命を伸ばせることがわかっている。この「カロリー制限」の効果は、多様な種類の動物について確認されている。二〇〇九年には、権威ある査読学術誌『サイエンス』に、カロリー制限が人にも効果があることを立証するかのような記事が掲載された。ウィスコンシン州で行われた二十年にわたる研究の結果、好きなだけ食べることを許されたサルの集団は、その集団の七十パーセントの摂取カロリーしか許されなかったサルの集団に比べて、より早期に糖尿病や心臓疾患、がんで死亡した。そんなのあたり前なのか？　食べ過ぎは命を縮める。だからそろそろ本気でカロリーを減らすことを考えるべきなだろうのか？　多くの人々がすでにその結論に達して自発的に食事の量を減らしている。しかしこの考え方にはいくつかのちょっとした問題点がある。多くの科学者がカロリー制限という方法を推奨しているが、それに懐疑的な人々もいる。カロリー制限の人への効果を示す証拠が非常に少ないからだ。

一方、ニュージーランドのオタゴ大学の中川震一氏の研究チームは、カロリー制限に関する百件以上の実験論文を精査し、驚くべき四つの問題点を見出した。一つ目は、カロリー制限により寿命の伸びの効果が見られたのは、主に実験環境用に育てられた動物たち、ラット、マウス、ショウジョウバエ、そして酵母だったということだ。魚やバッタ、蛾などの多くの野生動物についても実験が行われたが、与える食物の量を減らしても、実験動物の場合のような寿命の劇的改善は見られなかった。その理由は明らかではないが、実験動物は決して食糧不足にならない特殊な世界で暮らしていて、そのため何世代にもわたる統制された生育環境の中で彼らの生理機能の重要な神経系が失われたか、変化したのかもしれない。また実験動物の食欲は、自然環境における生命維持のための必要性に促されたものではない。一方野生動物はいわばスイス時計で、進化の過程で適切な量の食物を食べるように精巧に作り上げられてきた。先進国で暮らす人々も、何世代にもわたって食べ物が豊富に供給される環境にさらされてきたことを考えると、カロリー制限はわたしたち人間にも効果があるかもしれない――つまり、人類の遺伝子は、野生動物ではなく実験室で育てられたラットやマウスの遺伝子により近いということだ。

カロリー制限効果についての二つ目の問題点は、カロリー制限の長寿効果よりも、たんぱく質を減らすことの効果のほうが大きいということだ。言い換えれば、もしも自分の人生により多くの日数をねじ込みたいのなら、摂取カロリーを減らしてもたんぱく質の摂取量が増えたのでは意味がない。おそらく決め手となるのは、カロリーはそのままで肉やその他のタンパク源を減らすことだろう。たんぱく質の摂取量を減らすと、人間の血液中を循環しているインシュリン様成長因子1（IGF－1）が減少し、それはおそらくよい結果をもたらす。IGF－1は前立腺がんや閉経前の乳がんのリスクを高めることに関与していると考えられているからだ。

三つ目のよくある問題は、カロリーやたんぱく質の摂取量を減らす効果があるのは、一定の限度までだということだ。その限度を超えてカロリーやたんぱく質の摂取量を減らし続けると、生物体の健康に悪影響が生じはじめる。これに関してはスイートスポット、つまり寿命を最大限に伸ばす効果のある、カロリーとたんぱく質の適切な摂取量が存在する。研究によると、カロリーをその生物体にとって望ましい摂取量の半分に抑え、たんぱく質の摂取量を三分の二まで減らすことによって、最長の寿命を実現できる。しかし忘れないでほしい。これらの値は、さまざまな種類の生物に関する研究から推定したもので、その中にはカロリー制限によって優れた結果を出した実験動物も含まれている。人間の場合の適切なカロリーとたんぱく質の摂取量はこれとは違っているだろう。

四つめに考えるべき問題は、男性に比べて女性のほうがカロリー制限の好影響を受けやすいということだ。性差に関するこの詳細な実験結果は、憂慮すべき問題を示唆している。摂取カロリーの減少は性欲の消失を引き起こすと思われるというのだ。カロリー制限の提唱者たち（たぶんほとんどが男性だ）は、もちろんこの効果に注目を集めたいとは思っていない。カロリー制限がなぜ長寿につながるのかについての、これまでのところで一番よくできた説明は、長期的な空腹が動物の身体に作用し、優先順位を生殖から長生きすることに転換させるというものだ。これは、クマが長い冬の間、雪深い森の中を歩き回ってあるはずのない食べ物や交配相手を探すことにエネルギーを浪費したりせず、本能的に冬眠するのに似ている。多くの研究者たちが、食糧不足が同様のエネルギーの転換をもたらすとし、たとえば母親は、自分が生き延びるための食糧の蓄えさえないときには、妊娠のような将来性のない活動にエネルギーを費やすをやめて、その僅かなカロリーを身体の回復や将来の好機のために、つまりいつか食べ物が小道の向こうから跳ねてきたり、木の枝に芽吹いたりするときのために蓄えていると考えている。

女性の場合、出産を見合わせることは大量のエネルギーの節約となる。一方男性の場合は、セックスを今しても、あとでしても生理的活動が劇的に変化するわけではない。よって男性の身体は、食物の摂取量が減ってもそれほど寿命が伸びないようにできている。

おわかりのように、この理論の根本原理は、カロリー制限は優先順位を「今生殖する」から「あとで生殖する」に転換させるということだ。カロリー制限はまた、性衝動を枯渇させるだけでなく、自分を怒りっぽい怪物に変えることでもある。動物から食べ物を取り上げると当然攻撃的になる。食事を十分に摂っている人々が世の中を善意で見ていたとしても、その食べ物の大部分を食べるなと強制されたら、彼らの思いやりの輪は社会から友人たちへ、さらに親戚から身近な家族へと徐々に小さくなり、ついには自分ひとりになるだろう。

さらに嫌なことを言うようだが、カロリー制限の熱狂的支持者にとっては、最近のニュースはちょっと悲観的だ。アメリカの国立老化研究所（ＮＩＡ）で現在二度目となるサルの集団の比較研究が行われている。そして二〇一二年の秋に発表されたこれまでの研究結果は、カロリー制限が、腹をすかせたサルを、十分に食糧を与えられたサルよりも長生きさせる効果は認められないというものだった。しかしこのＮＩＡの最新の研究は健康体のサルと痩せたサルを比較しており、前回のウィスコンシン州での研究は太りすぎのサルと痩せたサルを比較していた。健康体のサルと痩せたサルの寿命の差はわずかだろう（どちらも比較的健康な状態にある）が、健康なサルと太り過ぎのサルではかなりの差があると思われる。

一方、ラブラドールレトリバーについてのある研究では、半数は満足するまで（ただし食べすぎない程度に）食べることを許され、あとの半数は先のグループの四分の三の量の食事が与えられた。十分に食事を与えられた犬がすべて死亡したとき（最後の犬は三十歳まで生きた。犬にしては超高齢だ）、十分に食事を与えられていない犬の四十パーセントがまだ生きていた（そしておそらく、イライラしながら餌を待っていた）。

反対派の人々は、カロリー制限で長生きできたとしてもつまらないと言うが、ほとんどすべての研究者が、カロリー制限には一般的にプラスの生理的効果がある、という一致した見解を示している。その効果とは、人がもっとも罹りやすい慢性病（糖尿病、心臓血管疾患、がん）の発生率を引き下げる、認知能力の低下を遅らせる、コレステロール、トリグリセリド、グルコース、インスリンの血中濃度を下げる、などだ。カロリー制限の主な問題点は、カロリー制限された動物は成長が止まり、繁殖力が弱まり、風邪やその他の感染症に罹りやすくなることだ。極端なカロリー制限は、誰にも耐えられないほどの心理的、生理的な副作用をもたらすが、十パーセント程度の適度なカロリー制限をするだけで――ビュッフェスタイルの食べ方から一定の体重を保つのに必要なだけ食べるというスタイルにするだけで――健康的効果を満喫できる楽園への、最高に経済的な切符を手に入れることができる。

今日、産業化された社会で暮らす多くの人々の主な関心事はカロリー摂取量を減らすことだが、世界の他の地域では飢餓を防ぐ必死の取り組みが今も行われていて、歴史を振り返るとそれはさらに切実な問題だった。そんなの当然だと思うかも知れないが、カロリー摂取の歴史を振り返ってみるととても興味深いことがわかる。その歴史を考察することにより、現代人の多くがカロリー摂取量に関係する健康問題、とくに糖尿病に悩まされている理由がよりよく理解できるようになる。

もしも今から数千年前に、どの国が最初に飢饉の呪いを打ち破り、人々のカロリー摂取量を上げられるかについての賭けが行われたとしたら、本命は農業に関する膨大な知識をもつ中国だったことだろう。中国人は痩せた土地を有機廃棄物や灰、肥料、人糞、川の沈泥で肥沃にする方法を知っていた。紀元元年には、中国の農業は焼き畑農業から複雑な輪作へと転換していた。そら豆やシダを用いて混作（訳注：同じ畑で同時に複数の作物を栽培すること）する方法を知っていたし、十六世紀にはすでに灰汁《あく》（カリウムを含む無機物）や油かす（種子から食用油を抽出した残余物）の使い道もわかっていた。中国当局は収穫後の刈株畑を焼いてから耕すことを推奨した。農耕技術に関する、細心の注意を払った実験と改善により、紀元一一二四年には、中国は一億人以上の国民に食糧を供給できるようになっていた。一方、その当時のイギリスの人口は百万人にも達しておらず、それは中国の大きな都市並みの人口だった。

一見すると、西洋の農業の歴史も少しゆっくりなだけで、中国と似ているように思われた。試行錯誤と考察を繰り返し、ローマ人たちは白亜や厩肥《きゅうひ》、灰の用途を学び、ルピナス（マメの一種）やインゲン豆、オオカラスノエンドウ、クローバーなどを間作するようになった。ローマ帝国崩壊後は作物の栽培法は二圃式から三圃式へと変化し、その後は小麦、クローバー、大麦、休閑作物の四圃式となった。内海や川が便利な交易路となり、交易によって得られた富が、さらなる利益と利益を増やすための技術に関心をもつ社会的階級を支援した。一四世紀の黒死病によってヨーロッパの人口が大幅に減少したことで――皮肉にも中国から運ばれてきたネズミが原因らしかった――ずっと続いていた荘園制度による農奴制が崩れ、支配階級は自分の土地を、利益を追求して自由に活用できるようになった。そしてもちろん、この富の格差は、ずっと働き続けても貧しい人々がいる一方で、農業技術の科学的研究につぎ込める時間も資金もある人々がいる社会を生み出した。

　中国の農業技術は非常に効率的なものだったが、中国の農業知識は、何世代にもわたる試行錯誤と知識の継承の賜物だった。中国では――いや、ヨーロッパ以外のどこの国でも――なぜその方法に効果があるのかを理解し、灰や厩肥、ソラマメ、シダ、灰汁、そして油かすに共通して含まれるものを見つけようとする継続的努力は行われなかった。学者は中国では敬われていたが、学問は社会関係に作用するもので、名誉ある上級官吏になるための手段と見なされ、経済的活動は見下されていた。さらに、距離の遠さや障壁となる山脈のせいで他の文明との接触も比較的限られていた。中国の人々の考えでは、誠実な支配者、安定した社会、親孝行、勤勉、倹約に価値があった。これらの美徳は中世ヨーロッパの国の柱でもあったが、ヨーロッパが資本主義と科学へ向かった際にその教えの多くは忘れ去られた。

　農作物の増産を妨げる一番の障害となるのは、土地の成分、特に窒素に関する適切な科学的理論が未発達なことだ。この理論を生み出す重要な一歩となったのがフラマン人の科学者、ヤン・バプティスタ・ファン・ヘルモントの研究で、二キロ柳の木を、五年間、木と土壌に水をやるだけで七十六キロの大木に成長させた。土壌の重量は六十グラム減少しただけで、それはつまり、柳の木が何らかの方法で水を木の素材に変えたことを意味していると彼は考えた。素晴らしい実験だ。結論は間違っていたが実験方法は正確で、他の科学者がさらに発展させることができる。この実験の次の重要な一歩は、植物の成長を助けた空気中の物質がどういうもので、その物質とエンドウ豆や人糞に共通する成分は何かを理解することだった。ヨーロッパの科学者たちの熱狂的な共同と競争の中、植物を成長させる物質に関する科学的理論が、続々と生まれた。一七七二年にはスコットランドの科学者、ダニエル・ラザフォードが窒素ガスの分離に成功した。イギリスの化学者ヘンリー・キャベンディッシュは、酸素ガスと窒素ガスの混合物に電気火花を飛ばして硝酸を生成した。硝酸は、水酸化ナトリウムを反応させて硝酸カリウムを製造するために用いられた。大気中の窒素の抽出に成功したことは、人類の歴史上、最も重要な科学の飛躍的進歩の一つだ。この発見がなければ、現在の世界の人口は一八〇〇年当時程度、つまり十億人程度に留まっていたことだろう。

とはいえ、実験室で窒素を抽出することと、窒素をさまざまな種類のアンモニアに転化し、化学肥料として利用し、腹をすかせた大衆に食糧を供給することはまったく別の話だ。一九世紀初頭の未熟な科学技術では、大規模な窒素の固定を実現する具体策はなかった。しかし一九一三年には、ふたりのドイツ人化学者、フィリッツ・ハーバーとカール・ボッシュ、そして大手化学工業ＢＡＳＦが技術的な課題を克服した。ドイツにとっては幸運なタイミングでもあった。一九一四年に始まった第一次世界大戦の影響でイギリスが統制していたチリからのグアノ硝酸（チリ硝石）の供給が停止しており、グアノ硝酸は爆発物製造に欠かせないものだったからだ。

こうした大量のエネルギー（水力発電、石炭、そして近年では「天然の」つまりメタンガスなどによる）と物理的な施設を必要とする工業的な窒素製造法とは正反対のやりかたで、大気中から窒素を抽出し、使用可能な形態に変換させる別の方法がある。エンドウ豆やインゲン豆などのマメ科植物が行っている方法だ。土壌の中では、リゾビウム族の根粒バクテリアが、酒やクスリを楽しむヒッピーたちのように気ままに暮らしている。しかし根粒に潜り込むチャンスをつかむと、彼らはバクテロイドに姿を変え、小さな袖をまくり上げて仕事に取りかかる。マメ科植物は、酸素に感応性のあるそのバクテロイドの働き手たちを守るために酸素を取り除き、リゾビウム属バクテリアの食糧であるグルコースを与える。リゾビウム属バクテリアはお返しに燐酸塩とエネルギーを放出する。バクテリアはこのエネルギーを使って窒素ガスの二つの原子の結合を解き、自由になった窒素が水素と結びついてアンモニアとなり、植物の役に立てるようにしている。

リゾビウム属のバクテリアの何よりすごいところは、窒素の分子を結びつけている強力な結合を断つためにほんの僅かなエネルギーしか必要としないことだ。窒素を製造する工業施設の火炉は、普通の火が生み出せる温度を遥かに超える高温となる必要があり、工業的な窒素の製造には特別な耐熱処理を施した電子火炉が必須だ。現代の科学は、リゾビウム属のバクテリアが僅かなエネルギーでどのようにして窒素を分離するこのマジックを成し遂げているのかを未だ解き明かしていない。およそ一万二千種のマメ科植物が窒素の固定化を行っているが、農業に使われているのはそのうちの五十種にも満たない。人類が大量のエネルギーと複雑な仕組みの火炉なしには成し遂げられないことを、小さなバクテリアが楽々とやってのけているかと思うととても悔しい。

それでも、石炭や天然ガスは今のところ比較的豊富にあるため、ハーバー・ボッシュ法を使った窒素製造法は、少なくとも豊かな国にとっては実行可能な方法だ。一八四〇年までは、農作物に無機的な窒素肥料が与えられることはなかった。しかしその百年後には毎年三百万トン以上の窒素肥料が農地に付与され、その四分の三以上が工業的生産によるものだった。一九八八年には窒素の製造量はほぼ三十倍に増えた。この合成窒素の急増と、それが生み出す食糧の増加は、より多くの人々がこの世に生まれ出て、より高齢になるまで生きるようになり、そして体格もより大きくなっていることを意味する。しかし地球上の窒素肥料の使用は非常に偏っている。たとえばアフリカでは肥料はほとんど使われておらず、先進国で家畜の飼料の栽培のために大量の肥料が使われていて、それは、窒素を人間の食物に変えるための非常に効率の悪い方法として知られている。これは、一日のカロリー摂取量が国によって大きく異なっている理由の一つでもある。

窒素の発見とその後の食物入手可能性の爆発的な高まりがヨーロッパの人々の手柄だとすれば、彼らはカロリー摂取に重大な影響を与えたもう一つの技術的革新の功労(あるいは責任)者でもある。何千年も前から、人類は歩く不便を解消する努力を続けてきた。紀元前三五〇〇年にはシュメール人が車輪つきのソリを使っていた。紀元前一六〇〇年のエジプトでは馬に引かせる馬車が使われていた。古代ローマ人は戦車を走らせるために広範囲に及ぶ道路網を作り上げた。紀元一六五〇年には、ロンドンの街は馬車が原因の渋滞に悩まされていた。その奇妙な乗り物に乗るのは相当大変だったのだが。まず乗客は走った距離に応じた運賃を支払わねばならなかったし、馬車の中の席は外の席の二倍の値段だった。おまけに長旅ではしょっちゅう馬の交換が行われた。

自走式の自動車が最初に発明されたのは一八世紀のことで、それ以降人々は自動車に夢中になっている。二〇世紀には、アメリカは大衆向けに安い車を大量生産する事業の世界的リーダーとなった。アメリカ中の都市計画の専門家が、車の大量流入に備えて、車を喜んで迎え入れ、車を必要とする広大な郊外を作った。アメリカだけでなく、世界中の人々が誰もが所有したがっていた自動車に合わせて生活習慣を変えていった。

ここまで読んだ読者は、糖尿病や肥満など、現代の食に関連する慢性疾患は、窒素の固定化の奇跡によって大量の食物を食べ、燃焼機関の魔法のような発明と自家用車の普及によって運動不足になった人々に起きていることだ、と考えるかもしれない。ところがこのよくある説明のどちらについても、それを裏づける証拠はないことがわかっている。

まず食物摂取量の神話について。現代の産業化された国の国民の一日あたりのカロリー摂取量は、日本の男性のおよそ二千三百キロカロリー、女性の千八百キロカロリーから、アメリカ人男性の二千六百カロリー、女性の千九百カロリー程度だ。そして驚いたことに、これらの肥満が蔓延する産業化社会の平均的な一日の摂取カロリーは狩猟採集民の一日のカロリー摂取量の平均とほとんど変わらない。狩猟採集民のある集団は平均を超えるカロリーを摂取し、別の集団は平均に満たないカロリーを摂取しているからだ。また狩猟採集民族は、わたしたちと同じ位の量を食べていたが、彼らのほうが食物の供給量の大きな変動に直面することが多かった。

オーストラリア北部で暮らすアンバラ族の一日のエネルギー摂取量は、雨季になると千六百キロカロリーに落ち込み、乾季には最大で二千五百キロカロリーに達した。ベネズエラの熱帯多雨林の住人のヒウィ族のカロリー摂取量は千四百キロカロリーから二千四百キロカロリーの間で変動していた（植物性食物がもっとも豊富なのは雨季の終わり頃だった）。つまり、狩猟採集の暮らしをしていた我々祖先のエネルギー摂取に何らかの重大な秩序が見つけられるとすれば、季節やその他の運命的な出来事に左右される、飽食と飢えの間を劇的に変動する食糧事情に頼って生きていたということだ。

もう一つの驚くべき発見は、身体活動に関することだ。狩猟採集社会で暮らしていた祖先たちは、現代の産業化社会で暮らす人々よりずっと多くのエネルギーを消費していたと一般に考えられているが、今のところそれを裏づける証拠はない。よく知られている尺度であるＰＡＬ（身体活動レベル）は、一日の総エネルギー消費量がその人の基礎代謝エネルギーの何倍に当たるかを示す数値だ。たとえば1ＰＡＬは、その人が自身の基礎代謝エネルギー、つまり呼吸や思考、消化などに使うエネルギーしか使っていないことを意味する。2ＰＡＬなら、基礎代謝の二倍のエネルギーを使っているということだ。ＰＡＬを使えば、基礎代謝の程度は人によって異なる、という事実にうまく対処できる。基礎代謝の高い人は、基礎代謝の低い人に比べ、同じ場所でじっと座っているだけでより多くのエネルギーを燃焼させるため、身体活動を正しく測定するには、基礎代謝量の違いを相殺する必要がある。一日のエネルギー消費量を測定する最善の方法は、酸素や水素の同位体で「標識」した水を飲ませるやり方だ。つばや尿、血液中のこの二つの標識を測定することにより、排出された二酸化炭素の量、つまり基礎代謝に使用された酸素の量がわかる。

この標識した水を用いて測定すると、狩猟採集民の平均的ＰＡＬ値が、男性では一・七八、女性では一・七二であることがわかった。人間開発指数（収入や読み書き能力などをもとに算出される指数）の高い産業化された現代社会のＰＡＬ値は男性では一・七九、女性は一・七一。つまり、基礎代謝の違いを考慮に入れれば、現代の産業化社会で暮らす太りすぎの人々のエネルギー消費量は、引き締まった身体の狩猟採集社会の人々のエネルギー消費量とほぼ変わらない。言い換えれば、現代の産業化社会で暮らす人々は、狩猟採集社会の人々とほぼ同じ量のエネルギーを消費しているのだから、肥満の原因はおそらく運動不足ではないだろう、ということだ。

この発見は、肥満を理解する上で重要な意味をもっている。産業化社会で暮らすわたしたちは皆、肥満に与えられている汚名の数々を、そしておそらく、太りすぎと関連のある糖尿病や高血圧、痛風、がんなどの健康への長期的影響をよく知っている。現代人の食物の摂取量やエネルギー消費の程度が祖先たちの時代とほぼ同じであるのなら（現代の狩猟採集民族の生活様式を祖先の生活様式の適切なひな型とした）、産業化社会に肥満や糖尿病がこれほど蔓延している一方で、祖先の時代にはほとんど見られなかったのはなぜなのか？

最初に出てくるのは、肥満ははるか昔の祖先の時代から人類と共にあり、だから何も変わっていないという反論かもしれない。ヨーロッパで見つかった三万年前の著しく太った女性の小立像は、その当時にすでに肥満があった証拠である、と言われてきた。しかし、狩猟採集民や小規模の園芸活動グループでこれまでに肥満が認められたものはない。カロリー摂取量やエネルギー消費量（基礎代謝の違いを考慮後の）は現代の産業化社会の人々と同程度であるにもかかわらず。つまり、はるか昔のあの小立像はおそらく理想の女性像だったのかもしれない。ぱっちりした目と誇張された胸をもつバービー人形や日本のアニメのキャラクターが、本物の女性ではなく、むしろ作り手の夢想を示しているのと同じように。

非産業化社会の住人でもっともふくよかだった集団の一つがイヌイットだ（過去形を使っているのは、世界のほとんどの地域で人々の体重が劇的に変化しているからだ）。カナダ東部のフォックス湾で暮らすイヌイットの男性の平均身長は百六十四センチ、体重は六十キロで、肥満度指数（ＢＭＩ）は二十五だった。同じイヌイットの女性の平均は身長百五十二センチ、体重五十五キロでＢＭＩは二十四だった。それに比べてアメリカの人々の平均的なＢＭＩ指数は男女ともおよそ二十九前後で、ＢＭＩ指数が三十を超えると肥満とされる。逆の例を挙げると、西アフリカのクン族の男性の平均身長は少し低い百五十九センチで体重はずっと少なく（四十九キロ）、ＢＭＩ指数は十九で、女性の平均は百五十センチ、四十キロで、ＢＭＩ指数は十八だった。身体の体積が大きいほど熱損失は少なくなるから——身体が大きい動物はその分熱を放射する表面積が大きくなるが、その質量の大きさが失った熱を補って余りある働きをする——それぞれ北極とアフリカのサブサハラに住むイヌイットとクン族がＢＭＩ指数の両極端に位置するのは当然と考えられる。

一方で、人類の祖先の間では、太っていることは好ましいことで、性的魅力だと考えられていたふしがある。最近まで、アフリカやオセアニアのいくつかの民族の間では、結婚の準備のために若者に無理に食べさせて太らせるということさえ行われていた。しかしその儀式は辛く苦しいもので、太らせるための食べ物を手に入れることができ、本人も働く必要のない裕福な家の子どもだけの特権だった。食料が常に不足している社会では、太っていることは豊かさや特権、権力、多産の象徴で、恥ずかしいことではなかった。例えば、カメルーン北部やチャドのマサ族の間では、太らせる候補に選ばれた幸運な青年は、二週間たらふく食べ続ける儀式をやり遂げることになった。食物の猛攻撃（観察されたある例では十三キロ分だった）を受け入れるだけのスペースを胃につくるために、青年はまず苦い木の根を噛んで嘔吐し、腐った牛乳などの液体を飲んで腹を下した。そのあと、もろこし、牛乳、肉、そして脂などの食事を一日に十一回、朝の六時から翌朝の四時まで与えられ続けた。嘔吐、放屁、排便、排尿を繰り返すこの過酷な体験は辛く、危険を伴うものだと思われた。一方で、この太る儀式を体験した数少ない者たちは、マサ族の大半がひどい食料不足に苦しんでいる時期も無事に乗り切れた。選ばれた青年たちはまた、性的にももっとも魅力があると考えられていた。過酷な儀式であるにもかかわらず、青年たちは、無理に食べさせられる期間が終わるとたいてい体重が落ちた（ただし、儀式を受けた者は他の者より簡単に体重を増やせるようになると信じられていた）。

マサ族の太らせる儀式は選ばれた男子だけのものだが、多くの社会に共通していたのが、結婚のための太らせる儀式は少女のためのものだとする規則——そして太っていることはとても栄誉あることだという認識だった。ナイジェリアのアナン族の村では選ばれた若い娘たちだけが太らせる部屋に入れられて大量の食物を与えられ、その間仕事は一切免除される、ということがわずか数十年前まで行われていた。娘たちが眠るベッドはわざと寝心地が悪く作られており、それは何度も寝返りを打つことによって筋肉が柔らかくなると信じられていたからだ。六月から八月のまで続くこの隔離期間が終わると、娘たちは姿を現し、一度は村の広場で、次には市場で、村人たちの前で踊りを披露した。腰につけた鈴以外は何も身に纏わず、髪を青いビーズで飾り、両足首に重い真鍮のブレスレットをつけ、選ばれた者だけがまとえる脂肪のうねりを見せつけるようにして。旧カラバル県のエフィク族の場合は、裕福な一族の娘たちは大量の食べ物を与えられて太らされ、その後親族や村人たちの前で、ビーズやブレスレットで飾り立て、「尊大かつ気難しげな態度で」裸で踊った。マサ族の若者同様、娘たちが体重を増やすのも簡単ではなかった。アナン族の娘のなかにも、どんなに無理やり食べさせられても均整の取れた体格のままの者もいた。

伝統社会で体重を大幅に増やすのが難しかったこと、そして産業化社会の人々と非産業化社会の人々のカロリー摂取量と身体活動レベルが似たようなものであることを考えると、産業化社会の人々の間にこれほど劇的に肥満が増えたのはなぜだろう？　という疑問がわいてくる。一つ考えられるのは、食べ方が劇的に変化し、その結果健康に悪影響を与えているということだ。非産業化社会では、すでに述べたように、人々のカロリー摂取量は季節によって飢えから飽食の間を大きく変化したが、産業化社会では人々のカロリー摂取量はほぼ一定だ。近年、5：2ダイエット（五日間は普通に食べて二日間断食する）のような断続的な断食ダイエットが爆発的に関心を集めていて、それは通常のダイエットより続けられやすそうに見えるからだが、こうしたダイエット法の影響に関する科学的研究はまだ始まったばかりだ。ラットや人間についての、数週間あるいは数ヶ月間にわたる、隔日での、または週に数回の断続的断食の経過を観察した小規模な研究結果は今のところ希望のもてる内容で、体重、体脂肪、そして心臓や脳の機能にわずかに改善が見られ、糖尿病や心臓疾患、脳疾患のリスクファクターも減少した（ただし、ラットを使ったある研究から、断続的な断食ダイエットを行ったラットでは、自由に食べたラットやカロリー制限を行ったラットに比べて、糖尿病のリスクファクターである腹部の脂肪やグルコース不耐性が増加したことがわかった）。

宗教的断食は、定期的な断食の健康への影響を評価するためのよい例となる。ギリシャ正教は、キリスト降誕、受難節、マリア昇天祭の主要な三つの断食を守っている。断食する人は、乳製品、卵、肉、それに魚とオリーブオイルを食べないようにする。この三つの重要な断食期間の他に、信者たちはクリスマスとイースター、それにペンテコステの週を除く毎週水曜日と金曜日も食事を控える。つまり全部で年に百八十日から二百日は食事制限が行われている（現代では、ギリシャ正教会の信者たちは、iPhoneのアプリを利用して食事を避けるべき日を忘れないようにできる）。こうした断食についての研究から、断食にはＬＤＬ（悪玉）コレステロールの血中濃度を下げるなどの、健康への適度な効果があることがわかっている。

イスラムのヒジュラ暦で九番目の太陰月にあたるラマダンの期間中、健康なイスラム教徒の男性は日の出から日没まで何も食べず何も飲まないものとされている。日没後に一度しっかりした食事を摂り、日の出前に軽く食べるのが一般的だが、なかには寝る前にもう一度食べる人々もいる。ラマダン期間の断食の健康への影響についての研究結果はまちまちだが、十億人以上もいるラマダン信奉者たちが、地理的にも文化的にも非常に広範囲にわたっていることを思うと、驚きには値しない。

つまり、肥満は食べ方の変化と関係している可能性はあるが、今のところそれを証明する強力な証拠はない。では身体活動との関わりはどうだろう？　すでに述べたように産業化社会の人々のエネルギー消費量は、狩猟採集社会のエネルギー消費量とそれほど変わらない。さらに一九八〇年代以降アメリカやヨーロッパの人々のエネルギー消費量は増加していて、同時に肥満が急増している。身体活動と肥満の関わりに否定的な人々は、運動は人をより空腹にし、食べる量を増やすだけであり、身体は消費したエネルギーの分だけ基礎代謝を下げ、運動の効果を帳消しにすると指摘してきた。

ここで鍵となるのは身体的不活動だろう。座ったまま長時間テレビを見続け、マイカー通勤することは、体重増加や糖尿病などの心身に有害な長期的影響をもたらしている。人類の祖先は長時間じっとしていることはめったになかった。そうはできなかった。そんなことをすれば、飢え、喉の渇き、孤独などを味わうことになるから。祖先たちはむしろ非常に活動的だった。現代の狩猟採集民は一日におよそ（男性で）十四キロ、（女性で）九・五キロ歩く。ところが平均的なアメリカ人が一日に歩く距離はおよそ四キロだ。歩く代わりに彼らがやっていること――テレビを見る、机の前に座る、運転する――のすべてが肥満、糖尿病、疾病、そして早すぎる死に関係している。テレビを見ることは、肥満、タイプ2型糖尿病、心臓血管疾患や突然死と関連がある。現代の平均的なアメリカ人は一日五時間テレビを見ている。テレビを見る時間が二時間増えるごとに肥満のリスクは二十三パーセント、糖尿病のリスクは十四パーセント、心臓血管疾患のリスクは十五パーセント増え、死亡リスクは十三パーセント上昇する。

デスクワークやパソコン作業などの座業も、それほど重大ではないがやはり不幸な結果を生む。座業が二時間増えるごとに肥満になる可能性が五パーセント増え、糖尿病のリスクが七パーセント上がる。一方、一日一時間元気に歩くだけで、肥満になる可能性が二十四パーセント、糖尿病を発症する可能性が三十四パーセント減少する。車もまた問題が多い。オーストラリアで行われたある研究によると、マイカー通勤している人は四年間に体重が二キロ増え、車で通勤していない人は一・二キロしか増えなかった。長距離トラックのドライバーは特に肥満の重大な問題を抱えている。長距離トラックドライバーの肥満（BMI指数三十以上）率は六十九パーセントで、一般の人々の肥満率は三十一パーセントだ。同じ問題がペットをも悩ましている。家の中やアパートの部屋での暮らしをやむを得ず受け入れ、非活動的な暮らしをしているネコや犬も体重が増えすぎ、糖尿病を発症している。

さて、読者のなかにはここで反論する人々もいるだろう。身体的不活動――テレビを見る、運転する、そして犬やネコの場合は一日中室内にいる――のどこがそんなに有害なのだ？　著者は前に、エネルギー消費量の少なさが肥満の流行の原因ではない、と言ってたじゃないか？

ペットの肥満が増えている理由の一つは、彼らの暮らしが退屈だからだ、と考える研究者らがいる。人の肥満と退屈の関連性に注目している心理学者もいる。さらに、肥満率は単調作業の多い「退屈な」仕事（トラックの運転、ビル清掃、工場労働、建築業など）に従事している人ほど高く、一見座業的だが知的刺激のある仕事（教授、教師、芸術家）に就いている人ほど低い。退屈と肥満を結びつけているのはストレスだ、とよく言われるが、ストレスは定義するのも測定するのも難しい。よりストレスが多いのは誰だろう？　ホームレス？　株主を懐柔しなくてはならない企業の経営者？　それとも社会的に孤立し、夫の女遊びに悩む主婦？　しかも、ストレスの定義がどうあれ、ストレスがあれば必ず過食になるわけでもない。

つまり、ストレスについて考えても、肥満の理解には役立たない。むしろ鍵となるのは、エネルギーが人の体内でどのように配分されるかだろう。エネルギーは脂肪細胞に蓄えられるが、脳へのエネルギー補給に使われることもある。より高いＩＱをもち、より高い教育を受けた人々は、肥満になるリスクが低い。教育レベルの高い人々に肥満が少ないのは、大学で低脂肪の食品のほうが太りにくいと学んだからだという反論があるかもしれない。けれども、たとえばマサイ族のような人々は伝統的に高脂肪の食物を摂っているが痩せているし、脂肪分の多いものを食べれば太るというのは誰もが知っていることで、大学のキャンパス内に秘められた真実ではない。教育程度と肥満の関係についての別の見解としては、大学合格を勝ち取った意思の力が食物の誘惑に打ち勝つ力ともなっているという説もあるが、すでに述べたように肥満は過食が原因なのではない。狩猟採集生活をしていた人類の祖先たちは、現代人と同じくらいのカロリーを摂取していたが、それと同じくらいの量を消費していたのだ。

知的活動と退屈、肥満の関係についての別の説明は、脳が難しい仕事にかかりきりになっているとき、脂肪細胞に蓄えられうるエネルギーが脳へのエネルギー補給に向けられる場合がある、というものだ。頭を使う仕事に没頭しているときには、血液中のグルコース濃度が下がる。つまり、「心的努力」は単なる比喩ではない。論理的に深く考えるにはエネルギーが必要だ。グルコース入りの栄養ドリンクや朝食を摂ることによって、犬でさえも知的機能が高められるのはそのせいだ。

ここ何十年から何百年間に、社会がより平和で秩序あるものとなるにつれ、捕食者と病を警戒しながら日々食料と夜の寝床を探す暮らしは姿を消し、テレビ、車、コンピューター、会社、工場、ショッピングモール、スーパーマーケット、エクササイズバイク、トレッドミルに囲まれた、安全だが代わりばえのしないお決まりの日常がそれに取って代わった。襲撃と疾病の脅威にさらされなくなったのは、人類にとって目覚ましい進歩だ。しかし、自然界でいかに生き残るかという闘いは、気が狂いそうになるほどの単調作業中の睡魔との戦いにとって代わられ、その単調作業によって脳で消費されるカロリーはごくわずかで、多くが脂肪細胞に蓄積されることになる。室内で飼われている犬やネコたち、それに相当数の動物園の動物たちも、言葉さえ話せれば同じ嘆きを口にしたことだろう。

肥満に影響しそうなその他の要因としては、ホルモン、抗生物質、避妊がある。不妊手術を施されたペットはより脂肪を蓄積しやすい、という研究結果がある。人間の場合も、テストステロンの分泌量が少ない男性やエストロゲンの少ない女性は、肥満のリスクが高い。帝王切開で生まれた子どもや、抗生物質を投与された子どもは、腸内微生物叢の変化が原因で体重が増えやすくなる可能性がある（具体的な仕組みはまだ解明されていないが、酪農家の間では家畜に抗生物質を投与して体重を増やすことが昔から行われている）。肥満とホルモン、抗生物質の関わりの詳しい仕組みについては、まだ研究の途上だ。

ところが、ここに一つ興味深い矛盾がある。いくつかの研究から、やや太り気味の（BMI指数が二十五から三十）人のほうが、正常体重（BMIが十八・五から二十五）と考えられている人や太りすぎの人（BMIが三十以上）よりも長生きすることがわかっているのだ。病気の人や喫煙者は痩せていることが多い、ということも一つの理由だと考えられるが、その可能性を考慮に入れても、太っているほうが長生きする、という矛盾は依然として成り立つ。多すぎる体重が「正常」体重より健康的かもしれない理由は少なくとも二つある。慢性病にかかると体重や筋肉量、そして骨密度が落ちやすいこと。さらに脂肪には毒素の影響を封鎖し、打破する効果もある。

ギリシャのイカリア島は、世界有数の長寿の島として知られている。それは食事内容のせいだろうか？　それとも他に何か理由があるのだろうか？　イカリア島の人々の長生きの秘訣を解明するために、アテナからトルコ沖合の島、イカリア島行きのフェリーに乗る。イカリア人のわたしの友人、ジョージは穏やかな男で、笑顔を絶やさず、話し好きで、決してあわてない。食料雑貨店で働いている。腕時計もしていない。彼の店を訪ねたときに、ジョージは秘密を教えてくれた。イカリア島の人々の長寿の理由だ。「素晴らしい食事。素晴らしいワイン。素晴らしいセックスさ」。もう一度言ってくれ、と頼む。ジョージは快く応じてくれる。「素晴らしい食事。素晴らしいワイン。素晴らしいセックス」。一度目で聞き取れていたが、そのときの表情をもう一度見たかった。喜びと無条件の満足が入り混じった表情――それが長寿の秘訣なのだ。話が尽きると――論文を書くべき時間が無駄に費やされていることがそろそろ気がかりになってきた――ジョージがわたしの買い物をレジに打ち込んでいく。クリスプブレッド、ヒラ豆、ソラ豆、ヒヨコ豆、きゅうり。絶壁を見下ろす細い道をたどってホテルへ帰る。はるか下方では海が絶え間なく大きくうねり続けている。

長寿の秘密を探るために多くの人々がイカリア島を訪れている。『ナショナル・ジオグラフィック』も取材にやってきた。大勢の研究者たち、オプラ・ウィンフリー・ショーの撮影スタッフ、その全員が、この島の人々がなぜこれほど高齢まで生きるのかを知りたがった。わたしが話を聞いたイカリア島の人々は、食事が長寿の秘訣だという説を否定する。本当の理由。それはストレスがないことだ。島民が好んで使う言葉は「心配いらない」。ここでは誰もがゆっくり話す。焦らないから心配もない。その魔法はわたしにも奇跡を起こしている。毎朝目覚めは最高だ。清々しい空気、澄み切った空、キラキラ光る海。

昼下がり、借りていたガラスの鉢を返しにあるレストランに行く。四人の女がテーブルを囲み、タバコを吹かしながら話をしている。その時間に行くと彼女たちはたいてい来ている。船着き場の近くには男たちがたむろしていて、コーヒーや、島の醸造酒であるウゾーを飲みながら、両手を指揮者みたいに大きく振り回して話をしている。女たちがわたしに、いつイカリア島を発つのかと尋ねる。「明日」とわたしは答える。

レストランのオーナーが壁にかけられた「イカリア島の時計」を指差す。時計には針がない。

その日はずっと、まだ仕事が終わっていないこと、島に知人や友人があまりできなかったこと、そしてお金の心配が頭を離れなかった。イカリア島を出るフェリーや飛行機の便を調べたり、図書館への道順を調べたりして、予定を先へと進めることばかり考えていた。でもイカリア島の時計を見て何かが腑に落ちた。時間に追われない生き方が最高に魅力的に思えた。

島で映画を撮影している若い女性に夕飯は食べたかと尋ねる。午後の六時を過ぎたところだ。女性は、久しぶりに最高に気の利いた言葉を耳にしたかのように嬉しそうに笑った。夕飯って言ったの？　彼女は昼食さえまだ食べていなかった。何をそんなにあわててるの？
結局、明日は帰らないことになりそうだ。あわてる必要のないこともある……そうだろう？

地中海式ダイエットが西洋の栄養学の金字塔だとすれば、その塔の頂点に位置するのがクレタ島の食事だ。名だたるクレタ島の伝統食は、小麦や大麦で作ったパンとトマト、タンポポやその他の山菜、キャベツ、ナス、オクラ、ネギ、タマネギ、ハツカダイコン、オリーブ、ブドウ、そして「貧者の肉」(ソラ豆、エンドウ豆、ヒラ豆、クリ、アーモンド、クルミ、ピーナッツ)、ヤギや子羊の肉、魚、ヤギのチーズ、カタツムリ、そしてたっぷりのオリーブオイルと赤ワインから成る。そしてクレタの島民は、その他の地中海沿岸地域の住民に比べてずっと寿命が長いことで知られている。ところがクレタ島の住民たちは、オリーブオイルを大量に使う彼らの郷土食はお腹が空くと不満を漏らしていた。一九四八年に実施された調査に対して、七十二パーセントの家庭が好きな料理は肉料理だと答えた。その後の数十年間に、クレタ島の人々はその満たされなかった願いを叶えた。二〇一〇年には、クレタ島で暮らす平均的な中年男性は、一九四八年当時の四倍の量の肉と、およそ二倍のパスタを食べ、オリーブオイルとパンの量は半分に減っていた。そんな彼らの平均体重は、一九六五年には男性は六十三キロと華奢だったが、二〇一〇年には八十三キロとなった(クレタ島の女性はさらに肥満の傾向があった)。タイプ2型糖尿病も急増した。ところが皮肉なことに、クレタ島の男性の一日あたりのカロリー摂取量は、主にカロリーの高いオリーブオイルの使用量の減少が原因で、一九六〇年代より減っていっている。クレタ島の地中海式ダイエットが最高だと推薦したいのなら、クレタ島の住民たちが伝統食をやめたがったのはなぜなのか、そしてカロリー摂取量が減ったにもかかわらず、肥満が急増したのにはどんなわけがあったのかを理解しなくてはならない。

最初に思いつく理由は、車の普及と農業の機械化が、クレタ島の農民たちの身体にかかる負担を軽減した、ということかもしれない。なにしろ、かつては農作業で一日三千キロカロリーを消費していたが、今では多くの島民が座業中心の生活を送っている。身体的活動の減少が、クレタ島民のウエストを急成長させた主たる要因である可能性はたしかにある。しかしギリシャの田舎に住む子どもたちは、走力、跳躍力、遠投などの体力測定の結果から見ると、都会の子どもよりずっと身体的に活発で、健康であるにもかかわらず、都会の子どもたちより肥満が多い。前にも述べたように、肥満の原因は必ずしもエネルギーの摂取量と消費量に関係していない。むしろ鍵を握っているのは身体的不活動、テレビ、自家用車、そして退屈だ。特にクレタ島は、かつては徒歩かロバでの移動が当たり前だったのが、Ｆ１レースのサーキット場のように様変わりし、小さな島の中を、村から村へと車が猛スピードで走り回っている。

クレタ島のある村に住む若い夫婦の家で昼食をごちそうになる。夫はトラックドライバーで午後は仕事で忙しい。妻のレナは青ざめた顔の美人で、メガネの奥からわたしを見る目は不安げだが、男の子ふたりに女の子ひとりの三人の子どもたちの子育てに全力で取り組んでいる。レナは美味しい食事を用意してくれる。じっくり焼いたヤギの肉にオリーブオイルで揚げたポテト、ヨーグルト、それにオリーブオイルをたっぷり使ったサラダ。電話がかかってくる。するとレナは外に出て行き、スクールバスの到着を待ち、娘を受け取るとその手をしっかり握り、猛スピードで行き交う車が途絶えるのを待って道路を横断し、モダンで広々とした自宅へ戻ってくる。男の子のひとりは大急ぎで食事を平らげる。本当は一番食べたいもの、デザートを食べるためだ。もうひとりの男の子はまったくじっとしていられず、外へ走り出して行くのを母親が呼び止め、中で昼食を食べなさいと叱る。女の子は口数が少なくぽっちゃりしていて、メガネをかけている。「この娘の体重をなんとか減らしたくて」と母親は物憂げに言う。昼食が終わると、子どもたちは皆座ってテレビを見はじめる。一本目の番組が終わると二本目の番組を見る。レナは前糖尿病患者だ。毎日どのぐらい運動していますか、と聞いてみる。

「運動する時間なんてありません」と彼女は答える。

素晴らしい環境と日差したっぷりの穏やかな気候のこの場所で？　と最初は驚いたが、よく考えてみると、クレタ島同様穏やかでカラッとした気候のカリフォルニアで暮らす子どもをもつ友人たちに聞いても、同じ答えが返ってきそうだ。村まで車で送るというレナに、歩いて行こうと提案する。レナは一瞬驚いたような顔をするが、運動できることを喜ぶ――徒歩で五分もかからない道のりだったけれど。

クレタ島と対照的な例として、アテナから南東におよそ百キロ離れたハイドラ島について考える。ハイドラ島は多くの作家や芸術家、音楽家たちを魅了してきた。レオナルド・コーエン（訳注：カナダのシンガーソングライター）はたびたびこの島に滞在して作品を生み出した。山が海のすぐそばまで迫る急峻な地形のせいで、ハイドラ島の道路はずっと自動車の通行に適さない道だった。この島では徒歩かロバに乗るのが最善の移動手段なのだ。一九九一年に、ピレウス県がハイドラ島への自動車乗り入れ禁止を正式に決めた。現在も島は観光客の自動車使用を禁じているが、入り組んだ通りを歩いて回り、追い越されるのはトコトコ歩くロバだけで、教会の鐘の音とネコの鳴き声以外に心の平和を乱される物音は何もないことを実感すれば、その理由は容易に理解できる。ハイドラ島は、人が歩ける距離とスピードにぴったり合わせて作られたような島だ。そこに地中海式気候とキラキラ光る海、すぐに仲良くなれる島の人々、そして天の賜物である赤ワインを加えれば、芸術家たちが慌ただしい都会生活ではなく、ここでの暮らしの中により多くのインスピレーションを得た理由も自ずとわかってくる。

皮肉にも、ギリシャが累積債務危機に陥って以来、アテネなどの都会の生活の質が向上している。四年前に景気後退が始まったばかりのアテネを初めて訪れたとき、空の色は干しエンドウ豆のスープのように濁った緑色で、道路は車やオートバイ、タクシーで溢れていた。ところが今では道路はずっと静かになった。アテネに住む友人とふたりでアテネの街を見下ろす丘の頂きに登ってみる。白色石灰で仕上げた白く光る壁の家々が立ち並ぶ丘や、海を往復する貨物船を一望にすることができる。景気が後退しはじめると、多くの人々が街を離れて田舎に戻り、仕事を探した。アテネの人々は車をあまり使わなくなり、自転車に切り替えた人々もいた。すると排気ガスの量が減り、酸性雨の悪名高き成分である一酸化窒素や二酸化硫黄の大気中の含有量が減少して大気の質が改善し、オゾン層も回復した（ただし、石油に新たに税金がかけられたことで人々が薪を使うようになってスモッグはひどくなった）。

ギリシャ経済がいずれ回復したあかつきには、人々は前の生活に戻り、自転車を手放してまた車を使うようになり、大気を汚し、一時的に高まった運動量がもたらした健康への好影響を打ち消す結果になるかもしれない。ハイドラ島が歩行者天国となったのは、先を見越した都市計画とはほとんど無関係で、むしろ小さな島の山がちの急勾配な地形が関係している。しかし、だからといって車の規制が不可能だというわけではない。地球上の多くの地域社会が、特にヨーロッパの、それも特に島が、安全で静かな道路が実現するために車での通行を禁止するか厳しく規制している。それが実現できれば、その社会は訪れるにも住むにも魅力的な場所となり、ウエストラインにとってもそのほうがずっといい。

食事の健康への影響がよく知られているその他の場所に、日本の南に位置する南西諸島の一つ、沖縄がある。沖縄の伝統食の健康への驚くべき効果について本で読んだわたしは、自分の目で南国の島を見、ニガウリや、英語でコンニャクとか悪魔の舌などと呼ばれるカロリーゼロの根エキス食品（植物の球茎からの抽出食品）、そして豚の耳を食べてみたくてたまらなくなり、そこですぐさま札幌から那覇へと飛び立った。一九四九年当時、沖縄の人々の一日の平均摂取カロリーは千八百キロカロリーで、しかし主に農業に従事する彼らの一日の消費カロリーは二千カロリーほどであったため、エネルギー不足となって、痩せて屈強な体型（ＢＭＩ指数では二十一・二）が出来上がった。摂取カロリーが少なかっただけではない。彼らの一日のタンパク質摂取量は四十グラムで、一日のエネルギー摂取量全体のたったの十分の一だ。このタンパク質のほとんどは、味噌汁（大豆を発酵させたペーストと煮干し、昆布、あるいは干し椎茸でつくる）と豆腐から摂られている。このカロリーを抑えた伝統食が、その数十年後に沖縄の人々が満喫していた健康（身体の丈夫さ）の原因だと考える研究者らもいる。当時の沖縄の平均寿命は八十三・八歳にまで伸び、それは本土の人々より丸一年長く、アメリカ人に比べると五年も長かった。この成果が特に興味深いのは、沖縄はかつて、日本でもっとも貧しく、もっとも後れた地域だと考えられていたからだ。

宣伝どおり、沖縄の島々を取り巻くトパーズ色の海はシュノーケリングを楽しめる最高のスポットだが、わたしは愚かにも自分の肌のメラニン成分が日焼けを防いでくれることを期待し、日焼け止めをケチってしまった。何をやってることやら！　おかげでオタワや札幌で何ヶ月も猛吹雪や霜に耐えてきたわたしの背中の皮はグリルで焼かれた豚の脂肪のように火ぶくれになっている。では、老いをよせつけない驚くべき沖縄料理のほうはというと……目にするのはソーセージやスパム、卵、ハンバーガー、そして胃もたれするほど脂っこい、脂で揚げた料理ばかり。一体どうなっているのだ？

マルキ・ド・サドでも考えられなかっただろうと思われるほど残虐な運命のめぐり合わせによって、日本でもっとも健康な県だった沖縄は、そのほんの数十年後にはもっとも病気の多い県の一つとなった。地元の人々が「二十六位の衝撃」と呼ぶのは、一九九五年に男性の平均寿命が日本全県で四位だったのが、五年後には二十六位になったという事実だ。

沖縄県の栄養状態の崩壊のあらましを述べるには、一九四五年の四月一日、アメリカ軍の第二十四歩兵師団と第三海兵遠征軍から派兵された五万人の兵士が沖縄に上陸した日に戻らねばならない。沖縄戦、あるいは地元の人々が「鉄の暴風」と呼ぶ戦いが終わったとき、戦いを生き延びた疲弊した沖縄の人々は、最初の数ヶ月を強制収容所で、米軍の配給品に頼って過ごした。スパム、ビスケット、フリーズドライのアイスクリーム、粉ミルク、ラッキーストライク、そして着るものを失った人々にはミリタリー・ジャケットまで支給された。沖縄の人々がアメリカの占領軍から受けたこの人道的な措置は、戦後の占領軍による暴力的で不適格な統治によってしばしば影を落とされることになった。沖縄は望ましくない官僚（二十七年間の占領期間中に二十二名ほどの官僚が入れ替わり立ち代わりトップのポストについた）と問題のある兵士の姥捨て山として知られるようになった。一九四九年には半年の間に犯罪が頻発し、アメリカ兵による沖縄の市民に対する殺人が二十九件、強姦が十八件、盗みが十六件、暴行が三十三件発生した。

沖縄は冷戦の手駒となった。日本政府と皇室は占領軍の撤退を望む一方で、同時にロシアに対する拮抗勢力としての米軍の存在の重要性を認めてもいて、沖縄を米軍基地の恰好の立地としてアメリカに差し出す交渉を内密に進めた。こうして沖縄は米軍（正式には琉球列島米国民政府、ユースカー〔USCAR〕）の信託統治下に置かれ、アジアにおける軍事的衝突の際の中間準備地域となった。USCARは沖縄の「琉球」文化の特殊性を強調して（沖縄の人々は日本の本土の人々とは異なる文化と言語をもっている）、地元の人々と本土の日本人の間に溝をつくろうと考え、島のあちこちに贅沢な文化交流センターを作った。沖縄の人々はたちまち牛肉やコーヒー、ファストフード、車やその他の占領軍の定番品に夢中になり、上の世代の沖縄の人々が凶作時の頼みの綱としていたサツマイモや海藻類を顧みなくなった。暴虐なアメリカ人は憎むべき存在ではあったが、それでもアメリカ流の食べ物やライフスタイルには抗しがたい魅力があった。

那覇での夜、健康的な伝統料理を結局見つけられないまま、中心街から少し外れたところにある屋外のバーに行き着く。一筋の細い光を放つブルーの照明の下で、女性バーテンダーがシェイカーを振りながら客たちの冗談にけたたましい笑い声をあげている。両目の下に腫れぼったいたるみのある中年の琉球の男と話をする。「俺たちは日本人は好きじゃない。アメリカ人も好きじゃない」と酔った男はつぶやく。

皇室、政府、戦争の板挟みとなった沖縄の人々には、恨むべきことがたくさんある。しかし今回の敵は、ライフル、あるいは銃剣を振り回す軍服を着た兵士ではなく、さまざまな制服を着たニキビ面のティーンエイジャーが差し出すハンバーガーやポテト、ソフトドリンク、そしてファストフード店に行くために使われる車だ。沖縄県民の健康を台無しにする悪魔は、安くて癖になる加工食品、簡単に使える電動式乗り物、あちこちの店に出向かずとも一箇所で用が足せるスーパーマーケットやショッピングモール、社会生活を忘れさせるテレビ、そして市民の常習的喫煙習慣に身をやつしてやってくる。その結果、沖縄の人々は肺がんや2型糖尿病の罹患率、ウエストサイズ、そして自殺の急増と、前述の平均寿命の低下を経験することになった。沖縄のある医師が言ったように、これは文化と文化がせめぎ合う二度目の沖縄戦であり、おそらく前の沖縄戦と同じくらい多くの命が危険にさらされている。

食物の未来

誇大な宣伝が科学を超えるとき、誰もがだまされる

——K・ランゲ・グールド(シャリ・ローン著
『A Slow Change of Heart』より)

現代人のほとんどが、自分たちの暮らしの何かが間違っていると考えているが、健康を回復するために何をすればいいかについては、専門家の間でも、一般の人々の間でも大きな意見の食い違いがある。現代の食と健康の活動家たちは正しいのか、あるいは間違っているのだろうか?

三人の主要な食事法の提唱者たち——心臓学の専門医で低脂肪ダイエットを提唱するディーン・オーニッシュ博士、伝統的なアメリカの農村の食事を熱烈に賞賛するサリー・ファロン・モレル、アイアンマラソンの競技者の経歴をもち、ブロガー兼ライターとして原始的（パレオ式）ライフスタイルを提唱するマーク・シッソン——に会って、賢明な人々が最適な食事法について対立する見解をもつに至った理由を解明しようと考えた。また、オーストラリアやカナダ、そしてアメリカの、理想の食を追求する人々も訪ねてみた。彼らは勇気と決断力をもって、人類の食べ方や生き方、あるいは食物の——それも特に生態学的に持続可能な食物の——栽培や飼育の方法を変えようとしている。嬉しいことに、環境に優しい食物は、人が必要とする栄養にもより適合していることがわかっている。けれども、本章を読めばわかるように、こうした活動家たちは、資本主義の特性や慣れない食物への人々の抵抗感が原因で大きな壁に直面している。

ディーン・オーニッシュ博士は多忙だ。カリフォルニア大学サンフランシスコ校の名門医科大学院で医学を教える傍ら、バラク・オバマ大統領の指名により疾病予防、健康増進、統合医療および公衆衛生についてのホワイトハウス大統領顧問も務めた。それ以前にはビル・クリントン大統領からホワイトハウス補完代替医療政策委員に任命され、米議会の何人かの議員の、また一九九三年からはクリントン大統領の「顧問医師」でもあった。数々の著書や記事でオーニッシュ博士が人々に勧めているのは、脂肪を少なめに摂り（一日の摂取カロリーの十パーセント程度にするのが望ましい）、飽和脂肪やコレステロールを避け、肉は少しだけ食べ、アルコールも控えめにし、全粒穀物をたっぷり食べることだ（野菜と果物を食べる、加工食品や砂糖は避ける、愛する人たちと過ごす、運動をする、などのその他のアドバイスは、博士以外の食と健康についての著者も勧めていることだ）。博士が実施した幾つかの研究から、低脂肪で肉をほとんど食べないそのダイエット法と、適度な運動、ストレスマネージメント、禁煙、グループ心理セラピーを併用することにより、脂質降下薬を使わなくても心臓疾患のリスクを引き下げられることが証明されている。

しかしこの実験結果には三つの重要な疑問がある。まず、心臓疾患のリスクを下げる驚きの効果を及ぼしたのは、低脂肪で肉の少ない食事法なのか？　それとも、実は鍵を握っているのは、運動やストレス軽減、禁煙、グループセラピーなどの生活スタイルへの関与なのか？　ということだ。オーニッシュ博士に会って、「スペインの矛盾」について聞いてみる。一九八八年のスペイン国民の脂肪の摂取量は、一九六六年当時の摂取量の三十パーセントも増加し、飽和脂肪が特に増えていた（四十八パーセント増）が、その同じ期間に心臓疾患の患者数は減少していた。日本でも戦後同じように脂肪やコレステロールの摂取量が増加し、しかし心臓疾患は減少した。オーニッシュ博士の答えはこうだ。「ある集団に、一定期間に多くの変化が生じている場合、そのうちの一つの要因だけに注目して結論を出すことには、十分慎重であるべきです」。しかし、脂肪を多く摂ることによって、心臓の健康により悪い食物の摂取が減った可能性はある。たとえば炭水化物の多い食事（一九六〇年代のスペインの食事はパン、じゃがいも、豆類、米がほとんどだった）は血清トリグリセリドやＶＬＤＬ（超低密度リポタンパク質）コレステロール値を上げるが、どちらも心臓疾患を引き起こす重要な要因だ。

二つ目の重要な疑問は次の通りだ。低脂肪で肉の少ない食事は、果たして人の総合的な死亡率を下げるのか？　なにしろ、心臓疾患のリスクは避けられても、何か他の原因で死亡するリスクが高まるなら、それはあまり朗報とは言えない。ロサンジェルスの友人のひとりにオーニッシュ博士のビデオを見せたところ、彼女は「うん、たしかに彼は健康そうね。年はあなたと同じくらい？」と尋ねた。さらに画面をじっくり眺めながら続けた。「それに髪も多いわ」。わたしは四十一歳。ディーン・オーニッシュ博士はわたしより二十歳も年上だ。つまり、おそらく彼は健康で長命な人生の秘訣を見つけたのだろう。いくつかの点で、オーニッシュ博士が提唱する食事法は長寿を誇る人々（沖縄の島民たち、コスタリカのニコヤの人々、イタリアのサルディニア島の人々、ギリシャのイカリア島民たち）、そして実際、産業化以前の世界で暮らしていたほとんどの人々の食事とよく似ている。その食事とは、肉が少なく――農業革命以前の我々の祖先たちはじつに上手く大型哺乳類を狩り尽くし、その後の気候変動が残っていた哺乳類を一掃した――植物性食物が多い食事だ。さらに、前にも述べたように、低たんぱく質の食事と長寿の関わりがさまざまな動物について研究され、実証されていて、おそらく人間の寿命にも低たんぱく質の（特に動物性たんぱく質の少ない）食事がよい影響を与えるのではないかと考えられている。

たんぱく質を控えることと長寿の関係は、進化生物学的にも説明がつく。自然は、栄養が不十分で人生の早期に競争に勝って生殖することができない者に、より長い命を与える。別の言い方をすれば、肉や脂肪を食べればあなたは強くて魅力的で生殖力のある若者になれるが、その分少し早めに墓に入ることになる、ということだ。

この進化生物学的シナリオについて意見を聞いてみると、この解釈は博士の好みではなかった――「何もかもを自然淘汰説で説明できるとは思いませんね」と彼は言った。博士は、自身のダイエット法は、年齢を問わずどの年代の人にも、健康増進に役立つと信じているが、低脂肪で肉の少ない博士の食事法で優勝を勝ち取れる相撲取りやウェイトリフティングの選手がいるとは思えない。それに、肉や乳製品をたっぷり食べる女の子は人より早く初潮（最初の月経）を迎えることが多く、早く初潮を迎えた女性はより早く亡くなることが多い。また体脂肪の少ない女性は不妊であることが多い。

しかも、若者の寿命を伸ばす食事は、必ずしも高齢者や病気の人にとって効果的な食事ではない。比較的若い人の健康を脅かす主な要因はがんや心臓病などの慢性病に由来するもので、慢性病は長い年月をかけて発症に至る。一方高齢者にとって重要なのは、襲ってきたあらゆる病に打ち勝つことで、その場合は動物性たんぱく質をより多く食べることがおそらく長寿につながる。また前にも述べたように、適度に太った人のほうが長生きする傾向があり、考えられる一つの理由は、代謝予備機能が病人を病に打ち勝たせる力となっているのではないかということだ。

低脂肪で肉の少ない食事法についての三つ目の疑問は、それは簡単にできるのか？　ということだ。オーニッシュ博士と家族が食べている典型的な一日の食事メニューは、たとえば全粒のシリアルに豆乳、果物、全粒粉パン、ザクロまたはオレンジのジュースにコーヒーか紅茶というところだろう。あるいはほうれん草とマッシュルームを添えた卵白のオムレツと低脂肪チーズまたはターメリック（炎症を抑える効果があるとされる）かもしれない。おやつには、博士一家は全粒粉のホットケーキかワッフルにほんの少しメープルシロップをかけて楽しむ。家族は毎日マルチビタミンとフィッシュオイルのサプリメントを欠かさない。夕食には、とうもろこしやブロッコリー、カリフラワーなどの野菜（風味と栄養素の大部分を保つために蒸し器で調理する）と少しばかりのエビや魚を食べる。食物は脂肪や塩、砂糖を加えないほうが美味しく食べられ、調味料や脂は食物本来の風味を消してしまうというのが博士の持論だ。健康の専門家の中には、患者にオーニッシュ博士の、低脂肪で肉の少ない、砂糖控えめの味気ない食事を受け入れさせることの大変さを嘆く人たちもいる。それでも博士が提唱する食事は安心感のあるおなじみのもので、現代の多くの医師や栄養の専門家たちが患者に勧める食事法だ。

＊＊＊

オーニッシュ博士の対極にいるのが、高脂肪で肉を多食する食事法の提唱者たちだ。青い空に日差しが眩しいある朝、白い髪を美しく巻き毛にした女性が彼女の農場でわたしを出迎えてくれた。サリー・ファロン・モレルは、ワシントンD.C.から車で一時間の場所にある、広さ六十エーカーのP・A・ボウエン農場の共同所有者であり、実権を握る人物だ。サリーは、建物内のチーズ製造作業場を案内しようと言う。ふたりとも白衣とヘアーネットを身に着け、長靴を履いた足を消毒剤の水槽に入れてから、さまざまな製造段階のチェダーチーズやブルーチーズの棚が並ぶ清潔に磨き上げられた部屋を見て回る。建物を出たあとは、埃っぽい道を歩いて放牧場へ向かう。少し前まで牛が放牧されていた草地に今はニワトリがいて、牛の糞に湧いてでた蛆虫を食べている。バス、サンフィッシュ、ナマズ、コイ、ミノウなどが、元気そうなシルバーアップルヤード・ダックの群れと一緒に泳ぐ養魚池を通り過ぎ、ようやく小さな林にたどり着くと、そこには遺産品種であるバークシャー（訳注：白い斑点のある黒豚の一種）やタムワース（訳注：主にベーコンにされる赤豚の一種）、スポッテッド・ピッグなどのブタの群れがいて、サリーが甲高い声で呼びかけると興奮気味にブーブー鳴き声をたてる。いつの日か肉になること以外の彼らの仕事は、下生えを食べ尽くし、いずれはこの林を牛が歩き回れるようにすることだ。ぶらぶら歩き続けて牧草を食べている牛たちのところまで来ると、サリーは立ち止まってその光景を嬉しそうに眺めている。

暑い日差しの中を、シャツのボタンを上まで留め、窮屈な黒のよそ行きのズボン姿で歩き回っていたわたしは、農場の本部に戻って来られてほっとした。今日は週に一度のニワトリを屠《ほふ》る日だ。日差しを避ける屋根の下に、男たちや女たちが老いも若きも集まって、カントリーミュージックが流れる中、短い流れ作業で大量のニワトリの首を切り、血を抜き、熱処理し、内蔵を抜いていく。

サリーがこの農場に本気で取り組むと決めたとき、疑念を示す人たちもいた――何しろ、彼女はロサンジェルス郊外の裕福な家に育った女性で、六十代の半ばだったたから。夫はニュージーランドで農業をしていたが、八十八歳で、しかし強健だった。農場はまだ軌道に乗っておらず、儲けも出ていない――しかしそもそもどうやって儲けるというのだ？　ニワトリには、安い遺伝子組み換え大豆ではなく、ペンシルヴェニア州から取り寄せたガラス豆をやっている。牛には抗生物質を与えていないし、牛の乳も低温殺菌していない。彼女の農場の動物はすべて放し飼いだ。見上げた努力ではあるが、「眠れない夜」があると彼女も認めている。

「真夜中に目が覚めてしまうんです。農業をする人たちは本当に大変だと思います」と彼女は言う。夫はトラクターを使う仕事を手伝っているが、この農場にお金と魂を注ぎ込んでいるのはサリーのほうだ。

サリー・ファロン・モレルは別の意味でも戦っている。彼女はおそらく、現代のアメリカでもっとも物議をかもした栄養活動家だ。ベストセラーとなり彼女を一躍有名にした著書は、『伝統に栄養補給する：政治的に正しい栄養と新保守主義的ダイエット法に挑戦する料理ガイド』（栄養学者で生化学者でもあるメアリー・イニグとの共著。一九九五年初版）というなんとも挑戦的なタイトルだ。この本の序章は、料理本としてはかつてない、もっとも扇動的でもっとも胸に響く招集命令の一つだ。サリーとメアリーは、不埒《ふらち》な「ダイエット新保守主義者たち」を攻撃目標とした。「ダイエット新保守主義者には、「医師、研究者、そしてさまざまな政府機関や准政府機関の代表者」などさまざまな地位の人々が含まれ、政府機関や准政府機関とは、米国食品医薬局、米国医師会、アメリカ国立衛生研究所、各種医大や栄養学科、アメリカがん協会、アメリカ心臓協会などで「人類にとって非常に深刻な病との闘いに身を捧げるふりをしている」組織だ。

サリーとメアリーの著書は、健康的な食事とはたっぷりの脂肪（飽和脂肪を含む）とコレステロール、塩、カルシウム、生乳、発酵食品、そしてごく少量の大豆食品を含む食事だと主張して波乱を巻き起こした。この食事とはつまりアメリカの農場の伝統食だ。サリーは著書の中で五つのB、ベーコン（bacon）、バター（butter）、肉（beef）、サワードーブレッド（sourdough bread）、ブルーチーズ（bluecheese）を推奨している（農場で会ったときには、サリーは豆類も素晴らしい食品だと言っていた）。反対論者たちの怒りを煽り立てるかのように、サリーとその仲間たちは農業従事者たちが生乳を売れるように合法的な支援を行い――アメリカの幾つかの州やカナダやオーストラリアの全州では非合法だが、ヨーロッパのほとんどの国では合法とされている――母乳育児が不適切だと考えられる女性にとっては、母乳を与えるより生乳由来の調合乳を与えるほうがよいと主張している。

低炭水化物のパレオダイエットは、動物性食物の豊富な食事を推奨する彼女らに近い同志なのでは、と単純に考える人がいるかもしれないが、サリーは、穀類や豆類、乳製品を除外し、脂肪や塩分の量にうるさすぎるという理由でパレオダイエットを酷評している。彼女の財団のウェブサイトに「子どもたちにアイスクリーム（もちろん自家製の）や全乳、バターつきのサワードーブレッド、ベイクドビーンズ、じゃがいものサワークリーム添えを食べるなと言うことが、子育てにどう役立つというのでしょう？」と自身で書いているように、子どもは「『だめよ』ではなく『いいわよ』と語りかけてくる食べ物を食べて育つべきだ」とサリーは主張する。彼女が特に勧めるアメリカの農場の伝統食の6B――ベーコン、バター、牛肉、サワードーブレッド、ブルーチーズ、豆類――は、昔のアメリカの農民たちの辛く厳しい労働環境にはちょうどよかったのだろう。当時の農民たちの写真を一目見れば、彼らが引き締まった身体の健康的な人々で、肥満やそれに由来する疾病には縁がなかったとわかる。しかし、座業中心の現代のアメリカ人にとっては、オーニッシュ博士が提唱している低脂肪で肉の少ない食事法のほうが、慢性病の危険性を考えればより健康的なのかもしれない。なぜなら、オーニッシュ博士の食事法は高エネルギーではなく――

砂糖や脂肪も少なく——動物性たんぱく質もあまり多く含まないからだ。しかし、脂肪たっぷりで美味しい、塩分や糖分がほどよく効いた食べ物を却下する意志力を保ち続けることは、とてつもなく大変な作業となりうる。誘惑に負けて暴食に走ったり、やむにやまれず間食してしまったりすると、低脂肪で肉の少ない食事法がもたらしえた利益のすべてを無にしてしまいかねない。あとで説明するように、よりよい方法は、日常生活に毎日適度な運動を取り入れられるように生活様式を変え、罪の意識を感じたり、有害な結果を恐れることなく食べられるようにすることだ。

マーク・シッソンが軽い足取りでカリブのカフェに入ってくる。ルーズなTシャツ、ウェーブのかかった白い髪を長く伸ばし、よく日に焼けたその姿はまるで映画スターのようだ。シッソンは、アボカド、ベーコン、鶏肉、フェタチーズ(訳注：ヤギや羊の乳から作るギリシャの白いチーズ)、マッシュルーム、それに玉ねぎを添えたオムレツを注文する。料理の皿にはじゃがいもも載っているが、マークはたいていじゃがいもは食べない。元長距離ランナーで、トライアスロンを闘い、アイアンマンレースの競技者でもあるマークは、パレオ式ライフスタイルのガイドブックである『原始人の暮らし』の著者であり、パレオ式生活に関する影響力のあるブログを続けている。サリー同様、マークもたっぷりの脂肪(摂取カロリーの五十から六十パーセント)を摂り、乳製品も好んで食べるが、サリーとは違って、アメリカ人の単純炭水化物(訳注：単一の単糖単位からなるブドウ糖などの炭水化物)中毒を嘆いている。「僕にとって、じゃがいもは穀類と同じなんだ。つまり、ちょっとさえない食物で、すぐにブドウ糖に変わってしまう安っぽいカロリー源だ」。シッソンは自分の皿を眺めながら続ける。「僕のダイエット法にはじゃがいもは含まない。理由は味が好きじゃないからなんだけどね。大量に何かを加えないと美味しくならないだろ」。マークはさらに小麦やオートミールなどの主要農産物への侮蔑を語り続ける。味をよくするには大量の調味料が必要で、簡単にブドウ糖に変化しすぎる、と。

人類の祖先の歴史に関する書物で得た知識をもとに、マークは、一日三食をしっかり食べる必要はなく、空腹を感じたら食べればいいし、そうでなければ食べなくていいと考えている。また運動は、激しいトレーニングをするより、たくさん歩き回るのがいいという意見で、自分が競技生活をしていたときにたびたび病気や怪我に悩まされたのはそうしなかったからだと信じている。マーク流のパレオダイエットはライフスタイルに重きを置いていて、本来のパレオ式食事法とは違って乳製品も取り入れている。

穀類を食べなくなったことによって、ずっと悩まされていた関節炎や過敏性腸症候群、風邪、しつこい副鼻腔感染症、そして胸焼けがなくなったとマークは言う。その鍵を握っているのは、マークの著書や「Mark's Daily Apple」と題する彼のブログによると、インスリンの働きだ。多すぎる単糖が体内に入ると、インスリン反応が失われ、体内にブドウ糖が溢れかえる。この過剰なブドウ糖がたんぱく質と結びついてその働きを抑制し、終末糖化産物（ＡＧＥｓ）が生成される。ＡＧＥｓは老化を促進すると考えられていて、慢性炎症も老化の一つだ。

原始人食／パレオダイエットについて考えられる問題点の一つは、地球上の長寿の人々の集団のいくつかが、高炭水化物、低たんぱく質の食事を昔から摂ってきたことだ。前にも述べたとおり、沖縄の人々は野菜とさつまいも（一六〇六年に、中国を介して中央アメリカあるいは南アメリカから伝わった）、米、豆腐、魚、そして酒（ライスワイン）中心の食事で生活し、たまにクジラの脂が手に入ると喜んで食べた。長寿で知られるコスタリカのニコヤの住人たちは、ライムと調理したとうもろこしのトルティーヤと米、ラードで炒めた豆、茹でたプランタン（バナナの一種）、少量の肉と脂、目玉焼き、野菜、そして大量の熱帯産の果物を食べていた。イタリア半島の西海岸沖にあるサルディニア島では、少なくとも一九四一年頃まで、典型的な一日の食事として夕食に一キロのパンと玉ねぎ、ウイキョウかハツカダイコンを少しばかり、豆、そしておそらくヤギの乳かマスチックの樹脂、ミネストローネスープを食べ、赤ワインのクォーターボトルを飲むのがせいぜいだった。お金のある人々は、他にチーズかパスタも食べていた。しかも、前にも述べたように、カロリー制限に関する数々の研究が、寿命を延ばすためには、たんぱく質を制限することが、カロリー制限と同程度かそれ以上に重要であることを示唆している。沖縄やコスタリカの人々の長寿についてどう思うかとマークに尋ねてみると、そういう人々は元々陽気で、ストレスにうまく対処できるのだろうという答えが返ってきた。そしてさらに、彼らが身体をよく動かしていることや、大量の食べ物を長年食べ続けた経験がない点を指摘した。

　パレオダイエットの実践者たちがよく言うのは、低炭水化物ダイエットで体重が減り、気分までよくなったという言葉だ。しかし、体重が減って気分が改善したという感想なら菜食主義やローフード（生食）ダイエットをしている人たちも言っている。初期段階では、従来の減量を目的とする低脂肪の食事法よりも、低炭水化物ダイエットのほうがより早く、そして短期的な健康への有害な影響もなく体重を落とせることを実証する研究もある。けれども、そうやって落とした体重は長期的には戻ってしまいやすいと思われる。さらに前に述べたように、大量の肉を食べることが寿命を縮める結果になる可能性もある。肉や脂肪の摂取に由来する慢性病のリスクが気になる六十五歳以下の人々の場合は特にそうだ。一方、これもすでに述べたが、六十五歳以上で肉をたくさん食べている人々については長生きにつながるかもしれない。慢性病は長い期間を経て発症するもので、老齢の人々の健康を脅かすのは、むしろ体調不良や消耗性の疾患などだからだ。

あらゆる年代の人に効果のある、包括的なダイエット法を提案するのは困難だが、低炭水化物ダイエットは子どもにはもっとも有害で、ある程度の年齢の大人には有益だとは言えそうだ。中年の人々の場合、コレステロールや脂肪の摂取は気分をよくしたり性欲を高めたりする効果があると思われるからで、しかし長期的な体重減少の効果を証明する研究はあまり多くない。体重を減らす方法として、過激な低炭水化物ダイエットよりも効果的なのは、適度な運動を取り入れるようにライフスタイルを変えることで、これはマークも勧めている。ただし言っておくが、伝統的に肉を多く食べてきた人々、たとえば北極地方の人々については、高炭水化物食にも高カルシウム食にも遺伝的適応がなされていないことを考えると、伝統的な食事を続けるのが一番よいだろう。

最初の疑問に戻ろう。健康によい食事という、とても基本的な問題について、賢い人々が激しく対立しあっているのはなぜだろう？　この対立の理由の一つは、ダイエット法のそれぞれに、健康への良い影響と悪い影響の両方があるからだ。オーニッシュ博士の低脂肪で肉の少ない食事法は、動物性たんぱく質を減らす効果を考えると長生きするには最適だが、心理的な満足感はもっとも少ないため、続けるのが難しい。サリー・ファロン・モレルとマーク・シッソンが提唱する肉をたくさん食べる食事法は寿命を縮めそうだが、肉の多い食事は人々の気分を良くし、筋肉量の増加にもつながりそうだ。さらに動物性たんぱく質の多い食事は、加齢に伴う体調不良や消耗性疾患を抱える高齢者にはとても効果的だ。

より根本的なところでは、オーニッシュ博士やモレル、シッソンなどの栄養活動家たちの食事法が対立し合うのは、彼らが食物を栄養の観点から——たんぱく質、脂肪、炭水化物、糖、ビタミンなど——分析し、微妙な影響力をもつ進化の視点を取り入れていないからだ。食物を栄養成分に分解して捉える方法は、これまで多くの好結果をもたらしてきた。ベリベリやペラグラ、くる病などの疾病を廃絶できたこともそうで、栄養成分に分解することにより、現代の産業化社会の食事や生活スタイルにどの栄養成分が不足しているかを特定できたからだ。しかし、人間の生理機能の複雑さや人体実験への倫理的障壁、そして祖先の食事内容や人類の遺伝子プールが非常に変動的であることなどが原因で、栄養学的研究につぎ込まれた途方もない科学的努力と資金は、二十世紀前半に脚気《かっけ》やペラグラ、くる病を克服して以降、がっかりするほど僅かな進歩しか生み出せていない。人々が、健康を維持し回復するために何を食べればいいかについて戸惑い、苛立ちをつのらせているのも無理はない。

これまでの栄養学的研究の主な瑕疵《かし》は、進化理論がもたらす洞察を無視してきたことだ。人類の背後にある進化の歴史を理解せずに最適な食事法を決定しようとするのは、難しい論文をたったの一ページだけ読んで理解しようとするようなものだ。進化の理論だけが、栄養や健康も含めて、生物体の構成要素のすべてがどのようにつながり合っているかを理解する方法を提供してくれる。一方、たとえば人類の祖先はほとんど肉しか食べていなかった、というような、あまりにも単純すぎる進化論的解釈もまた、栄養と健康についての重要な洞察の機会を我々から奪ってしまう。

進化の視点を加えて栄養と健康について考えてみると、次のようなことがわかってくる。

・運動していなかったり、身体を動かす努力をしていなかったりすると、どんな食事法を選んでも慢性病に罹りやすくなる。反対に、運動したり、十分身体を動かしたりしている人は、自由に食べていても慢性病を防げる。人は、歩き回り、適度に身体を動かすように進化してきたからだ。祖先たちが長時間座り続けることはほとんどなかった。そんなことをすれば餓死するか交流のチャンスを失うことになり、つまり子孫を残せなくなるからだ。

・栄養をバランスよく摂るためには伝統食を食べるべきで、それも長い歴史をもつものほどよい(たとえば五百年前から食べ続けられているもの)。伝統食は、試行錯誤を繰り返しながら慎重に作り上げられたものだからだ。食物の栄養成分に注目する試みはしばしば徒労に終わる。たとえば、肉や脂肪を控えめにしても、代わりに甘いものが無性に食べたくなるのなら、かえって害になる。栄養バランスのいい美味しい食事である伝統食は、この問題を解決する。祖先が地球上の特別な地域の人である場合は、その地域に伝わる伝統食がおそらくその人の遺伝子に一番適した食事だと思われる。

・若いときに動物性食物をたくさん食べることによって、より背が高くなり、屈強になって、生殖力も魅力も高まるが、早死にするリスクも高まる。前にも述べたように、この若いときの強健さと、ひ弱ながらも長生きする健康のどちらを選ぶかという取引は、進化の視点で考えるとまさにありうることだ。というのも進化の関心事は遺伝子を次の世代に引き継ぐことだけで、そのためなら現在の世代に必要なあらゆる犠牲を払わせるのも厭わない——その一つがひ弱ながらも長生きする健康だ——からだ。

食物と料理の栄養以外の側面もわたしたちの幸福に大きく関わっている。たとえば、肉の少ない食事は長期的には健康にいいとわかっていても、貧しかったり料理法を知らなかったりして、肉を使わなくても美味しい料理を作ることができない人々にとってはあまり意味がない。誰もが公平に健康にいい料理を食べられるようにするには、そのための食材をより多くの人々に持続的に供給するには、どうすればいいのだろう？　メルボルンの街は、食物の公平性と持続可能性に関する最新の動向を知るのに最適な場所だ。

近年、メルボルンは一風変わった食のイノベーションの舞台となっている。それは、「払えるだけ払えばいい」レストラン。渋々一ドルか二ドルを支払うのも、百ドル支払うのも、すべてはあなたの自由。「Lentil as Anything」という名の市内に三軒あるレストランでは、支払い額に関わりなく同じ料理を食べることができる。店名は、オーストラリアの美術学校のニューウェーブ・バンド、「Mental as Anything」のもじりだ。レストランの店名は、三軒の店の精神をうまく表している。ほんの少し風変わりで、ちょっと楽しい、ベジタリアン・アナキストのおとぎの国だ。

このレストランに案内してくれるという友人に連れられて階段を降りていくと、そこは本通りから数百ヤード離れた川べりの小道だ。まるで植民地時代以前のオーストラリアに迷い込んだようで、空気は乾燥して埃っぽい。小道はゆっくり流れる川に沿って続き、土手にはユーカリの木が隙間なく立ち並ぶ。曲がりくねった道を歩いていくと、羊の檻を通り過ぎ、いつの間にか、広い花壇のある女子修道院の広大な跡地に入り込んでいる。

これが「Lentil as Anything」の本店で、やせっぽちの芸術家や学生たち、裕福なリベラリストたち、そして興味津々の旅行者たちなど、多種多様な人々を引き寄せている。手持ちの小銭をすべて募金箱に詰め込んでから――見ている者は誰もいない。しかし弁護士をしているわたしの友人は、気前よく何ドルか支払ったようだ――自分の皿に南アジア風の料理を積み上げる。カレー、揚げ菓子、米、ココナッツ。美味しくてもっと食べられそうだが、取りすぎるとあとから来る人々の分が足りなくなりはしないだろうか？　コミューン的レストランには、こんなふうに他人が何を必要としているかについて考えさせる特別な効果がある。

友人とふたりで店内で食べる。外は蒸し暑いからだ。食事スペースの大半を占めるのは木製の長テーブルで、人々が混ざり合うことを奨励している。店のスタッフはさまざまな国籍の若者たちだ。このレストランは、難民の就職希望者を支援する方針を掲げている。周囲のすべての人たちと同じ美味しい料理を食べていると思うと、感動しワクワクする。料理はミシュラン級ではないが、自分で作るよりはずっと美味しい。何がこの寛大さと仲間意識を可能にしているのだろう？そして「Lentil as Anything」のような場所がもっと増えないのはなぜなのか？

一週間後、このレストラン・チェーンの創設者に会う。シャナカ・フェルナンド氏は礼儀正しく雄弁な人物で、考え深げに、瞑想的に語る様子はまるで僧か詩人のようだ。彼の父親はスリランカの陸軍将校、母親はアイルランド人の陶芸家で、肌の黒い現地の人間と結婚したせいで親に勘当されていた。シャナカはスリランカの特権階級として育った。黒い肌をもった白人として。召使と身の安全、最高の教育を与えられた。たびたび繰り返される、多数派であるシンハラ族による、少数民族タミル人に対する残忍な暴行も見てきた。その後、父親を喜ばせるためにメルボルンに出てきて法律の勉強を始めた。しかし学業に興味を失い、大学を中退し、カフェを開いた。彼らしい衝動性と理想主義により、シャナカはメニュボードから値段を消し去った。

払えるだけ払えばいい、とした理由は？　インドネシアやフィリピン、そしてアマゾンを旅したときに、現地の人々が食べ物を隣人同士分け合っている様子を見たのがきっかけだ、とシャナカは言う。「食べ物は人との親密さを示す強い意思表示です。ところが、西洋社会では、少なくともメルボルンでは、レストランに出かけてロブスターを食べることは、特権を誇示し、自分が一般大衆とは違うことを見せつける手段であることが多いのです。食べ物が簡単に手に入り、あらゆる社会階級の人々が一緒に食べることを容認するあの文化を取り入れる方法を見つけたいと思ったのです。そう考えた一番の理由は、お金は社会の対立を生むものだからです。人々が寄付したり、他人が使うことを許可したお金を使って、果たして人々を結び合わせられるかどうか、試したいと思いました。金持ちも貧乏人もなく、すべての人が同じ社会で暮らす他の人たちと同じテーブルにつき、健康にいいものを、一緒に食べることがとても大切だと考えるからです」

成功する可能性は低かったが（当時のパートナーの反対も押し切って）、シャナカは払えるだけ払えばいいレストランの一号店を開き、さらに二つの支店と学校内のカフェテリアもオープンして、懐疑的だったメルボルンの住人たちから、以前は予想もしなかったほど多くの寛容さと信頼を引き出した。シャナカはオーストラリアの地元の英雄として敬われ、国が発行する切手にも登場し、首相に会い、ＴＥＤで講義を行い、テレビの料理コンテストでダライ・ラマとともに審査員を務めた。彼の払えるだけ払えばいいという考え方は、十年前には反体制的だとみなされたが、現在ではオーストラリアの教科書にも取り上げられている。彼のアイデアはダブリンに輸出され、二〇一一年にはその考えに共鳴したジョン・ボン・ジョビが、ニュージャージー州に同様のコミュニティ・キッチンを開店した。

とはいえ、この特異な道を貫くのは簡単なことではなかった。ヘロイン中毒者が募金箱の金を盗もうとし、結局募金箱に鍵をかけることになった。「Lentil as Anything」に課せられた三十万ドルの未払いの売上税をめぐるオーストラリア政府との抗争は何年も続いた。最終的には、レストランが非営利的なものであることを理由に、シャナカと支持者たちは売上税法を見直させることに成功した。一度は破産宣言を余儀なくされたが、別の法人を設立してレストランの設備を買い戻したこともある。シャナカは売上の中から基本給だけを取っているが、養育費が法的問題となったことがあり、現在も一万四千ドルの未払いの交通違反の罰金のことで、留置すると脅されている。経済界や地主たちは、「Lentil as Anything」の立ち退きを強く要求しているが、その理由の一つは、レストランが好ましくない社会の除け者たちを大量に呼び寄せているからだ。シャナカはそうした闘いとレストランの経営に疲弊している。それでもなんとかしたいと思っている。彼にはたくさんの夢がある。子どもの教育やスリランカ国内の和解にも尽力してきた。世間の多くの人と同じように、彼もまた根深い社会の不平等を何とかしたいと思っている。大多数の人々と違っているのは、シャナカにはそれを実行にうつす勇気があることだ。

シャナカのレストランは、健康的な食事は、必ずしも裕福な社会階級の特権ではないということを証明している。シャナカや多くの人類学者たちが指摘しているように、小規模な伝統社会では食べ物は隣人たちで分け合うものだった。実際、食べ物を分け合う行為は村での暮らしには重要な意味があった。狩りをしても十分な食料を手に入れられない場合も、そのリスクを村人全員で分け合うことができたから。現代の産業化された社会では、食物に関するこの共同体的視点はほとんど失われていて、人々はスーパーマーケットや農作物直売所、パン屋、デリカテッセンなどに殺到し、自宅に持ち帰ったその取っておきの食べ物を自分たちで、おそらく家族の誰かと、たまには友人たちと食べている。レストランで食事する場合もほとんど同じで、なぜならシャナカが言ったように、レストランの料理の値段は、装飾的な車や時計、財布などと同様、地位の指標となりうるからだ。これはまさに、多くのアメリカ人が考えていることだ。頑張って働いて大金を稼いだら、高価な食事を含む贅沢品に湯水のように金を使える。しかし、ここに一つ疑問が生じる。都市や街は、単によい働き口と安全な住居、子どもたちのための人並みの教育を実現できる場所に過ぎず、ショッピングモールやレストランなどの娯楽に無駄金を使う場所なのだろうか？　それとも地域社会とは本来、互いに世話をしあい、共に暮らす人々を予想外の不運から守る場所なのか？　食と健康についての本の中でこんな問いを投げかけるのは哲学的すぎると思うかもしれないが、歴史的に見ると、食物と危険を分かち合うことは共同体の暮らしの基本だったのだ。

シャナカの理想主義的な払えるだけ払う方式の菜食主義レストラン（余った野菜の寄付は簡単だが、肉について注意を要する）は、人の懐をあてにする客が増え過ぎて結局失敗に終わるかもしれない。しかしそれでも、彼のこの冒険的な試みは我々に重要なことを考えさせる。食べることは、個人的で自己中心的なことであるべきなのか？　それとも食物はその元来の役割から離れて、人々を束ね、守る手段となりうるのだろうか？

善意の食べ方には二通りある。一つ目は同じ社会で暮らす人々を支援するやり方で、シャナカの、払えるだけ払うレストランがそのわかりやすい例だ。より裕福な食事客が、より恵まれていない人々が健康によい食事を食べられるように支援する。もう一つの善意の食べ方は、未来の世代の前途を守る食べ方だ。今、スーパーに行って安い魚や肉、農産物を買っているわたしたちは、突きつめれば未来の世代に助けられている。なぜなら、この先化石燃料や魚の漁獲量は減る一方で、また、短期的利益と便利さを目的とする農業や廃棄物投棄のせいで地球は劣化の一途をたどることになり、そのせいで未来の子孫たちは、同じ肉や魚、農産物に（それが見つかればだが）より高い代金を支払わねばならなくなるからだ。食の理想を掲げる人々は、より環境保護意識の高い持続可能なやり方で食べたり、食物を飼育栽培したりすることによって、将来世代の人々が払う犠牲を最小限に留めようとしている。たとえばわたしたち消費者は、地元の環境に有害な影響を与える、海外から輸入された植物や動物を飼育するのをやめて、その地域の生態系に組み込まれている動物や植物を選択することも可能だ。世界貿易の時代が到来する以前に、先住民たちがやむを得ず行っていたように。

ところが、である。皮肉なことに、メルボルンではこの街で暮らす移民の多様性を反映した多彩な料理を楽しめる——イタリア、日本、東アフリカ、レバノン、モロッコ、ベトナム、インドなど——しかし、一つだけ明らかに欠けているものがある。オーストラリア先住民の料理がどこにも見当たらないのだ。その中で、国の助成金を受けたレストラン、「チャコール・レーン」は驚くべき例外だ。かつてはアボリジニの健康センターが入っていた築二百年の建物を占領するチャコール・レーンはオーストラリア原住民の料理を提供し、アボリジニであるなしにかかわらず、希望者は厨房やフロアで見習いとして職業訓練を受けられる。レストランの経営者であるスリランカ系オーストラリア人のアシャン・アベーコーンと、料理長の白人のオーストラリア人、グレッグ・ハンプトンは、オーストラリアの人々に、自国の自然の中で生息している植物や動物の料理を体験させせようと頑張っている。わたしがそのレストランで食べたもの——ラクダのソーセージ、ミズナギドリ、ヒロハノナンヨウスギの実のサラダ、アカシアの種、キンカン——は素晴らしく美味で、これまで知らなかった味わいと刺激でわたしの舌を虜《とりこ》にした。特に気に入ったのは魚のような味がするミズナギドリで、ラクダの肉はとてもジューシーだった。メニューには他に、ワラビーやエミュー、ソルトブッシュラムなどが並んでいる。

二十六年間料理人を務め、一時は自分で動物園を経営していたこともあるグレッグは、土地固有の、あるいは砂漠に適していると言われている動物を飼育することがいかに環境にいいかを力説する。ヨーロッパからの移住者たちがはじめてオーストラリアに到着したとき、彼らは羊や牛、豚を連れてきて、森の木を切り倒し小麦を作った。やがて、小麦を育てるために使った大量の水が土壌の塩分濃度を高める結果となった。土壌に浸透していく水が導管の役目を果たして、土中のミネラルを滲出させたのだ。外国からやってきた動物の鋭い蹄が土壌を踏み固めて地表を荒らし、排水による水質汚染と流出土砂を進行させた。川岸の植生の大量破壊は、川の流れを速めて土壌侵食の問題をさらに悪化させた。

それにひきかえオーストラリア産の植物は長い根をもち、塩分濃度を高めることなく土中の深いところから水を取り込むことができる、とグレッグは言う。またカンガルーやワラビー、エミューは足が比較的柔らかくて土壌を踏み固めることがなく、長い根をもつオーストラリア産の植物を餌としている。そのため川の土手の植生は保たれ、おかげで川の流れはよりゆっくりになる。耐塩性の強い樹木（塩生植物）は、ビタミンCなどの高濃度の抗酸化物質を含む、とても味のいい小さな実をつける。またカンガルーの肉には亜鉛がたっぷり含まれている（亜鉛は免疫システムにとって重要な役割を果たす）。ソルトブッシュラムは現地産の動物ではないが乾燥した環境に適応しているため、塩分やその他のミネラルを多く含むこの土地固有の植物を餌とすることができる。

では、オーストラリア固有の植物や動物がこれほど環境にも健康にもよさそうで味も素晴らしいにもかかわらず、チャコール・レーンのような店に人々が群がらないのはなぜだろう？　チャコール・レーンの経営者のアシャンは、「カンガルーの尻尾」を店のメニューに加えてみたが、誰も頼もうとしなかったと言った。食事客にとって、尻尾は食べ慣れた食物ではなかったし、カンガルーの身体の下の方の部位であるという点も客の食欲をそそらなかった。ただの「カンガルー」として提供していれば、もう少し関心を集められたかもしれない。それでも、カンガルーは地元の主要産物にはなりそうにない。カンガルーはオーストラリアの紋章に使われている動物で、多くのオーストラリア人にとって敬うべき対象だからだ。他には、単にオーストラリアの原住民の料理というだけで食べる気になれない人々もいる。原住民食と聞くと、たとえばイタリア料理のような普段の外食で食べる料理ではなく、アボリジニが主食とする幼虫などを思い浮かべてしまう。

マーク・オリーブは、メルボルンのダウンタウンからほんの数ブロック離れた目立たない倉庫を拠点に、アボリジニ料理のケータリング・ビジネスを営むアボリジニ料理の料理人だ。有名人で、テレビのショー番組でも取り上げられたことがある。マークのケータリング店を訪ねてみると、口調の柔らかな魅力的な男性で、優しいクマさんのようだ。以前にシドニーで「Modden（肥やしの山）」というアボリジニ料理店を開いたが、彼に言わせると、大衆がアボリジニ料理を受け入れる準備が整わないうちに店をオープンしてしまった。

今のビジネスでは、驚くほど多種多様な現地産のハーブや果物を扱っている。ブッシュキュウリ、デザートライム、ピリッと辛いデザート・レゾン（ブッシュトマトの一種）、レモンマートル茶、マルスデニア（ブッシュバナナ）、マウンテンペッパー茶と現地産のペッパーベリー、ムントリベリー、現地産バジルとタイム、パッションベリー、クァンドン、リバーミント、ハマアカザ、シーパセリ／オランダミツバ（シーセロリとも言う）、タナミアップル、そしていつの頃からかわたしも食べるようになったワトルシードなどだ。しかし皮肉にも、マークが扱うハーブやスパイスの最大の購買者は海外のバイヤーだ。

マークは、オーストラリアの人々が、地元の植物や動物を自然の賜物と認めようとしないことや、人気の「可愛い」動物を食物として見られないことにがっかりしている。

「この国の人々に、自国のハーブやスパイスをもっともっと利用してもらわないと。国内産のカンガルーやエミュー、ワニの肉をみな敬遠しがちです。カンガルーがオーストラリアの紋章に使われていることもおそらくその理由でしょう。しかしアボリジニの人々にとっては、カンガルーが紋章だったことは一度もありません。羊や豚、その他の動物と同じように食料源なんです。たしかにカンガルーは可愛い。でも羊だって可愛いでしょう、それでもみな羊を食べています」

近代のオーストラリアの歴史の中に、アボリジニは政治的にも、社会的にもずっと存在しておらず、だから彼らの料理もまた無視された。「数に入れられていない人間は、国民ではありません」とマークは言う。「僕たちが出生証明書を手に入れ、ようやく自分が今ここにいると宣言できるようになったのは、一九六七年になってからです。そのあと大きな変化がいくつもありました。オーストラリアがアボリジニの歴史の存在を認め、それを誇りに思い、移民たちがこの国の歴史を理解するのはまだまだ先のことだと思います。でもそういう風に変えていかなくてはなりません」

チャコール・レーンを運営する団体、ミッション・オーストラリアに勤務するアボリジニの男性、ジョン・ベリングも同じような不満を漏らす。メルボルンのダウンタウンにあるオフィスで迎えてくれた彼は、穏やかで度が過ぎるほど丁寧な印象だが、話しはじめると、内心の思いが吹き出してくる。

「この店で出した最高に美味しい料理の一つはワラビー・バーガーで、NAIDOC Dayのために作ったものでした」。NAIDOC Dayとは、全国アボリジニおよび島民の日式典委員会主催の、オーストラリア固有の文化遺産を祝う会のことだ。「ワラビー・バーガーをメニューに載せ、うちの研修を受けている見習いたちを呼んで料理を担当させました。でも『ワラビー？？？』という反応に備えて鶏料理も用意しました。ワラビー・バーガーを気に入った人たちもいました。食べてみようともしない人たちもいました。彼らにとってワラビーは、毛がふわふわの可愛くて抱きしめたくなる小さな動物で、食べ物を投げ与えたり見たりする対象なのです」。マーク同様、ジョンも、オーストラリアの人々が地産の食物の価値を認められないことを残念がっている。「この国は食糧の宝庫です。海外からも多くの企業が来ています。アメリカからも来て地産の食材を吟味し、持ち帰っていきます。オーストラリアはこれまでずっと国内に目を向けようとしてきませんでした。原住民を認めない――そんな彼らにどうして土地の産物が認められるでしょう？　スペインやドイツのシェフたちがここの産物を熱心に欲しがるのは、その価値がわかるからです」

ジョンは、オーストラリア産のフィンガーライムの素晴らしさについて、さらに情熱的に語りはじめる。彼のオフィスを去る際、ジョンは2型糖尿病と診断されたばかりだと打ち明けた。西洋風の食事をしてきたせいだと彼は信じている。主治医から、アボリジニの人々は進行性の糖尿病に特に罹りやすいと聞いたという。アボリジニの人々が西洋式の食事や生活様式に触れるようになったのはつい最近のことで、彼らの遺伝子が座業中心の生活様式や、高血糖の食物（たとえば白色粉）などの西洋式の食事の特徴に適応しておらず、それが血糖値を大幅に上昇させてしまっている可能性がある。一方、ヨーロッパ系の遺伝子をより多くもつオーストラリアの人々が糖尿病を発症する率は低く、この事実は、アボリジニの人々が糖尿病へのより高い遺伝的感受性をもつという仮説と一致している。

オーストラリアは、輸入された肉や野菜に比べてより環境にやさしく収穫でき、おそらくは栄養的にも価値の高い地産食物を国民に受け入れてもらおうと懸命に努力している。ではカナダやアメリカはどうなのだろう？　カナダ人やアメリカ人もやはり地産の動物や植物を見下しているのか？　およそ二年間の海外生活から故郷のオンタリオ州に戻ったわたしは、カナダの原住民の食物を食べてみたくてたまらなくなった。わたしが育った地域は、もとはアルゴンキン族やイクウォイ族、クリー族などの先住民族が住む場所だった。北部ではクリー族がクマやシカ、ビーバー、水鳥を狩って暮らしていた。東では、アルゴンキン族やイクウォイ族が、狩猟鳥獣肉にとうもろこしやカボチャ、豆、ワイルドライスを添えて食べていた。西では平原インデアンがバイソンの群れを追いかけ、そのはるか遠くの西側では、川を遡上するサケの群れが太平洋沿岸のインディアンの食糧となった。北の彼方ではイヌイットがカリブーやアザラシ、クジラ、魚を捕獲し、東の海沿いではミクマク族が甲殻類や魚、ビーバーを食糧とした。オタワ中の店舗や肉屋で、クマやビーバーなどの狩猟鳥獣肉を置いているか聞いてみるが、みな困惑の表情を浮かべる。オタワのダウンタウンの外れにある今風のヤッピーな地区の肉屋の主人は、中国人街の肉屋に聞いてみろと言うが、中国人の肉屋も助けにはならない。

北米中で狩猟鳥獣が不足しているのは、白人の移住者たちが多くの種を絶滅寸前まで狩り尽くした歴史の遺産だ。セオドア・ルーズベルトは若いときにノースダコタに狩りに出かけたが、バッファローはどこにもいなかった。大の狩猟好きだったルーズベルトは、一八八七年にBoone and Crockett Clubを設立し、自然保護と野生動物の科学的な管理を進めた。のちにルーズベルト・ドクトリンとして知られるようになったものだ。やがてアメリカ政府は、狩猟鳥獣肉の営利目的の流通を禁止する法律を制定した。アメリカンバイソンやリョコウバト、クロライチョウ、カロライナインコなどが姿を消していることが、残っている種に今後何が起こるかを警告する前例と捉えられた。カナダはアメリカの例に倣《なら》ったがニューファンドランドとノヴァ・スコシアの両州はレストランでの狩猟鳥獣肉の販売を許可し、ケベック州は実験的により緩い規制を実施した。

自然界の動植物の取引を禁止することは、一見分別ある政策に見える。そのような厳しい措置がなければ、現代の北米の自然界はヨーロッパの自然界のように、つまり大型の狩猟鳥獣が全くいない状況になっていただろうから。

ひんやり涼しい春の朝、車を運転してオタワ郊外で暮らすハンター、カイル・ウォースリーに会いにいった。カイルは、冷凍してあった去年の秋の獲物の肉を気前よく試食させてくれる。クマ、シカ、ヘラジカの肉だ。頭をつるつるに剃り上げ、優しい口調で話すカイルは、長年狩猟に携わってきた家の出身だ。彼は弓と矢で狩りをするほうが好きだ。「猟銃より弓矢で狩りをするのが好きな理由の一つは、そのほうが野生動物に出会える機会が多いからさ。出来るだけ物音をたてないようにして森に入っていくと、いろんなものに出会える。必ずしもその季節に狙っていなかった獲物にもね。突然ふらっと現れるんだ。一度クズリに出会ったこともある。オオカミやコヨーテ、クマにも。カナダの森林をうろつくほとんどすべての種類の生き物に出会ってきたよ」

ユーティリティ・トレイラーの会社を経営するカイルは、毎年秋になると、数週間連続で森へシカ猟に出かける。ハンターの中には、料金を支払って狩猟免許をもらっていても、通り過ぎる獲物をどうこうすることはなく、狩猟鳥獣を殺すことより狩りの経験を楽しんでいるだけの人たちもいる、とカイルは言う。

だったら弓矢や猟銃は家に置いといて、ただ森の中に座っていればいいじゃないですか、とわたしが口をはさむ。

「いや、違うんだよ」とカイル。「動物が近づいてくるのが見えて、それを撃つことができると思うと一気にアドレナリンが身体中を駆け巡るんだ。ただ森に座っているだけなら、それほど気持ちが盛り上がらないし、動物の足音に耳を澄ますこともない。目的もなくそこにいるだけになる。狩りに出かけたときは、目的をもってそこにいる。動く気配を見逃すまい、物音を聞き逃すまいとし、狙っている獲物をなんとか見つけたいと思うんだ」

カイルは自分が狙う獲物のことをよく知っている。シカの性比に偏りがあるのは、熱心な自然研究家たちのためにシカの狩猟許可を出しすぎたせいだと指摘する。わたしはこう自問する。森林やそこに棲む野生動物の世話を誰かに任さなければならないとしたら、それは、動物の権利や銃規制などについて大衆におもねる発言をする要領のいい官僚たち（自由党の銃規制政策の話になるとカイルは憤然とする）だろうか？　それとも、毎週のように自分の行動圏である森の中を虫を追い払いながら探索しているカイルのようなハンターか？　ハンターたちが野生動物の管理にもっと口を出せば、森の野生動物たちの状況はずっとよくなるだろう。

しかしカイルは、野生動物の商取引禁止法を支持している。アメリカの野生動物や自然の保護の推進に尽力したルーズベルトもまた、彼自身、熱狂的な狩猟好きでもあった。たしかに、自然や野生動物から大きな喜びを得ている人々以上に、その保護を強く希望する人などいないだろう。けれども、この野生動物の商取引禁止法のおかげで、そう簡単には現地産の狩猟鳥獣の肉を味わえなくなっている。東部のオンタリオ州あたりの森で何千年も昔にアルゴンキン・インディアンたちがやっていたようにクマやビーバーの肉を食べたいと思ったら、狩猟免許を買って自分でそれらの動物を撃つか罠にかける、あるいはクマやビーバーの肉を無料でくれる親切な誰かを探す（野生動物の肉を物々交換で入手するのも違法だ——規則とはまことに堅苦しい）、さもなければ潔く諦めて、工場式農場で飼育された鶏や牛、豚の肉が並ぶ通路をショッピングカートを押して歩きながら、狩猟鳥獣肉を食べているところを夢想する、のどれかを選ぶしかない。

友人の近所に住む罠猟をする男性が、前年の秋に獲ったビーバーの足をたまたま冷凍庫で保存しているとわかる。ビーバーの足を一晩塩水につけたあと、ワインと玉ねぎと一緒に時間をかけてコトコト煮て、その謎めいた濃厚な味わいを堪能する。カイルからもらった肉——クマのソーセージ、ヘラジカ、シカ——もこれまで体験したことのない複雑な味わいでわたしを圧倒した。一度狩猟鳥獣肉を食べてその奥深い味わいを知ってしまうと、スーパーに並ぶ淡白な味の肉に戻るのがとても残念に感じられる。

わたしが人の善意に頼り、苦労してようやく狩猟鳥獣肉を手に入れた背景には、柵の中に閉じ込められ、抗生物質を投与され、殺虫剤や除草剤、無機肥料などが混ざった穀類を与えられている動物の肉が合法とされ、その一方で、柵の外で暮らし、どう考えてもずっと幸福で健康的な、オメガ3脂肪酸をたっぷり含み、より環境にやさしい生活をしている動物の肉が、北米のほとんどの地域のレストランで売ることも買うことも許されていない、という矛盾が存在する。

北米で先住民食を提供するレストランを運営するのはとても難しく、おそらくオーストラリアで開くより困難だ。飛行機や列車から地理学や先住民族の文化まで、あらゆる事柄についての啓蒙的な博物館が多数存在するオタワでは、先住民食をテーマとするレストランは大成功すると誰もが思うだろう。しかし、フィービ・ブラックスミスの話によると、ヘラジカやバッファローの肉の仕入れには必ず法外な価格設定があって、そのぶん客にしわ寄せがいく。ある雨の朝、カフェでフィービに話を聞いた。クリー族の女性でカナダの先住民食に特別な思い入れのあるフィービは、（当時の夫と一緒に）、観光客に人気のオタワのダウンタウン、バイワード・マーケットにスイートグラスというレストランを開き、好奇心旺盛な客たちに先住民をテーマとする料理を提供していた。七年半続いたその店は好意的な評価を得ていたが、長い年月の間に失われたものもあった。ふたりは離婚した。フィービはさらに一年かそれ以上ひとりで奮闘したが、ある日店に行ってみると店は侵入禁止となっていた――家賃滞納のせいだ。フィービは自分のものである生鮮食品をもち出すために建物内に入ることを許された。もち出したものを車に積み、北へ向かい、親戚の家にしばらく世話になった。スイートグラスの貯蔵食品の残りを使って別のレストランを開こうと頑張ったが無駄だった。フィービは破産を宣言した。非免責債務を支払い終えるまでに三年もかかった。

それでもフィービは、ヘラジカやガチョウの肉が好きだ。母親は、春のガチョウ狩りの季節に低木の林で暮らしていたときに彼女を出産した。フィービは、クランベリーやチョークベリー、イチゴ、クロウベリーなど、その土地がもたらすあらゆる恵みを食べて育った。スイートグラスを閉じたあと、フィービは彼女が育った、ケベック州最大の淡水湖であるミスタシニ湖のほとりの保護区に戻った。「あそこでイチゴ摘みをすることで癒やされたんです」と彼女は言う。誘われてケベック州北部の大学で先住民食の料理を教え、その後は人口七百二十五人のクリー族のコミュニティ、ウェジェ・ブグムーでホテル兼レストランの経営を任された。ホテルのメニューに並ぶ脂っこいポテトフライやハンバーガー、ピザにぞっとしたフィービは、客にバッファローの肉を出そうと考えた。しかし孤立することになり、狭い町の噂話に疲れ果ててオタワに戻った。今はケータリング業をしながら大学で飲食産業のホスピタリティと経営を学び、カナダの先住民食を提供する新たな投機的レストランを開く日を夢見ている。

北米のハンターたちは、概して狩猟鳥獣肉の販売を許可する案を好ましく思っていない。娯楽目的のハンターたちは、商業的狩猟の市場が開けば狩猟鳥獣の取り合いが激化し、狩猟鳥獣がさらに手に入りにくくなるのを恐れている。娯楽目的のハンターらがもう一つ心配しているのは、狩猟鳥獣肉に値段をつければ密猟への誘惑が高まり、狩猟鳥獣の数がさらに減ってしまうことだ。けれども、強壮な野生動物たちがもつ環境保護的、栄養学的な利点は注目に値する。シカ、ヘラジカ、ビーバー、クマ、リス、ワニなどの肉は、こくのある脂が乗った肉と、環境にやさしいドングリやイモムシ、バッタ、ワイルドライスなどを取り合わせた本物のパレオダイエットとなりうる。けれども、狩猟や採集の手段や知識、あるいはそれへの嗜好をもたないアメリカやカナダの人々に、どうやって野生の食物の良さを伝えることができるだろう？　北米のハンターたちは、野生動物を家畜にする、という興味深い選択肢を提案している。いわば第二の農業革命だが、今回は環境的、倫理的影響を十分に考える必要がある。少なくとも、一つの希望ではあるが、野生動物を森や海から連れてきて狭い場所に閉じ込める実際の試みは、多くの難題をはらんでいる。

航空写真で見ると、オタワ郊外のベアーブルック農場を取り囲む森は、材木伐採用か適切な分水嶺として、あるいは景観上の理由で保存されているように見えるかもしれない。農地を二分する長い道路を走り、突き当たりで車を停めたとき、林の中でヘラジカが跳ね回る姿にようやく気がつくことになる。長身で骨太のウォルター・ヘンは、妻のインゲと共にベアーブルック農場を経営している。農場の母屋の扉の外で風が音をたてて吹き荒れるなか、ウォルターは、うちで育てているヘラジカやバイソンやシカは丈夫だから抗生物質を与える必要がないと言う。彼の家畜は病気とは無縁なのだ。

「うちでは、すべての動物をできる限り自然に、人道的に育てることを一番に考えているんだ。この農場では化学物質は一切使っていない。化学肥料もなし。肥料は堆肥だけだ。雑草の処理にも薬は使っていない。雑草はすべて手で摘んでるよ。でももっとも重要な点は、すべての動物を戸外の彼らにとって自然な環境で、日光も風も雨もすべて浴びさせて放牧していることなんだ」この方針を聞いた人々は、彼の農場を間近で見学したいと考える。ウォルターは続ける。「お客は全員この農場に招待して、動物たちがどんなふうに飼われ、餌を与えられ、戸外の自然な環境を楽しんでいるかを自分の目で見てもらっている。たいていの農場経営者は、客が訪ねてくるのを歓迎しないものなんだが。なにせ、動物たちを自然なあり方とは正反対の、檻の中や鍵をかけた納屋なんかの狭い場所で育てているからね。二つの鶏小屋で五十羽ものニワトリを飼っている場合には、もち込まれた病気が広がる心配もある。でもうちでは来客について何の心配もしてないよ」

この農場の動物たちを育てるにあたって、特別に大変な点はないか？　と質問してみる。

「バッファローやヘラジカはときどきひどく苛立ち、挑発的になることがあるんだ。攻撃してくる可能性があるから、トラクターに乗っているとき以外は放牧場に入らないようにし、そうでないときはフェンスの外にいるように気をつけている。いつも攻撃的なわけじゃないが、ストレスがあるときや、おそらく赤ん坊がお腹にいるときは、赤ん坊を守ろうとして襲ってくる危険性があるんでね」

化学肥料や殺虫剤、除草剤は使わないと公言しているだけあって、牧場の維持費は少なめだが、肉の産出量も工業的飼育法の場合の産出量に比べて少なめで、それがベアーブルック農場が趣味の農場と呼ばれているゆえんだ。しかし退職生活者である高齢のウォルターと妻にとってはそれこそが理想なのだ。ウォルターがヘラジカやバイソンの飼育を思い立ったきっかけは、自然に育てられた化学物質を使っていない肉を自分が食べたかったからだ。七十五歳になる彼は、事業規模を積極的に広げようとは考えていない。

ベアーブルック農場には、ヘラジカや、この世のものとは思えないバイソン、七面鳥、ニワトり、オジロジカなどを眺めるために、子どもたちや高齢者たちがやってくる（孔雀も観賞用に飼われている）。ベアーブルック農場は雇用提供者であり、食物生産所であり、リクリエーション施設であり、生態系の要でもあって、その全てが一つになっている。ウォルターと妻は地元の野生動物とほとんど変わらない肉を食べる機会を人々に提供している。

ウォルターは、ドイツで徴兵を拒否してカナダにやってきた。第二次世界大戦で父親と三人の叔父を亡くした彼は、人殺しの方法を身に着けたいとは思わなかった。自分と義理の父親は、オンタリオ州東部における酪農業の草分け的存在だ、と彼は言う。ウォルター夫妻は、これまでスーパーマーケット業、ホテル業、レストラン設備ビジネスに挑戦し、世界中を旅して自分でレストランを開設し、朝食付き宿泊所を始めたこともある。過去の冒険的事業の数々からすれば、ベアーブルック農場もまた、ふたりの人生の風変わりな一幕に過ぎないということになる。

「わたしたちのことをワーカホリックと呼ぶ人もいるよ。しかしわたしたちにはやるべきことが必要なんだ。挑戦すべき眼の前の目標が、朝起きる理由が、動く理由が。ゴルフを楽しむ無能な人間たちとは違う。あんなものに意味があるとは思えない。人類や次の世代のためになる素晴らしいことに貢献できるというのにゴルフだなんて、この社会にとって時間の無駄だね。この仕事を趣味と呼んでいるのは、ふたりともこの仕事が好きだからなんだ」。ウォルターがベアーブルック農場を始めようと考えたのが数十年早ければ、口コミや新聞や雑誌の広告に頼らなければならなかっただろう。しかし今やインターネットが、彼の農場の狩猟鳥獣肉の注文にこれまでにない重要な役割を担っている。ベアーブルック農場では、農場で育てた動物の肉以外にも、ヘビやワニ、カンガルー、ラクダなどの、州のあちこちから取り寄せた珍しい肉を提供している。科学技術が経済の様相を一変させた結果、七十五歳になるこの退職生活者が、食用肉を育てる古くて新しい方法の最前線に立っている。

＊＊＊

昨今、魚をもっと食べなさいとよく言われる。魚には、冠状動脈性疾患やアレルギー疾患、うつ病などのリスクを下げる効果をもつオメガ3脂肪酸が含まれているからだ。現代のアメリカ人は、一九九〇年当時の二倍以上の量のサケを食べているが、この摂取量の増加が少なからぬ議論を巻き起こしてきた。一九九七年に、アメリカは国内のサケの養殖業者の反対を押し切ってサケの輸出超過国から輸入超過国へと転身し、ノルウェイやチリ産のサケに関税がかけられて輸入されるようになった。かつてアメリカの大西洋沿岸の川はタイセイヨウサケの宝庫だったが、アメリカ経済の重要な戦力だったこれらのサケは、川を堰き止めるダムの建設や水温の変化、そしてその他のさまざまな形の生息地の破壊が原因で、ほとんど姿を消してしまった。アラスカは北米一の天然のサケの産地だが、アメリカの家庭の夕食にたびたび登場するようになったサケのほとんどすべてが、カナダやチリ、ノルウェイから輸入された養殖サケだ。

サケの養殖についてもっと知るために、ハリファックス発モンクトン行きの列車の切符を取る。モンクトンはカナダの東海岸にある小さな街だ。二時間で列車はモンクトンのダウンタウンに入っていく。碁盤目状に広がる幅の広い道路沿いに、くすんだ茶色の低層の住居がフジツボのようにひしめき合っている。約束の相手はそこにいて、にこやかにわたしを出迎えてくれる。ドゥニアはロブスターを専門とする海洋学者だ。彼女はわたしを待つ間に、列車の駅に隣接するスーパーで買い物を済ませていた。

「今夜の夕食はサケでいい？」とドゥニアが尋ねる。

ほぼ間違いなく、ドゥニアが買ったサケはクック養殖のものだ。サケの養殖は一九七〇年頃にノルウェイで始まり、カナダの科学者がその将来性を認めると、一九七八年に北米に持ち込まれた。一九八四年には、ニュー・ブランズウィック州には五つの養魚場があった。サケが高額で売れるとわかると養殖業は拡大し、一九九六年には州内の養魚場の数は七十七に膨れ上がった。ところがその後、チリ産のサケがアメリカ市場に入ってきたこと、また病気や寄生虫感染の流行が養殖場のサケに大打撃を与えた。ニュー・ブランズウィック州当局が、サケの養殖場がある湾内の水の浄化に乗り出すと、養殖事業者は少なくとも二つの養殖場を所有し、片方でサケを養殖する間、もう片方の養殖場を休ませておくことが求められた。当然かかってくるさらなる費用を理由に、サケの養殖ビジネスは整理統合され、ほんの一握りの事業者が残った。クック養殖は、東海岸のタイセイヨウサケを扱う最大手となり、五千尾のサケを扱う一養魚場から、カナダ、アメリカ、チリ、スペイン、スコットランドでサケ、ブルーム、スズキを養殖する年商数百万ドルの多国籍企業へと急成長した。

空が海のように青く澄み渡る気持ちのいい朝、ニュー・ブランズウィック大学教授で、クック養殖と協同して水産養殖をより環境にやさしいものにする研究をしているティエリー・ショパンが、車でわたしを拾ってクック養殖の魚卵ふ化場のゲートまで連れていってくれた。いくつもの殺菌用水槽に何度も靴をくぐらせ、繰り返し消毒剤で手をゴシゴシ洗ってから場内に入る。繁殖のための種魚となる運命のサケの群れが、YMCAの施設のようにゆとりのある広々とした循環式の水槽の中で泳いでいる。ここにいるサケのほとんどは、成熟させるために屋外の開放式の囲いの中に移されることになる――じつはこの方法が、物議をかもしている。

教授の車で小さな港へ移動し、クック養殖の従業員三人とともにボートに乗り込む。ボートは港を出て、岸から数百ヤード沖合の、水が循環する開放式の囲いが並ぶ場所に到着する。囲いに垂らされた網の中には、魚の大きさによって囲い一つにつき三万から五万尾のサケが入っている。天然のタイセイヨウサケよりも早く成長するように作られた養殖のサケは、過去に幾つかの施設で網の破れ目から抜け出したり養殖場へ移すときに誤って周囲の海へ出てしまったりしたことがあることが知られている。逃げ出した養殖場のサケが天然のサケと交配して遺伝子プールを弱め、天然のサケを絶滅へと向かわせることが心配されている。またこのような屋外の養殖場では、食べられなかった餌やサケの糞が海底に沈んでいる。ある報告書は、水産養殖産業により二〇〇五年にファンディー湾の海底に堆積したサケの糞の量は、九万三千四百五十人分の排泄物に等しいと推定した。

つまり、養殖場の囲いの下にはホワイトバクテリアの層ができていて、硫化物で海を汚染し、酸素濃度を低下させている。この有毒な環境では丈夫な虫以外、生息できる生物はほとんどいない。さらに、このように密集した環境で生息する魚たちはウオジラミに感染しやすく、ウオジラミに寄生された魚には見苦しい傷がつく。傷のある魚は客に敬遠されるため、水産養殖業者はウオジラミの繁殖を防ぐために殺虫剤を使わざるを得ず、殺虫剤は近くにいるロブスターなどの生物にも有害だ。ウオジラミはまた伝染性サケ貧血の感染源ともなっていて、この病気はサケにとって致命的となりうるもので、過去にもニュー・ブランズウィックの養殖サケに大きな被害をもたらしたことがある。州当局がクック養殖などに保証金を出すと、税金の使い方が間違っているという市民の抗議の声が高まった。漁師たちや地元の人々の意見は複雑だ。海の汚染や、商売敵であるサケの養殖業者を非難する人たちもいるが、一方でその養殖産業で働き、養殖によって定収入を得ている人々もいる。サケの養殖についての議論がもっとも高まっているのは北米の、それもサケの養殖場が密集する太平洋北西部だ。一方チリやノルウェイでは、政府のサケの養殖についての規制は緩く、また養殖に使えるスペースも十分あるため、対立は少なく、利益も増えている。

サケの養殖は近年のものだが、養殖の知識はすでに一千年前の中国にあって、池でコイの養殖が行われており、その技術が中世にヨーロッパに広がった。現在では、東南アジアの池でバサやチャーなど（訳注：どちらもナマズの一種）が育てられている。コイやバサ、チャーは、植物や人間の排泄物など幅広い食物を食べ、貴重な栄養分を循環使用できるため、池で育てるのに適している。ナマズも同様の素質をもち、アメリカでもたくさん養殖されていている。しかしこれらの魚を欧米の市場に出すのはなかなか難しい。魚肉に泥臭さがあるし、小骨がたくさんあるコイは、いちいち骨を抜くのに慣れていない人々にとっては食べづらいからだ。しかし、一旦味を覚えるとコイやバサは癖になる。中国やベトナムでの暮らしてみてわかったのだが、中国人はコイを尊び、蒸すか揚げるかして食べる。骨などなんのそのだ。一方ベトナム人はバサを醤油にしょうがとニンニクを入れた汁に入れてとろ火にかけ、美味しそうな飴色になるまでゆっくり煮込む。バサの脂身は口の中でとろりと溶けてご飯に合う。それが人間の排泄物を食べて太ったことは気にしないほうがいい。

サケが沖合ではなく内陸の池で養殖されていれば、環境保護論者らはもっと安心できただろう。池なら魚の糞も病気もずっと簡単に封じ込められるし、脱走者もそれほど問題にはならないからだ。しかしサケのような大型の魚を池で育てるには高額な費用がかかる。水を循環させる方式の水槽で育てられたサケはひどい味がするため、食用にできるサケを育てるためには、大量のきれいな水か、より高性能で高額な水処理設備のどちらかが必要だ。環境保護論者たちは、開放式の水産養殖場は海を汚しておいて代償も払っていないのだから、水産養殖会社がそうした費用を負担するのは当然だ、と反論する。

しかしその費用を負担するのは水産養殖会社だけではない——消費者も、内陸で育てられたサケを食べる特権に預かるために割増金を支払わねばならない。わたしが、ドゥニアやその友人たちと一緒に夕食にサケを食べた一番の理由は、そのサケが養殖もので、つまり手頃だったからだ。ロブスターを専門とする海洋学者であるドゥニアは養殖サケの問題点を知っていたが、他に選択肢はあまりなかった。自宅の近くに魚市場はあったが、市場は彼女が仕事をしている時間しか空いていなかった。寿司バーも同じ問題を抱えている。寿司バーが提供するサケのほとんどが養殖サケなのは、船での輸送や鮮度を保つのがより簡単だからだ。熱に弱く、すぐに破壊されてしまうオメガ3脂肪酸は、生魚から摂取するのが一番だ。クック養殖は、新鮮な魚を消費者に届けることに自信をもっている。クック養殖の最大の強みは、北米の東部に位置する主な消費者市場であるトロントやモントリオール、ニューヨーク市に会社が近接していることだ。水揚げされたサケは四十八時間以内にスーパーの棚に並ぶことになる。最高に新鮮な魚を手に入れたい、という思いの強い多くのシェフたちにとって、養殖のサケは一番人気のある選択肢なのだ。

クック養殖の魚処理工場も見学に行く。サケは驚くほどの速さで処理されていく。ベルトコンベアーに載せられたサケは猛スピードで流れていき、作業着姿の人々の一団が、間違えた方向を向いたサケや機械を詰まらせたサケ、見栄えの悪いサケを取り除いていく。頭が切り落とされると（養殖場の囲いの中から引き上げられたサケはまず空気銃で殺された）、横半分に切り開かれ、ヒレと骨が取り除かれ、鱗が取り除かれ、残った小骨は作業員たちが手作業で抜いていく。作業員たち（その多くが、外国労働者受け入れプログラムで雇われたフィリピンやルーマニアの人々だ）、ちょっと険しい表情だ。工場内には耳をつんざくような騒音が鳴り響き、場内はとても寒く、外の素晴らしい気候は十二時間シフトで働く彼らにとっては夢の世界だが、この仕事はお金になるし、場内は厳しい管理のもとに清潔に保たれている。魚屋や魚工場と聞いて想像する魚臭さはほとんどない。

その夜遅く、クック養殖のふたりの代表、広報担当のチャック・ブラウンと現地の副社長マイケル・セメルダ、そしてティエリーとわたしの四人で夕食のテーブルを囲む。軽く焦げ目をつけて焼いたサケはこれまで食べたことがないほどの美味しさで、身が柔らかく魚臭さもない。サケの身がきれいなピンク色をしているのは、養殖サケの餌に混ぜられているカンタキサンチンという名の食品用着色剤、カノチロイドのおかげだ（カンタキサンチンは鶏の餌にも混ぜられる、卵の黄身や鶏の脂のオレンジ色を濃くするためだ）。天然のサケは添加物とは無縁で、餌のオキアミからカロチノイドを得ている。チャックとマイケルは、自分たちのビジネスモデルは完璧ではなく、より環境にやさしいやり方を取り入れなくてはならないとわかっている。モントレーベイ水族館が運営するシーチョイスは、カナダの水産食物評価プログラムで、水産食物の推奨度を三段階で表示している。緑＝最良の選択、黄色＝やや難あり、赤＝食べるな。タイセイヨウサケは赤に指定されている。この判断にがっかりしたマイケルはぼやく。「彼らは、一つがだめなら皆だめだと決めつけようとしています。タイセイヨウサケが赤に指定されたのは、うちの会社とは何の関係もないことです。どこかの誰かがチリでタイセイヨウサケを養殖した。しかしタイセイヨウサケの元々の産地はチリではなく、カナダの東海岸なんだ！　それなのに全てが赤と評されているんです」

ティエリーはクック養殖と共同で、環境への懸念を緩和するプロジェクトを勧めている。そしてその一環としてサケの養殖場の近くで海藻を育てている。ＩＭＴＡ（統合マルチ栄養水産養殖）で知られるその構想の中心にあるのは、共生的に作用し合う植物と海洋生物を組み合わせるという考えだ。ティエリーは、海藻やムラサキガイがサケの糞や餌の食べ残しを取り込み、栄養素を再循環させると同時に、別の市場性のある産物をも生み出せると期待している。しかしティエリーは苦戦している。食品の増粘剤や安定剤として広く用いられているカラギーナンの生成等の工業的利用を除いては、海藻は欧米のほとんどの食事で重要な役割を果たしていない――少なくとも今のところは。それでも近年の寿司人気のおかげで、欧米の人々の間にも、日本や韓国の海藻を使ったパリパリの海苔や、酸味のあるピリ辛のサラダ、そしてほっこりする味噌汁が徐々に知られるようになってきた。ティエリーは、ＩＭＴＡは、単にサケと海藻、ムラサキガイに限ったものではない、と説明する。理論上は、水産養殖の際に共に育てて、環境汚染を防ぎ、食物や便利な工業製品をも提供する、数え切れないほどの種類の海の植物や海洋生物が存在する。ティエリーは、ＩＭＴＡは閉鎖式の養殖場にも適用できると考えている。

環境保護団体は、水産養殖会社にサケの養殖場を内陸に移動させるよう強く求めている。霧雨の降るある午後、わたしはニュー・ブランズウィック環境保護審査会の科学アドバイザーであるインカ・ミレフスキーのオフィスを訪ねた。痩せて思慮深そうな彼女は、自分で撮影した、放置された魚の養殖場の写真を見せてくれる。海底には菌が繁殖する薄汚れた灰色のヘドロが積もっている。硫化水素ガスの泡が水面に向かって立ち上っている。インカは、内陸の養魚場は開放式の養魚場よりずっといいと言うが、できれば水産養殖場などないほうがいいと考えている。「自然に対して神のように振る舞うことなど許されません」と彼女は語気を荒らげる。実際、内陸の養魚場も、それを維持管理するために投入されるエネルギーと水の量を考えると、沖合の開放式の養魚場と同じくらい重大な悪影響を環境に及ぼす、とする研究もある。

しかし、わたしたちはこの先どうなっていくのだろう？　シーチョイスのような評価システムを受け入れ、水産物を買うときはいつも評価カードをもち歩くのだとしたら、この評価基準には閉口させられそうだ。たとえば、天然のアラスカ産サケは最良の選択とされているが、産地がどこであれ、タイセイヨウサケと養殖のサケは避けるべきで、ただし例外としてアメリカの内陸で養殖されているコーホー社のサケは許容範囲内、太平洋沿岸産のサケは黄色、つまりやや難ありに指定されている。タラについての評価はさらに意味不明だ。大西洋産のタラ（カナダ産）と太平洋産のタラ（ロシア産と日本産）は食べてはいけないが、太平洋で延縄漁で捕獲されたアラスカ産のタラは食べてよいとされ、一方、太平洋で底引き網漁によって捕獲されたアメリカ産、ブリティッシュコロンビア産のタラはやや難ありと評価されている。やれやれ。しかも今述べたのは、三十四種の水産物が並ぶリストの内の二種に過ぎないのだ。

とはいえ、未来の世代にも、現在と同程度には天然の魚を食べる機会をもたせたいのなら、どうしてもやらねばならないことがいくつかある。世界の漁獲高は一九八〇年台の後半が最高で、それ以降下降している。研究者らはそのことを指して森林に起きたことと同じことが起きていると指摘する。森林に関しては、先進国では、人口が山間部から都会へと移動したことや環境保護意識の高まりによって、森林被覆度を増やすことが可能となった。同様に、先進国は領海内の漁場を比較的上手く管理してきたが、アフリカやラテンアメリカ、そして大部分のアジアの国の長期的に見た漁業の未来は暗澹としている。

この問題に関しては消費者の選択が強力な武器となる。たとえばPCBや水銀汚染への不安が一時期消費者のサケへの食欲を低下させると、水産業界は汚染を除去する方法を見つけ出した。また市場がグローバル化した今、大型の魚資源を食べ尽くさずとも、海の食物連鎖に連なる小さな生物（たとえば小さくて骨の多い魚やクラゲなど）を食べることによって、あるいは、オメガ3脂肪酸とオメガ6脂肪酸をよりバランスよく含む、より持続可能な陸生の生物（昆虫や、昆虫を漁っている放し飼いのニワトリなど）を食べることによって、またコーン油などの、オメガ6脂肪酸をたっぷり含むサラダ油をやめて、動物性脂肪を摂ることによって、オメガ3脂肪酸とオメガ6脂肪酸のよりよいバランスを実現することができる。

ここまでは、より健康にいい肉や魚を食べようとするときに、人々が直面することになる障壁について考えてきた。狩猟鳥獣肉（昆虫も）を多くの人々が口に合わないと感じる精神的な障壁、北米で狩猟鳥獣肉の販売を禁止する法の壁、狭い場所でヘラジカやサケを飼育するときにかかる膨大な費用、そしてサケの養殖に伴う水質汚染。今、個体数の減少や病気感染などのリスクを回避することを目指して新たに始まった農学の先駆的試みが、遺伝子組み換え生物（GMOs）を広く利用して、より丈夫な動物や植物を大量に作り出す方法だ。普通より早く成長するように遺伝子操作したサケの使用はまだ調査段階にあり、環境保護団体が厳しく見守っている。遺伝子組み換え生物については世界中で、とくに北米以外の国々で熱い議論が繰り広げられている。人々の反応はただの条件反射的不安なのだろうか？　それとも、世界の隣人たちの不安は当然のものなのか？

一番賢明なのは、遺伝子組み換えによるとうもろこしや大豆、米、じゃがいも、きゅうり、トマト、ピーマン、エンドウ豆、キャノーラなどを育てることや食べることの長期的な影響は未知数だと考えておくことだ、と思うかもしれない。除草剤や害虫への強い抵抗力をもつこれらのハイテクな作物の導入は一九九六年に始まったばかりで、まだ十分な研究がなされていない。残念ながら、清涼飲料水や牛乳の栄養的調査同様、産業界につながりをもつ科学者が実施したGMO研究からは、遺伝子組換え作物の有害な影響がほとんど報告されておらず、そうしたつながりをもたない科学者たちは有害な事例を認めている傾向がある。

たとえば、フランスの研究者グループは、殺虫効果と除草剤への抵抗性をもつように遺伝子組み換えされたとうもろこしを与えたラットの腎臓や肝臓に毒素の痕跡を発見した。イタリアでは、除草剤に抵抗性のある遺伝子組み換え大豆を与えたつがいのラットの胎児の遺伝子に有害な影響が認められた。デンマークの研究チームは、インゲン豆の殺虫効果に関わる遺伝子を接合した遺伝子組み換え米を食べたラットの小腸や胃、すい臓の重量に異変を認めた。決定的証拠とは言えないが、安全性の問題についての産業界の介入の歴史を考えると、これらの研究は、遺伝子組み換え食品の一般的な利用に対する慎重な対応や追跡調査の重要性を示していると思われる。さらに、モンサント社（訳注：米国の遺伝子組み換え作物の種を扱う大企業）が開発した除草剤、ラウンドアップに耐性をもつ雑草がアメリカ中の農地に広がっている。中国では、蛾に耐性のある遺伝子組み換えワタに依存しすぎた結果、二次的な害虫の蔓延が増えたことが報告されている。生物工学の専門家らが作り上げた遺伝子組み換え作物は、これまでに地球上で起きた、もっとも急激な植物の進化と生態系の変化の例であり、したがって長期的な安全性についてさらに試験を重ね、当座は遺伝子組み換え食品を禁止するのが懸命なやり方だろう。ヨーロッパやオーストラリア、ニュージーランドはその方針を取っている。

ところがアメリカ、カナダ、そして南北アメリカのその他の国々は別の道を選んだ。富の高みへと続く道だ。遺伝子組み換え作物は、いまやアメリカやカナダの農作物の大部分を占めている。二十年もたたないうちに、大豆の九十三パーセント、とうもろこしの九十パーセント、テンサイの九十五パーセント、菜種の九十三パーセント、そしてアルファルファの三十パーセントが遺伝子組み換え作物となった。大豆やとうもろこしは、高果糖コーンシロップや畜産飼料など、さまざまな形でフードシステムに入り込んでいるため、北米で暮らす人々のほぼ全員が日常的に遺伝子組み換え食品を口にしている。アメリカ政府とカナダ政府は、バイオテクノロジー企業が遺伝子組み換え食品の健康への影響を独自に調査することを認め、さらに農業従事者が、消費者に知らせずに遺伝子組み換え食品をスーパーマーケットで販売することを許可している。世論調査では、アメリカ人とカナダ人の圧倒的多数が、遺伝子組み換え食品であることを明示するよう求めている。二〇一四年にニューヨーク・タイムズが実施した調査では、回答者の九十二パーセントが遺伝子組み換え食品の表示に賛成だった。しかし両国の健康と農業に関する取り締まり機関は、遺伝子組み換え食品は消費者にも環境にも安全だと主張し、だから国民の意見を聞き入れる必要はなく、食品製造業者に遺伝子組み換えを表示する手間を（売上の減少も）押し付ける必要もない、としている。

たしかに誰にもわからないことだ。最終的にはアメリカやカナダの取締機関が正しかったということになるかもしれない。遺伝子組み換え食品は健康や環境にやさしく、利益をもたらしさえするもので、地球上の飢餓の問題を解決し、殺虫剤のいらない作物を生み出し、魔法のような遺伝子操作で栄養不足に対処する特効薬だとわかるかもしれない。けれども一般市民がこぞって反対し、生物学的、環境的な面での長期的影響がわかっていないことを考えると、米国食品医薬品局やカナダ保健省をはじめとする取り締まり機関の、遺伝子組み換え食品の表示に関する政治的配慮は、驚くほど国民を蔑《ないがし》ろにする振る舞いだ。コネチカット州とメイン州は遺伝子組み換え食品の表示を規制する州法を制定したが強制力はない。この両州は、遺伝子組み換え表示が実現するまでは周囲の州も同様の法律を定めるよう呼びかけている。ヴァーモント州は、北米初の遺伝子組み換え食品の表示を義務づける州になろうとしている。大手農業団体との法廷闘争に勝てたらの話だが。

思い立ってアイオワシティの東側にある長年の友人が経営する農場に向かった。レンタカーで夜遅くに到着すると、そこは一面に牧歌的な風景が広がっていて、広大なとうもろこし畑の真ん中にこじんまりした家が建っている。しかし翌朝目の当たりにした、遺伝子組み換えによるとうもろこしと大豆が育つ何千エーカーもの畑に、ヘリコプターや小型飛行機が急降下しては殺虫剤や化学肥料を散布する様子は、田舎の田園風景というよりはSF映画のセットのように見える。とうもろこしの部隊は間隔をピッタリと詰めて、一糸乱れず並んでいる。ジョンと家族が経営する会社は、三千エーカー近いその農場で食用のとうもろこしは一切作っていない――アメリカで収穫されるとうもろこしのほぼ半分がエタノール製造用に使われている、という大きな時代の流れに乗っているのだ。

「遺伝子組み換えとうもろこしの中にはトラクターのタイヤを切り裂いてしまうほど硬いものもあるんだ」とジョンは言う。ジョンの案内でだだっ広い納屋に入ると、ピカピカに磨かれた大きなコンバインやトラック、トラクターが並んでいる。おそらくしめて百万ドルの設備投資だ。自宅のそばの川の土手には並木が続き、川には魚釣りの小舟が浮かんでいる。硫酸肥料や他の化学物質が混じった農業排水のせいで水が茶色く濁っていなければ、この川も素敵な場所だったのだろうが。ジョンは川で釣った魚を食べるのはごめんだと言うが、知人のなかには食べている人たちもいる。ふたりの男の子は四輪バギーに乗って遊ぶのが大好きだが、飛行機が近くに飛んでくると、夫婦は大声で子どもたちを呼び、家の中に避難させる。

「殺虫剤の散布中に子どもたちを外で遊ばせたくないんだ」とジョンは説明する。

しかし誰もがそうしているように、ジョンが家族で経営する会社も、収穫を楽にしより大きな利益を上げるために除草剤と殺虫剤を使っている。この土地の農業従事者たちは、作物の値段が十分な水準を維持し、利益で設備投資分を回収できれば安心して暮らせる。だから利益を増やすために、彼らは常に土地を広げられるチャンスをうかがっている。経済規模が拡大するからだ。高齢の農夫がもうすぐ死にそうだとわかると、土地を売ってくれないかという問い合わせが、まるで屍肉の臭いを嗅ぎつけたハゲワシのように殺到する。

その日の夕方、ジョンとふたりでジョギングに出かける。ジョンは快調に飛ばしていくが、わたしは右のふくらはぎがつってスピードを緩めざるを得ない。五本指のミニマリスト・シューズでかろうじて守られている足を砂利道が痛めつける。おまけに一本の指の部分には穴もあいている。でもある意味、ゆっくりしか走れなくなってよかった。ジョンとは十年近く会っておらず、報告することがたくさんあるからだ。空には都会のようなスモッグはない。太陽が大草原の彼方に沈んでいく景色は感動的だ。本通りを右に折れてとうもろこし畑を通り越していく。泥道を一マイルばかり走ったところで左に折れてまたとうもろこし畑の横を走り過ぎる。そして再び左へ。またもやとうもろこし畑。ここで、この広大なバイオテクノロジー天国で家族と暮らしたらどんな感じだろう、と想像してみる。空一面に星が広がる静かな夜、健康的で平和な暮らしになるかもしれない。

しかし、作物に化学物質が大量に使われていると思うと気が滅入る。こうした化学物質への強度の曝露の長期的な影響についてはほとんどわかっていないが、でもこれは避けられるリスクに見える。儲けが少なくてもいいと思えばいいだけだ。ジョンは、バイヤーは有機農法のとうもろこしや大豆ならもっと高く買ってくれるが、有機栽培にかかる手間と収穫量の少なさを考えると、家族経営の彼の会社にとっては魅力が薄いと言う。

アイオワでの田舎暮らしが健康を脅かすもう一つの問題点は、田舎では車が必需品でその結果運動不足が蔓延しやすいということだ。ジョンはトップクラスのトライアスロン競技者並みに鍛えているが、ほとんどのアイオワの住民は、ジョンほど運動に熱意をもっていないし、どこへ行くにも長い距離を運転していかねばならない。ジョンの家族と一緒に出かけてみてわかったことだ。ジョンが家族で営む農場は隅から隅まで機械化されていて、ジョン以外のほとんどのアイオワの人々同様、ジョンの家族も肥満に悩まされている。しかし、さまざまな宗教的、イデオロギー的信条から、大規模農業の大きな流れに抗い、小さな農場で昔ながらの手のかかる農業をしている農場がアメリカのあちこちにある。こうした伝統的な農業集団のなかでももっともよく知られているのがアーミッシュ派の人々だ。多くの人々が、一目見るなりアーミッシュが選んだ暮らしぶりの数々を奇妙で非現実的だと感じるかもしれない。しかし彼ら自身は、つまり科学技術や現代の便利なもののほとんどを避けて暮らしている人々は、その暮らしをどう感じているのだろう？　また、果たして彼らの長期的な健康の見込みは、主流の社会で暮らしている人々に比べてよいのだろうか？

デ・モインで暮らす友人の案内で、ジョナサン・シュトッツマンを訪ねる。ジョナサンは、わたしの長年の友人と同じくらいの年齢だが髭を長く伸ばし、しかもその日曜の午後は裸足だった。ジョナサンはわたしたちを出迎えに玄関に現れる。デ・モインから南に車で一時間の距離にある二百四十エーカーの農場で、ジョナサン一家はスイートコーン、トマト、モモ、キュウリ、ブドウ、それにカンタロープ（訳注：メロンの一種）を作り、肉牛と数頭の乳牛を飼っているがトラクターは使わない。作物はバギー（馬車）で市場に売りにいく。冷蔵設備もないため、缶詰加工は売れ残りを保存するための重要な方法だ――何一つ棄てはしない。ブロンドの髪を長く伸ばしたふたりの男の子が、こちらを興味深げに、しかし黙って見ているが（アーミッシュは家ではドイツ語の方言を使っていて、子どもは学校に入るまで英語を習わないのが普通だ）、やがて飼っているウサギを見せに近づいてくる。バケツをもってウロウロしていた女の子たちが、客のためのスイカを運んでくる。ジョナサンに、家族で楽しむときは何をするのか、と聞いてみる。ジョナサンは驚いたようにわたしを見つめる。「楽しむ時間などありません。寝るのが僕たちの楽しみですよ！」十一人の子どもを育てながら（そのうちふたりはすでに結婚している）、電気のない暮らしをするジョナサンと家族は朝から晩まで働きづめだ。しかし今日のこの日はのんびりした日曜で、子どもたちも自宅を訪れた客の前で賛美歌を歌っている。

ジョナサンとふたり、ゴムタイヤのついた乗り物を禁止するより厳格なアーミッシュグループについて話をする。ジョナサンは悲惨な事故の思い出を語りはじめる。彼の農場から数マイル離れた場所で、トラクターに乗っていた男性に車が衝突して亡くなったのだという。

「車の運転手はiPodを操作していたんです」とジョナサンは言う。

彼の口調には怒りが滲み出している。新しい物と古い物の衝突、最大限まで娯楽を追求し、不便さを最小限に抑えようとする社会と、共同体や家族、信仰を大事にする社会の衝突だと感じる。

アーミッシュの起源は、一六世紀にスイスの改革派のグループが、マルティン・ルターが提唱した宗教改革は結果的に教会と国家の要望の分離を不十分なものにしたと断じたことに遡《さかのぼ》る。このスイスの改革派の特徴は、キリストの教えの正しい解釈は非暴力を是とすることだと信じたことだ。また彼らは、未熟な子どもには宗教を選択する能力はなく、青年期になってからキリストの教えを受け入れるかどうかを判断すべきだとした。プロテスタントやカトリック信者が一般に幼児期に洗礼を受けていたのとは違って、この信仰告白を経て初めて青年は洗礼を受けることができるとされた。これらの教義が原因で、彼らアナバプティスト（再洗礼派）たちはは拷問およびび／または殺害の危機にさらされ、その結果アナバプティストの分派がヨーロッパ各地に、やがてはアメリカ大陸のあちこちに散らばっていった。メノー派は、アナバプティストのなかでも保守色の薄い分派として知られている。

共同体の結合力を維持するために、現代の保守的なアーミッシュグループは、電気や個人所有の電話を含むほとんどの種類の科学技術の使用を放棄するか任意に制限するかしている。またアーミッシュは一般にガソリンで動く乗り物の所有を禁止しているので、結果的に長い距離を歩くことになる。カナダのオンタリオ州のオールド・オーダー・アーミッシュについての歩行記録の調査によると、男性の一日あたりの平均歩行数は一万八千歩で、女性の平均歩行数は一万四千歩。どちらもアメリカ人の一日の歩行数の平均である四千歩をはるかに上回っていた。これだけの歩行数と生きるためにしなくてはならない畑仕事のせいで、のんびりできる時間はほとんどない。この調査対象となったアーミッシュの男女が座っていられるのは一日三時間。その結果、この集団内に肥満はほとんど見られない。調査対象となった男性に肥満はひとりもおらず、女性についても九パーセントに過ぎず、カナダの人々の一般的な肥満率が十五パーセント、アメリカ人の一般的な肥満率が三十パーセントであることとは比べものにならない。よく歩いていることと座っている時間の少なさが、アーミッシュたちが痩せている理由であるに違いない。彼らの食事は、肉、卵、じゃがいも、パン、野菜という脂肪と砂糖がたっぷりの典型的な北米の農場食だからだ。さらに、オハイオ州などの農作業の少ない地域で暮らすアーミッシュたちの肥満率は、平均的なアメリカ人の肥満率と同じか、より高いこともわかっている。アーミッシュは、北米で暮らす大多数の人々に比べて身体的に健康であるだけではないかもしれない。心の健康度に関してもより健康だと思われる。緊密に結びついたアーミッシュの社会は部外者を過度に制限しそうに見えるかもしれないが、アーミッシュの女性は自分が属していた社会や家族の手助けを受けることができ、その点で一般的なアメリカ人女性に比べてずっと抑うつ状態になりにくい。

保守的なアーミッシュのライフスタイルを極端すぎると感じるなら、ほんの百年前にはこれが北米で暮らす大多数の人々の暮らしだったことを思い出すといい。電動トラクターが登場したのは一九〇〇年のことで、一九三〇年代にアメリカの農場で電気が引かれていたのはほんの十パーセントに過ぎなかった。遺伝子的に見れば、アーミッシュの暮らしぶりは、適応的に進化してきたわたしたちの遺伝子に調和した、とても馴染みのある生き方だ。机の前や車内に座りっぱなしで、その場限りの知人や見知らぬ誰かとさかんにやり取りしていても、確固とした心の拠り所をもたず、日光やありふれた寄生虫から遮断されている大半の現代人の生活様式は、遺伝子を混乱させ、肥満や糖尿病、抑うつ、アレルギー疾患などの増加に拍車をかけている。人類の将来の健康は、ほんの百年前に我々の暮らしに起きた大きな変化に気づき、健康を回復するための行動を起こせるかどうかにかかっている。

おわりに　食べ方と生き方のルール

おばあちゃんが
食べ物だと思わないものは
食べない。

——マイケル・ポーラン
『フード・ルール　人と地球にやさしいシンプルな食習慣64』
（東洋経済新報社）

本書『食と健康の一億年史』のおもな目的は、人の健康と医療に関する最新の科学的研究に進化生物学の視点を付与し、さらに過去の人々や現代の人々がどのように食べ、暮らしているかについての調査を加えて、我々人類は何を食べ、どう生きるべきかを述べることにある。執筆にあたっては、さまざまなライフスタイルや食べ物についての大量の資料を、科学的なものも裏付けの乏しいものも含めてじっくり読み込んだ。多くの人々は、遺伝子や住んでいる場所が決定する異なる特性をもっているが、それでもほとんどすべての人にあてはまる、食と健康に関する次のようないくつかの普遍的な真理がある。

1. よく歩く

肥満や糖尿病などの食物に関連する疾病を防ぐもっとも効果的な方法として一般に推奨されているのは、毎日の運動と自分で食事を制限することだが、この忠告を裏付ける科学的研究も歴史的事実も存在しない。激しい運動は空腹感を増し、怪我につながることもある。それに自分でカロリー制限するには超人的な克己力が必要で、おそらく自然なことではない。むしろ一番大切なことは、最後の章で紹介したアーミッシュがしていたように、祖先のように歩くことを心がけ、毎日二時間、それが無理なら可能な範囲で歩き（およそ十から十五キロメートル）、座るのは最長でも一日三時間にすることだ。歩くのにお金はかからず、特別な器具も不要で、夏の日差しのある時間帯なら日光／ビタミンDを浴びる効果もある。

やる気を持続させるために、一緒に歩く仲間を見つけたり万歩計を買うのもいい。スマートフォンに無料アプリをダウンロードして、一日に何歩歩いたかを記録することもできる。わたしの場合は、二時間歩くとおよそ一万四千歩となり、現代人に推奨されている一日一万歩をやや上回る。また、毎日二時間歩くのが習慣になってくると、気分も上がってくるのがわかるだろう。ここで一言。一日二時間の目標はゆっくり達成すればいい。最初の数ヶ月は焦らず、必要な持久力がついてくるまでは短い距離を歩くのがいいだろう。水のボトルや買い物袋などのちょっとした重りを両手にもつことによって、上半身にほどよく適度な負荷をかけることもできる。時間がなくて一日二時間も歩けないという人は、できる範囲で徒歩や自転車での移動、適度な運動を行い、テレビの前でじっとしている時間を減らすことが、賢いやり方だ。最新のデスク・トレッドミルを使えば、オフィスや図書館で歩きながら本を読んだりタイプを打ったりできる。

2. アルコールは適量を

医療の専門家の間では、一般に飲酒のメリットを否定する意見が多い。大量の飲酒は肝臓を損傷し、メタボリックシンドロームのリスクを高め、非業の死を遂げる確率を高める可能性があるからだ。しかし適量であれば――男性は一日コップ二杯、女性は一杯――アルコールは野菜、果物、魚を含む他のどの食物よりも心臓疾患を緩和し全般的な致死率を引き下げる効果が高い。とはいえ、飲酒の効果がもたらされるのはおもに先進国で暮らす四十歳以上の人々で、というのも発展途上国では心臓疾患よりも感染症が主な死因となりがちで、また四十歳以下の人々にとって心臓疾患は問題ではなく、アルコールはむしろ、事故や殺人、自殺などの若者にありがちなリスクを高める可能性があるからだ。

3. 若いときは肉と乳製品は控えめに

肉についての現代の栄養学の主流のアドバイスは、控えめに、だ。一方、低炭水化物ダイエットの提唱者たちは、肉を控えるという考え方に異論を唱え、でんぷん食品は人を太らせ心臓の健康を脅かすものであり、したがってよりよい体重管理と全身的な健康のためには肉をたっぷり食べるべきだと主張する。どちらの考え方もある意味真実だ。若い人に関しては、肉や乳製品はインスリン様成長因子-1などのホルモンの働きで早期の全身的な成長を促進し、ある種のがんのリスクファクターとなるため、摂取を控えめにするべきだ。一方、六十五歳以上にとっては、肉を多く食べることはおそらくよいことだ。肉ががんの形成を促すには長い時間がかかり、先進国の高齢者にとっての本当のリスクファクターは体調不良や消耗を原因とするもので、肉を食べることによってそれを緩和できる可能性がある（乳製品はカルシウムを多く含むため、肉の場合ほど単純には言えないが）からだ。若者には、よく食べ、よく運動させ、年をとったらどちらも控えめにするのがいい、とよく言われるが、まったく間違いだ。むしろ若者には肉や乳製品は控えめにするように教え、六十五歳以上の人たちは肉を存分に楽しめばいいと伝えるべきだ。

4. 伝統食を（祖先が食べていたものを）食べる

マイケル・ポーラン、ダフネ・ミラー博士、サリー・ファロン・モレルなどのフードライターが推奨しているのはどれも一種の伝統食だが、主要な栄養学者のほとんどが、脂肪やコレステロール、および／または塩分を適度に含むことの多い伝統食には懐疑的だ。しかし何を食べ、何を避けるべきかとよくよく考えるよりも、一番確実なのは伝統食を食べることだ。伝統食は何世紀もかけて形作られてきたもので、健康によい食物の組み合わせや美味しく感じられる食材の取り合わせが考慮されていて無理なく続けられる。わたしたちの祖先は肉の蓄えが底をつく事態に直面して、栄養バランスのいい、美味しくて健康的な料理法の数々を考え出した。それに、何百年、何千年もその地域特有の食事を続けることを通して、そこで暮らす人々の身体は徐々にその食事に適応してきた。たとえばヨーロッパや東アジアの場合はでんぷんを分解する酵素を、日本では海藻を分解する酵素を、そして北欧、アフリカや中東、遊牧民族やインド北部では乳を分解する酵素を獲得してきた。乳製品にあまり縁のない地域の人々にとっては、高濃度のカルシウムは前立腺がんのリスクファクターとなりうる。あなたの祖先がでんぷんや乳製品を大量に摂っていなかったなら、あなたも摂るべきではない。祖先が食べていたものを食べる。それだけはぜひ覚えておいてほしい。

5．持続可能なやり方で食べる

残念なことに、安い魚や肉を食べることによって、わたしたちは環境汚染や植皮の荒廃などの環境的代償を結果的に将来の世代に支払わせている。この困った状況を回避する最善の方法は、自分たちが暮らす環境に適応した植物や動物をもっと食べるようにし、自国の環境に適さない外国産の植物や動物への依存を減らすことだ。世界中の多くの地域に、かつては食べられていたが後の世代が食べるのを厭《いと》うようになった植物や動物が豊富に残っている。北米では、ドングリやシカ、クマ、ヘラジカ、ビーバー、魚、水鳥、そして昆虫が価値ある栄養源となってきたが、ヨーロッパから移住してきた人々がそれらの食品を嫌ったりその存在を忘れたりした。オーストラリアでも、移民の子孫たちがカンガルーに同様のジレンマを感じている。また昆虫はほとんどの先進国で、またいくつかの発展途上の地域でも嫌悪されている。残念なことだ。野生の植物や動物は一般に栄養的によりよい選択肢であり――たとえば、自然の食物はオメガ6脂肪酸に比べてオメガ3脂肪酸を多く含んでいる――環境保護的にもより持続可能な食物だから。さらに、野生の動物は、農場で飼育されているライバルに比べて間違いなくずっと幸福で、自然体の生き物だ。

6. 自分の肌タイプが必要とするだけの日光を浴びる

人類の祖先は長年にわたって日光を浴びてきた。そのことを何よりも明らかに示す証拠は、人の身体が日光を肌に浴びることによって、適量のビタミンDを合成するようにできていることだ。もちろん日を浴びることには皮膚がんを誘発するリスクもある。だから週末だけ外で日焼けしたり、日焼けブースに行ったりするのではなく、一年を通して、あるいは一週間を通して、偏りなく日を浴びるようにするのが最善の方法で、そうすると日焼けしやすい肌タイプの人は、保護効果のある自然な日焼けをすることができる。また肌の色が白い人は強い日差しを浴びることに十分注意するべきで（北欧の人々が良い例だ）、一方黒い肌の人は必要なだけ日光を浴びるべきだ。日差しを浴びることには、乳がんをはじめとするさまざまな種類のがんのリスクを引き下げる効果があると思われる。ビタミンDの錠剤を飲んだりビタミンDを多く含む食物を食べたりしても、大きな効果は望めない。人間の身体がどのぐらいの量のビタミンDを必要とするのか、さらにはビタミンDが日光浴がもたらす主な利益であるのかどうかさえも、科学的に明らかになっていないからだ。さらに、ビタミンDを摂取しすぎることによって、前立腺がんや結腸がんなどのリスクを高める可能性もある。

7. 安全な菌や寄生虫に感染する

花粉症や食物アレルギー、その他のよくある免疫系疾患に罹っている人は、あまり日差しを浴びていないことと（前の項を参照のこと）、およそ百年前に始まった大掛かりな衛生キャンペーンが原因だと考えていい。人類の祖先は細菌やウィルス、そしてたくさんの小さな無脊椎動物に常にさらされながら進化してきたため、ヒトの免疫システムは寄生生物に感染することによって適切な反応を調節できるようになった。美しい歯並びには硬い食べ物が、足には地面を連続的に踏み続けることが、目の適切な発達には豊富な自然光が必要なのと同じだ。しかし寄生生物を甘く見てはいけない。多くの寄生生物がわたしたちの命を終わらせることができ、喜んでそうしようとするからだ。たとえば、マラリアは年間六十六万人の人々の命を奪っていて、これは近年のエボラ出血熱の大流行による死者数をはるかに上回る。わたしたちがやるべきことは、寄生生物にさらされる機会を十分もって免疫システムの適正な発達を促し、一方で予防接種を受けない大人や子どもが原因の疾病の大流行を避けることだ。

8. 料理は低温で

牛の肋肉が焼かれ、厚切りのサケがローストされ、一切れのベーコンが火であぶられ、豆腐がソテーされるとき、メイラード反応と呼ばれる化学過程が生じて料理に美味しい焦げ目ができる（カラメル化とよく似ている）。けれども、脂肪分の多い、あるいは高たんぱく質の食物を高温で調理するとＡＧＥｓ（終末糖化産物）が生成される。ＡＧＥｓは体内でも自然に生成されているが、体内を循環するＡＧＥｓの濃度は加工食品を食べることによって上昇する可能性がある。ＡＧＥｓはいたずら者のティーンエイジャーのように、細胞受容体と架橋結合によって結びつき、体のたんぱく質の形態や機能を変化させ、酸化損傷や炎症を引き起こして大混乱を巻き起こすことが多い。ＡＧＥｓの考えられる健康への有害な影響としては、動脈の硬化（アテローム性動脈硬化症）、貧血症、アルツハイマー病、白内障、肝硬変、骨粗鬆症、筋肉硬直、握力低下、歩くスピードの低下、腎臓病、１型、２型糖尿病、そして期待余命の短さなどがある。

ＡＧＥｓの濃度は調理法によって大きく変わる。生の食物は、ＡＧＥｓがもっとも少ない。昔ながらの低温調理法（茹でる、蒸す、炊く）はＡＧＥｓ濃度をわずかに上昇させる。高温による水を使わない調理法（直火焼き、オーブンで焼く、揚げる、グリルで焼く）と食品加工によって、AGEsの生成量は最大限に高まる。有害なAGEsはハンバーガーやソフトドリンク、クラッカー、クッキー、プレッツェル、ドーナツ、パイ、パルメザンチーズ、パンケーキ、ワッフル、その他の加工食品にも非常に多く含まれる。

9．忘れないで：流行りのダイエットは効果がない

食は、わたしたちの生活様式の中で簡単に変えられる数少ないものの一つであり、食が健康の基礎を作ると一般に考えられている――つまり「あなたは食べたものでできている」と。だから、肥満や糖尿病、がんなどの健康問題への応急措置として、多種多様な奇跡のダイエット法や「スーパーフード」にみなが惹きつけられるのも無理はない。しかし、肉をたくさん食べても、乳製品を増やしても、野菜や果物中心にしても、生で食べることを心がけても、脂肪を減らしても、その他のどんな食事法に従っても、慢性病から解放された例はほとんどない。応急的な食事法が存在しない理由は二つある。①人の身体はさまざまな種類の食べ物を食べることによって成長するようにできている。時の試練を経た伝統食がまさにそれだ。②慢性病のおもな原因は身体的な生活様式の崩壊で、とくに運動不足が問題だ。だから運動不足を補おうとして食事法を変えても望む結果が得られることはほとんどない。最後に一言。適切な食べ物を食べ、よく歩き、あとのことはすべて自分の身体にまかせておけばいい。

謝辞

本書の執筆にあたり、次の方々に助言や指導、その他のさまざまな支援をいただいた。

オーストラリア

アシャン・アベーコーンとグレッグ・ハンプトン（レストラン、チャコールレーン）、フン・バ・ハ、フォン・ダン、ジョン・ベリング、マーク・オリーブ、ニャン・グエン、スー・リン、トゥー・ファン・ハ、チャン・グエン、ファン・ディン、ルオン、ヴィ・キン・チャン、シャナカ・フェルナンド。

ベルギー

マット・ローゼン（B&D企画開発部）。

カナダ

チ・チャン、チャック・ブラウンとマイケル・セメルダ（クック養殖）、ドゥニア・ダウド博士、インカ・ミレフスキー博士、フォン・アン・グエン博士、ティエリー・ショパン博士、エフラインとヒサンのアンディア夫妻、ゲリー・オレイニク（Kiefroイノシシ農場）、ジム・ギフォード（ハーパーコリンズ、カナダ）、ケイティ・シュライトとロブ・ジョンソン（エコロジー・アクション・センター）、カイル・ウォースリー、マイケル・ヴァンダルキン、ゴク・チャン・ファム、グエン・ゴク・ズン、クォック・ファン、ロス・ホーガン、シエウ・チャン、スサーナ・ヘムケン、テレサ・マイ・セイン・グエン、ウォルター・ヘン（ベアーブルック狩猟鳥獣肉農場）、ウェンディ・バルピー。

中国
ポンプ大学、グレース、ジエンゴン・ジョー、カイ、ミホール・ナンシー・チョウ、シュヤン・キ、イーフェイ、イン・ユアン。

ギリシャ
アガピ・フィサキ・アンジェロジャンナキ、コスタスとアリアドネのメレンゴクロー夫妻、ニコラス・ケルデラス。

アイスランド
アエギール・フレイ・ステファソン、エグゼウス・ベリアル、エリン・イル・シグルホル・ドッティル、コルビョルグ・カトゥラ・ヒンリクスドッティル、リンダ・アンへイザルドッティル。

インド
バーヌマシー・チャンドラン、C・R・チャンドラン、クレア・チャンドマル博士、バジシ・チャンドラン博士、K・シーセンドラナス博士、ジャチント・ピント、スビン・ヴァジャイル。

日本

アルバート・フー、シンイチ・モタダ、ヤスコ・ツカモト、ヨーコ・ヨシダ、ヨシコとヒロミのオノ夫妻。

ケニア

ヒーター・キャッチャー、フエン・ゴク・チャン。

ラオス

キャロライン・ゲイロード、ジョイ・ヌゲマブッファ。

パプア・ニューギニア

アロイス、ドミニク・アニス、フランク。

スウェーデン

ヘレナ・ペテルセン博士、リーナス・ホルム博士。

タイ

アマラート・チャイ、アムナート、エイミー・ポンパン・チャンタフォン、ジンタナ・ヨンナリー博士、ホアン、タサニー・アサユ。

アラブ首長国連邦

クリスティン・アバンテ。

イギリス連邦

アイン・ダオ・グエン、アンナ・オハンジャンセン、イエンス・グロート博士、ファン・グエン。

アメリカ合衆国

アンジェリーク・ピヴォイン、オードリー・メイ、ケイトリン・ジェームズ・リーとジョン・リー、クレイグとラヴォンのグリフォーン夫妻、ダイアン・オット・ウィーリー、クリスティーナ・モヤ博士、ディーン・オーニッシュ博士、ゲイル・ケネディ博士、ハリッシュ・ラジャゴパラン博士、ジャレド・ダイアモンド博士、マシュー・ジェルベ博士、ミケーレ・クライン博士、レベッカ・フランク博士、ステイシー・ローゼンバウム博士、トム・ウィズダム博士、エマー・イー、ヒー・サン・キム、ヘレーネ・アトワン（ビーコン・プレス）、ジョンとスニョンのヒンクハウス夫妻、ジョナサン・シュトッツマン、リンゼイ・パーソンズ、リサ・ハオラン、マーク・シッソン、メアリー・アン・デヴリースとトム・シュリフェ、ミーガン・ピアス、ミホ・モリシタ、ナタリー・トランス、ロバート・ファトレチ、ライアン・ラングトン、サリー・ファロン・モレル、スーザン・ラビナー、トーマス・グレイリング、チュオン・チン・グエン、ホエン・グエン。

ベトナム

ザップ・グエン博士、フエン・タイン・ヴ博士、ルオン・リー博士、ジャン・フォン・ティ・ヴ、ハン・チャン・リー、ハン・ティ・ダオ、ラップ・デイン・グエン（ズン・ナット）、リー・ヴァン・チャン、マック・マクダガル、ナット・ホア、フォン・ヴォン、タイン・フエン・ファン、トゥイ（チエウ・ソン）、トラン・ティ・フォン・タオ。

本書の草案作成に助力いただいたアニー・グエン・バラーニ、アイナ・メレンゴグロー（www.altsys.gr）、そしてジェイナ・J・モンジには特に感謝する。また、ゾンシュアン・リー、ダニエル・M・T・フェスラー博士、ガイ・ドゥルーアン博士、ステファーヌ・アリスブロソー博士、わたしの父であるカン・D・レ博士、わたしの著作権代理人であるドン・フェール（トライデントメディアグループ）、そしてPicador USAの編集者であるアンナ・ダヴリースの各氏にも、ひとかたならぬお世話になった。心より御礼申し上げる。

スティーブン・レ

Stephen Le

オタワ大学生物学科客員教授。ジョンズ・ホプキンス大学高等国際関係大学院で修士号、2010年にカリフォルニア大学ロサンゼルス校で自然人類学の博士号を取得。

大沢章子

Akiko Osawa

翻訳家。訳書に、R·M·サポルスキー『サルなりに思い出す事など　神経科学者がヒヒと暮らした奇天烈な日々』、D·サヴェージ『キッド　僕と彼氏はいかにして赤ちゃんを授かったか』『誓います　結婚できない僕と彼氏が学んだ結婚の意味』（みすず書房）、R·ジョージ『トイレの話をしよう　世界65億人が抱える大問題』（NHK出版）、D·コープランドほか『モテる技術 入門編』『モテる技術 実践編』（SBクリエイティブ）、J·ロズモンド『家族力　「いい親」が子どもをダメにする』（主婦の友社）、C·ジェームス·ジェンセン『潜在意識をとことん使いこなす』（サンマーク出版）、他多数。

食と健康の一億年史

2017年10月28日　第1版第1刷　発行
2019年12月21日　第1版第3刷　発行

著　者
スティーブン・レ

訳　者
大沢章子

発行所
株式会社亜紀書房
〒101-0051　東京都千代田区神田神保町1-32
電話　03(5280)0261
http://www.akishobo.com
振替　00100-9-144037

印刷所
株式会社トライ
http://www.try-sky.com

装　丁
APRON（植草可純、前田歩来）

ISBN978-4-7505-1525-0